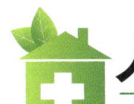

人生必须知道的健康知识
科普系列丛书

重症医学

监护生命

JIANHU SHENGMING

郑静晨　总主编
程　芮　主编

中国科学技术出版社

·北京·

图书在版编目(CIP)数据

重症医学：监护生命/程芮主编．—北京：中国科学技术出版社，2015.1
（人生必须知道的健康知识科普系列丛书/郑静晨总主编）
ISBN 978-7-5046-6757-1

Ⅰ.①危… Ⅱ.①程… Ⅲ.①险症—诊疗 Ⅳ.①R459.7

中国版本图书馆CIP数据核字（2014）第272811号

策划编辑	徐扬科　谭建新
责任编辑	谭建新
责任校对	何士如
责任印制	李春利
封面设计	周新河
版式设计	潘通印艺文化传媒·ARTSUN

出　　版	中国科学技术出版社
发　　行	科学普及出版社发行部
地　　址	北京市海淀区中关村南大街16号
邮　　编	100081
发行电话	010-62103130
传　　真	010-62179148
投稿电话	010-62176522
网　　址	http://www.cspbooks.com.cn

开　　本	720mm×1000mm　1/16
字　　数	200千字
印　　张	12.75
印　　数	1—10000册
版　　次	2015年5月第1版
印　　次	2015年5月第1次印刷
印　　刷	北京东方明珠印刷有限公司

书　　号	ISBN 978-7-5046-6757-1/R·1798
定　　价	36.00元

（凡购买本社图书，如有缺页、倒页、脱页者，本社发行部负责调换）

人生必须知道的健康知识科普系列丛书

编委会

总 主 编 郑静晨

副总主编 沈中阳　王发强　梁立武　刘惠亮　刘海峰
　　　　　陈金宏　李晓雪

编　　委 （按姓氏笔画排列）
　　　　　马伏英　马春梅　王　奇　王　莉　王贵生
　　　　　王晓东　王梅康　王鲜平　王黎娜　邓笑伟
　　　　　白晓东　白晓东　邢更彦　刘　勇　刘　静
　　　　　刘卫星　刘庆春　刘振华　刘爱兵　刘惠亮
　　　　　许建阳　孙　勍　纪小龙　杜明奎　杨　成
　　　　　杨贵荣　李向晖　李志强　李晓雪　吴士文
　　　　　吴海洋　张　华　张利岩　张建荣　张咏梅
　　　　　陈秀荣　陈金宏　陈湘龙　金哈斯　郑静晨
　　　　　单希征　郝晋东　赵京石　侯世科　徐　红
　　　　　徐　春　袁　红　唐红卫　陶　海　曹　力
　　　　　韩承新　程　芮　雷志礼　樊毫军　黎　功
　　　　　穆学涛

《重症医学》编委会

主　　编　程　芮
副 主 编　杨贵荣
编　　委　（按姓氏笔画排列）
　　　　　丁翠翠　王牧坤　王雅楠　公　静　李　华
　　　　　杨　钧　杨四平　张　杰　张　磊　张丽鑫
　　　　　张姝杰　侯会亚　倪　玲　喻慧敏　蔡　蕾

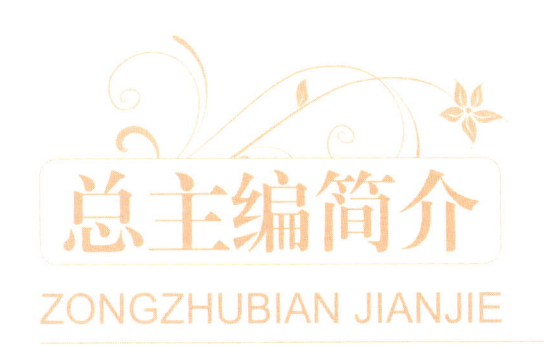

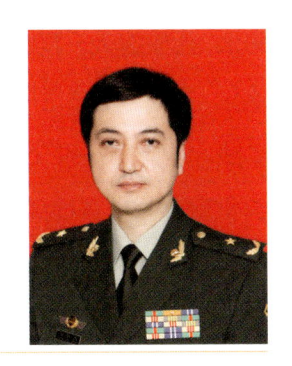

总主编简介
ZONGZHUBIAN JIANJIE

郑静晨，中国工程院院士、国务院应急管理专家组专家、中国国际救援队副总队长兼首席医疗官、中国武警总部后勤部副部长兼武警总医院院长，中国武警总医院现代化医院管理研究所所长。现兼任中国医学救援协会常务副会长、中国医院协会副会长、中国灾害防御协会救援医学会副会长、中华医学会科学普及分会主任委员、中国医院协会医院医疗保险专业委员会主任委员、中国急救复苏与灾害医学杂志常务副主编等，先后被授予"中国优秀医院院长"、"中国最具领导力院长"和"杰出救援医学专家"荣誉称号，2006年被国务院、中央军委授予一等功。

"谦谦为人，温润如玉；激情似火，和善如风"和敬业攀登、意志如钢是郑静晨院士的一贯品格。在他带领的团队中，秉承了"特别能吃苦、特别能学习、特别能合作、特别能战斗、特别能攻关、特别能奉献"的六种精神，瞄准新问题、开展新思维、形成新思路、实现新突破、攻克前进道路上的一个又一个堡垒，先后在现代化医院管理、灾害救援医学、军队卫勤保障、医学科学普及、社会公益救助等领域做出了可喜成就。

在现代化医院管理方面，凭借创新思维实施了"做大做强、以优带强"与"整体推进、重点突破"的学科发展战略，秉承"不图顶尖人才归己有，但揽一流专家为我用"的广义人才观，造就了武警总医院在较短时间内形成肝移植外科、眼眶肿瘤、神经外科、骨科等一批知名学科，推动医疗技术发展的局面。凭借更新理念，实施"感动服务"、"极致化服务"和"快捷服务补救"的新举措，通过开展"说好接诊一句话，温暖病人一颗心"和"学习白求恩，争当合格医务人员"等培训，让职业化、标准化、礼仪化走进医院、走进病区，深化了卫生部提出的开展"三好一满意"活动的实践。凭借"他山之石可以攻玉"的思路，在全军医院较先推行了"标杆管理"、"精细化管理"、"落地绩效管理"、"质量内涵式管理"、"临床路径管理"和"研究型医院管理"等，有力地促进了医院的可持续发展。

在灾害救援医学领域，以重大灾害医学救援需求为牵引，主持建立了灾害救援医学这门新的学科，并引入系统优化理论，提出了"三位一体"救治体系及制定预案、人员配备、随行装备、技能培训等标准化方案，成为组建国家和省(市)救援体系的指导性文件。2001年参与组建了第一支中国国际救援队，并带领团队先后十余次参加国内外重大灾害医疗救援，圆满完成了任务，为祖国争得了荣誉，先后多次受到党和国家领导人的接见。

在推广医学科普上，着眼于让医学走进公众，提高公众的科学素养，帮助公众用科学的态度看待医学、理解医学、支持医学，有效贯通医患之间的隔阂。提出了作为一名专家、医生和医务工作者，要承担医学知识传播链中"第一发球员"的神圣职责，促使医、患"握手"，让医患关系走向和谐的明天。科普是一项重要的社会公益事业，受益者是全体公民和整个国家。面对科普队伍严重老龄化，科普创作观念陈旧，运行机制急功近利等现象，身为中华医学会科学普及分会主任委员，他首次提出了"公众健康学"、"公众疾病学"和"公众急救学"等概念，并吸纳新鲜血液，培养年轻科普专家，广泛开展学术活动，利用电视和报纸两大载体，加强对灾害救援、现场急救、科技推广、营养指导、健康咨询等进行科普宣传，极大地提高了我国公众的医学科学素养。

在社会公益救助方面，积极响应党中央、国务院、中央军委的号召，发扬人民军队的优良传统，为解决群众"看病难、看病贵"及构建和谐社会，自2005年武警总医院与中国红十字会在国内率先开展了"扶贫救心"活动，先后救助贫困家庭心脏病患儿两千余人。武警总医院由此获得了"中国十大公益之星"殊荣，郑静晨院士获得全国医学人文管理奖。2001年，武警总医院与中华慈善总会联手启动了"为了我们的孩子——救治千名少数民族贫困家庭先心病患儿"行动，先后赴新疆、西藏少数民族地区开展先心病儿童筛查，将有手术适应证的患儿转运北京治疗，以实际行动践行了党的惠民政策，密切了民族感情，受到中央多家主流媒体的跟踪报道。

"书山有路勤为径，学海无涯苦作舟。"郑静晨院士勤奋好学、刻苦钻研，不仅在事业上取得了辉煌成就，在理论研究、学术科研领域也成绩斐然。先后主编《灾害救援医学》《现代化医院管理》《内科循证诊治学》等大型专著5部，发表学术论文近百篇，先后以第一完成人获得国家和省部级科研成果二等奖以上奖7项，其中《重大自然灾害医疗救援体系的创建及关键技术、装备研发与应用》获得国家科技进步二等奖，《国际灾害医学救援系列研究》获得华夏高科技产业创新一等奖，《国内国外重大灾害事件中的卫勤保障研究》获得武警部队科技进步一等奖等。目前，还承担着多项国家、全军和武警科研课题，其中"各种自然灾害条件下医疗救援队的人员、装备标准化研究"为国务院指令性课题。

序一 XU YI

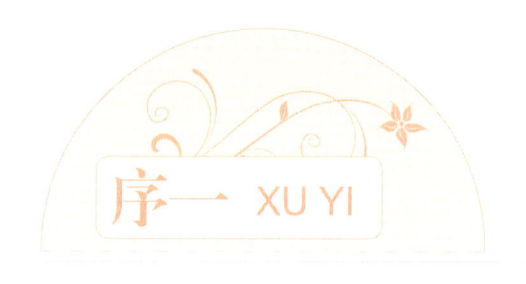

健康是人类的基本需要，人人都希望身心健康。世界卫生组织公布的数据表明，人的健康和寿命状况40%取决于客观环境因素，60%取决于人体自身因素。长期以来，人们把有无疾病作为健康的标准。这个单一的健康观念仅关注疾病的治疗，而忽视了疾病的预防，是一种片面的健康观。

在我国，人口老龄化及较低的健康素养教育水平，构成了居民疾病转型的内在因素，慢性非传染性疾病已经成为危害人民健康的主要公共卫生问题，其发病率一直呈现明显上升趋势。据统计，在我国每年约1000万例各种因素导致的死亡中，以心血管疾病、糖尿病、慢性阻塞性肺病和癌症为主的慢性病所占比例已超过80%，已成为中国民众健康的"头号杀手"。慢性病不仅严重影响社会劳动力的发展，而且已经成为导致"看病贵"、"看病难"的主要原因，由慢性病引起的经济负担对我国社会经济的和谐发展形成越来越沉重的压力，考验着我国的医疗卫生体制改革。

从某种层面理解，作为一门生命科学，医学是一门让人遗憾的学科，大多数疾病按现有的医学水平是无法治愈的。作为医生该如何减少这样的困境和尴尬？怎样才能让广大普通老百姓摆脱疾病、阻断或延缓亚健康而真正享受健康的生活？众所周知，国家的繁荣昌盛，离不开高素质的国民，离不开科学精神的浸染；同样，医学科学的进步和疾病预防意识的提升，需要从提高民众的医学科普素质入手。当前，我国民众疾病预防意识平均高度在世界同等国家范围内处于一个较低水平，据卫生部2010年调查结果显示，我国居民健康素养水平仅为6.48%，其中居民慢性病预防素养最低，在20个集团国中排名居后。因此，我们作为卫生管理者、医务工作者，应该努力提高广大民众的医学科学素养，让老百姓懂得疾病的规律，熟悉自我管理疾病的知识，掌握改变生活方式的技巧，促进和提高自我管理疾病的能力，逐步增强疾病预防的意识，这或许是解决我国医疗卫生体系现在所面临困境的一种很好的方式。中华医学会科学普及分会主任委员郑静晨院士领衔主编的《人生必须知道的健康知识科普系列丛书》，正是本着这样的原则，集诸多临床专家之经验，耗时数载，几易其稿，最终编写而成的。

这套医学科普图书具有可读性、趣味性和实用性，有其鲜明的特点：一是文字通俗易懂、言简意赅，采取图文并茂、有问有答的形式，避免了生涩的专业术语和难解的"医言医语"；二是科学分类、脉络清晰，归纳了专家经验集锦、锦囊妙计和肺腑之言，回答了医学"是什么？""为什么？""干什么？"等问题；三是采取便于读者查阅的方式，使其能够及时学习和了解有关医学基本知识，做到开卷有益。

我相信，在不远的将来，随着社会经济的进步，全国人民将逐步达到一个"人人掌握医学科普知识，人人享受健康生活"的幸福的新阶段！

中国医院协会会长　黄洁夫

二〇一二年七月十六日

序二 XU ER

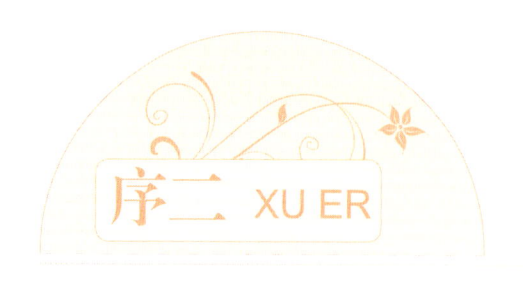

科普——点燃社会文明的火种

科学,是人类文明的助推器;科学家,是科学传播链中的"第一发球员"。在当今社会的各个领域内,有无数位卓越科学家和科普工作者,以他们的辛勤劳动和聪明智慧,点燃了社会文明的火种,有力地促进了社会的发展。在这里,就有一位奉献于医学科普事业的"第一发球员"——中华医学会科学普及分会主任委员郑静晨院士。

2002年6月29日,《中华人民共和国科学技术普及法》正式颁布,明确了科普立法的宗旨、内容、方针、原则和性质,这是我国科普工作的一个重要里程碑,标志着科普工作进入了一个新阶段。2006年2月6日,国务院印发了《全民科学素质行动计划纲要(2006—2010—2020年)》(以下简称《科学素质纲要》)。6年来,《科学素质纲要》领导小组各成员单位、各级政府始终坚持以科学发展观为统领,主动把科普工作纳入全民科学素质工作框架之内,大联合、大协作,认真谋划、积极推进,全民科学素质建设取得了扎扎实实的成效。尽管如此,我国公民科学素质总体水平仍然较低。2011年,中国科协公布的第八次中国公民科学素养调查结果显示,我国具备基本科学素养的公民比例为3.27%,相当于日本、加拿大和欧盟等主要发达国家和地区在20世纪80年代末、90年代初的水平。国家的繁荣昌盛,离不开高素质的国民,离不开科学精神的浸染。所以,科普从来不是纯粹的科学问题,而是事关社会发展的全局性问题。

英国一项研究称,世界都在进入"快生活",全球城市人走路速度比10年前平均加快了10%,而其中位居前列的几个国家都是发展迅速的亚洲国家。半个多世纪以前，世界对中国人的定义还是"漠视时间的民族"。而如今，在外国媒体眼中，"中国人现在成了世界上最急躁、最没有耐性的地球人"。

人的生命只有一次，健康的生命离不开科学健康意识的支撑。在西方发达国家，每年做一次体检的人达到了80%，而在我国，即使是在大城市，这一比例也只有30%~50%。我国著名的心血管专家洪昭光教授曾指出：目前的医生可分为三种。一种是就病论病，见病开药，头痛医头，脚痛医脚，只治病，不治人。第二种医生不但治病，而且治人，在诊病时，能关注患者心理问题，分析病因，解释病情，同时控制有关危险因素，使病情全面好转，减少复发。第三种医生不但治病和治人，而且能通过健康教育使人群健康水平提高，使健康人不变成亚健康人，亚健康人不变成患者，早期患者不变成晚期患者，使整个人群发病率、死亡率下降。

由郑静晨院士担任总主编的《人生必须知道的健康知识科普系列丛书》的正式出版，必将为医学科普园里增添一朵灿然盛开的夏荷，用芬芳的笑靥化解人间的疾苦折磨，用亭亭的气质点缀人们美好生活。但愿你、我、他一道了解医学科普现状，走近科普人群，展望科普未来，共同锻造我们的医药卫生科技"软实力"。

是为序。

中国科协书记处书记

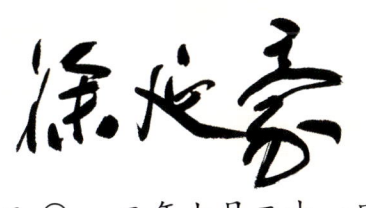

二〇一二年七月二十一日

序三 XU SAN

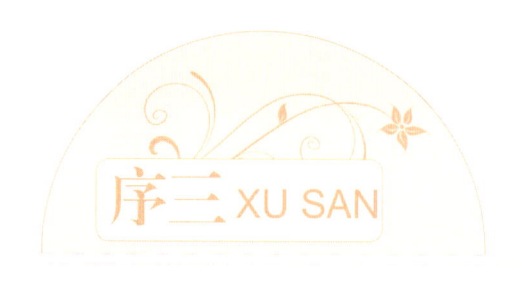

"普及健康教育,实施国民健康行动计划"。这是国家《"十二五"规划纲要》中对加强公共卫生服务体系建设提出的具体要求,深刻揭示了开展健康教育,普及健康知识,提高全民健康水平的极端重要性,是建设有中国特色社会主义伟大事业的目标之一,是改善民生、全面构建和谐社会的重要条件和保障,也是广大医务工作者的职责所系、使命所在。

人生历程,生死轮回,在飞逝而过的时光岁月里,在玄妙繁杂的尘世中,面对七情六欲、功名利禄、得失祸福以及贫富贵贱,如何安度人生,怎样滋养健康并获得长寿?是人类一直都在苦苦追问和探寻的命题。为了解开这一旷世命题,千百年来,无数名医大师乃至奇人异士都对健康作了仁者见仁、智者见智的注解。

为此,我们有必要先弄明白什么是健康?其实,在《辞海》《简明大不列颠百科全书》以及《世界卫生组织宪章》等词典文献中,对"健康"一词都作过明确的解释和定义,在这里没有必要再赘述。而就中文语义而言,"健康"原本是一个合成的双音节词,这两个字有不同的起源,含义也有较大的差别。具体地讲,"健"主要指形体健硕、强壮,因此,有健身强体的日常用语。《易经》中"天行健,君子以自强不息"说的就是这个意思;而"康"主要指心态坦荡、宁静,像大地一样宽厚、安稳,因此,有康宁、康泰、安康的惯常说法。孔圣人所讲的"仁者寿、寿者康"阐述的就是这个道理。据此,我的理解是"健"与"康"体现了中国文化的二元共契与两极互动,活脱就像一幅阴阳互补、和谐自洽的太极图:健是张扬,是亢奋,是阳刚威猛,强调有为进取;康是温宁,是收敛,是从容绵柔,强调无为而治。正如《黄帝内经》的《灵枢·本神》篇里所讲的"智者之养生也,必顺四时而适寒暑,和喜怒而安居处,节阴阳而调刚柔,如是,则避邪不至,长生久视"那样,才能使自己始终处于一个刚柔相济、阴阳互补的平衡状态,从而达到养生、健康、长寿的目的。而至于那种认为"不得病就意味着健康"的认识,是很不全面的。因为事实上,人生在世,吃五谷杂粮,没有不得病的。即使没有明显的疾病,每个人对健康与否的感觉也具有很大的主观性和差异性。换句话说,觉得身体健康,不等于身体没病。《健康手册》的作者约翰·特拉维斯就曾经说过:"健康的人并不必须是强壮的、勇敢的、成功的、年轻的,甚至也不是不得病的。"所以,我认为,健康是相对的、动态的,是身体、心灵与精神健全的完美结合和综合体现,是生命存在的最佳状态。

如果说长寿是人们对于明天的希冀,那么健康就是人们今天需要把握的精彩。从古到今,人们打破了时间和疆界的藩篱,前赴后继,孜孜以求,在奔向健康的路上,王侯将相与布衣白丁,医生、护士与患者无不如此。从"万寿无疆"到"永远健康",这里除了承载着一般人最原始最质朴的祈求和祝愿外,也包含了广大民众对养生长寿之道的渴求。特别是随着社会的进步、经济的发展、人们生活水平和文明程度的提高,健康已成为当下大家最为关注的热点、难点和焦点问题,一场全民健康热、养生热迅速掀起。许多人想方设法寻访和学习养生之道,有的甚至道听途说,误入歧途。对此,我认为当务之急就是要帮助大家确立科学全面的养生观。其实,古代学者早就提出了"养生贵在养性,而养性贵在养德"的理论。孔子在《中庸》中提出"修生以道,修道以仁","大德必得其寿",讲的就是有高尚道德修养的人,才能获得高寿。而唐代著名禅师石头希迁(又被称为"石头和尚")无际大师,91岁时无疾而终。他曾为世人开列的"十味养生奇方"中的精要就在于养德。他称养德"不劳主顾,不费药金,不劳煎煮",却可祛病健身,延年益寿。德高者对人、对事胸襟开阔,无私坦荡,光明磊落,故而无忧无愁,无患无求。身心处于淡泊宁静的良好状态之中,必然有利于健康长寿。而现代医学也认为,积德行善,乐于助人的人,有益于提高自身免疫力和心理调节力,有利于祛病健身。由此,一个人要想达到健康长寿的目的，必须进行科学全面的养生保健，并且要清醒地认识到：道德和涵养是养生保健的根本，良好的精神状态是养生保健的关键，思想观念对养生保健起主导作用，科学的饮食及节欲是养生保健的保证，正确的运动锻炼是养生保健的源泉。

"上工不治已病治未病"，意思是说最好的医生应该预防疾病的发生，做到防患于未然。这是《黄帝内经》中最先提出来的防病养生之说，是迄今为止我国医疗卫生界所遵守的"预防为主"战略的最早雏形。其中也包含了宣传推广医学科普知识，倡导科学养生这一中国传统健康文化的核心理念。然而，实事求是地讲，近些年来，在"全民养生"的大潮中，相对滞后的医学科普宣传，却没能很好地满足这一需求。以至于出现了一个世人见怪不怪的现象：内行不说，外行乱说；不学医的人写医，不懂医的人论医。一方面，老百姓十分渴望了解医学防病、养生保健知识；另一方面，擅长讲医学常识、愿意写科普文章的专家又太少。加之，中国传统医学又一直信奉"大医隐于民，良药藏于乡"的陈规，坚守"好酒不怕巷子深"的陋识，由此，就为那些所谓的"神医大师"们粉墨登场提供了舞台和机会。可以这么说，凡是"神医大师"蜂拥而起、兴风作浪的时候，一定是医疗资源分配不均、医学知识普及不够、医疗专家作为不多的时候。从2000年到2010年，尽管"邪门歪道"层出不穷，但他们骗人的手法却如出一辙：出书立传、上节目开讲坛，乃至卖假药卖伪劣保健品，并冠以"国家领导人保健医生"、"中医世家"、"中医教授"等虚构的身份、虚构的学历掩人耳目，自欺欺人。这些乱象的出现，我认为，既有医疗体制上的多种原因，也有传统文化上的深刻根源，既是国人健康素养缺失的表现，更是广大医务工作者没有主动作为的失职。因此，我愿与同行们在痛定思痛之后，勇敢地站出来，承担起维护医学健康的社会责任。

无论是治病还是养生，最怕的是走弯路、走错路，要知道，无知比疾病本身更可怕。世界卫生组织前总干事中岛宏博士就曾指出："许多人不是死于疾病，而是死于无知。"综观当今医学健康的图书市场，养生保健类书籍持续热销，甚至脱销。

据统计，在2009年畅销书的排行榜上，前20名中一半以上与养生保健有关。到目前为止，全国已有400多家出版社出版了健康类图书达数千种之多。而这其中，良莠不齐，鱼目混珠。鉴于此，出于医务工作者的良知和责任，我们以寝食难安的心情、扬清激浊的勇气和正本清源的担当，审慎地邀请了既有丰富临床经验又热衷于科普写作的医疗专家和学者，共同编写了这套实用科普书籍，跳出许多同类书籍中重知识宣导、轻智慧启迪，重学术堆砌、轻常识普及，重谈医论病、轻思想烛照的束缚，从有助于人们建立健康、疾病、医学、生命认识的大视野、大关怀、大彻悟的目的出发，以常见病、多发病、意外伤害、诊疗手段、医学趣谈等角度入手，系统地介绍了一系列丰富而权威的知病治病、自救互救、保健养生、康复理疗的知识和方法，力求使广大读者一看就懂、一学就会，从而相信医学，共享健康。

最后，我想坦诚地说，单有健康的知识，并不能确保你一生的健康。你的健康说到底，还是应该由自己负责，没有任何人能替代。你获得的知识、学到的技巧、养成的习惯、作出的选择以及日复一日习以为常的生活方式，都会影响并塑造你的健康和未来。因此，我们必须从现在开始，并持之以恒地付诸实践、付诸行动。

以上就是我们编写此书的初衷和目的。但愿能帮助大家过上一种健康、幸福、和谐、美满的生活，使我们的生命更长久！

武警总医院院长　郑静晨

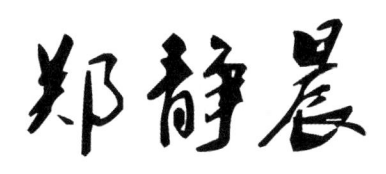

二〇一二年七月于北京

前言 QIANYAN

第一次尝试编写科普书，看似简单，实则并不顺利，将费解的医学用语变成大众通俗易懂的文字，着实需要丰富的想象力，纠结、徘徊甚至重复劳动时常发生，其中的苦恼可想而知。

中国科学院王绶琯院士曾经说过"在长逾半个世纪的科学生涯中，我感到，科普写作（报告），如果不算是最难的一种作业的话，至少也应说是最费时间的"。科普写作要求作者自己能够对这些科学概念有着深入透彻的理解，理解透了，才能写出深入浅出的科普读物来。

比如关于重症医学科有关问题设置，我们就经历了一番波折，医生护士绞尽脑汁总结出的问题非常有限，原因是大家对自己的日常工作司空见惯，提不出或不觉得是疑问，最初的酝酿几乎是以失败告终。网络时代为何不借助通讯便利的平台跳出我们这个小圈子呢？于是，全体医生护士从各自身边非医疗行业的亲戚朋友，甚至QQ群征集大家关注的问题，结果相当令人振奋，每个人都收集到了几十条，随即集中问题，筛选并分门别类，挑出其中最常见的共同问题集结成册，终于有了一个令人欣喜的开始。

什么样的科普书值得信赖？人们会不会满意它的语言？落到实处一句话，人们会不会解囊以求之？

写作的过程同样是学习的过程，是大家共同创作的过程，而原动力在于让广大人民群众更多更好地了解我们，消除对ICU甚至对死亡的恐惧，明明白白看病，最终让患者受益。

专业书籍是给已经成为或将要成为医疗行业的从业人员阅读学习的，而科普书籍更多的是服务于大众，想到这本书能在普通百姓中传阅，从而对每个人每个家庭最困难和焦灼的时期有所帮助，其中的喜悦自不必说。

初次尝试，问题肯定不少，随着出版日期的临近，心情愈发忐忑，权当做一次尝试吧，希望以后有机会做得更好。

这本书虽然字数不多，但能如期出版要感谢武警总医院重症医学科全体工作人员！！

程　芮

二〇一四年十月

目录 CONTENTS

揭开重症医学科的神秘面纱

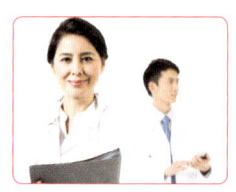

让我们一起来认识这一性命攸关的科室——重症医学科 2

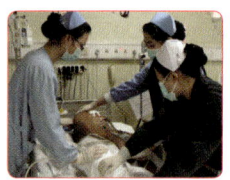

什么是ICU,这三个字母代表什么意思,英文全称是什么 2

重症医学科是什么科室 5

ICU收治什么样的患者 6

ICU是否有国内标准 6

什么级别的医院有ICU 8

ICU和普通监护一样吗 8

ICU病房设备与普通病房有什么区别 9

ICU患者身上都有哪些"管路"和"线路" 10

ICU都有哪些抢救设备 11

ICU是独立科室吗 12

ICU医生是全科医生吗 13

ICU和CCU有什么区别 15

急诊ICU和ICU职能分工上有不同吗 15

不同科室都有自己的ICU吗 16

ICU里面的工作环境是什么样的……………………………………… 17

北京市各大医院的ICU各自有什么特点…………………………… 17

ICU的工作人员是怎样配置的……………………………………… 18

为什么有些医院有很多ICU………………………………………… 20

ICU是否属于特殊行业……………………………………………… 21

如果ICU出现细菌传播感染，患者怎么办………………………… 21

ICU病房分档次吗…………………………………………………… 22

ICU病房环境对正常人有影响吗…………………………………… 22

ICU真的比普通病房更利于患者康复吗…………………………… 23

走近生命边缘的保护者——ICU医护人员的常规工作情况……………… 24

ICU采用人工还是纯仪器工作……………………………………… 24

ICU里都有哪些仪器设备，都是干什么用的……………………… 25

生命维持系统都有哪些……………………………………………… 27

ICU对医护人员有什么特殊要求…………………………………… 28

ICU医生的水平如何，最低资格有要求吗………………………… 30

ICU护士和其他科室护士工作有什么不同………………………… 30

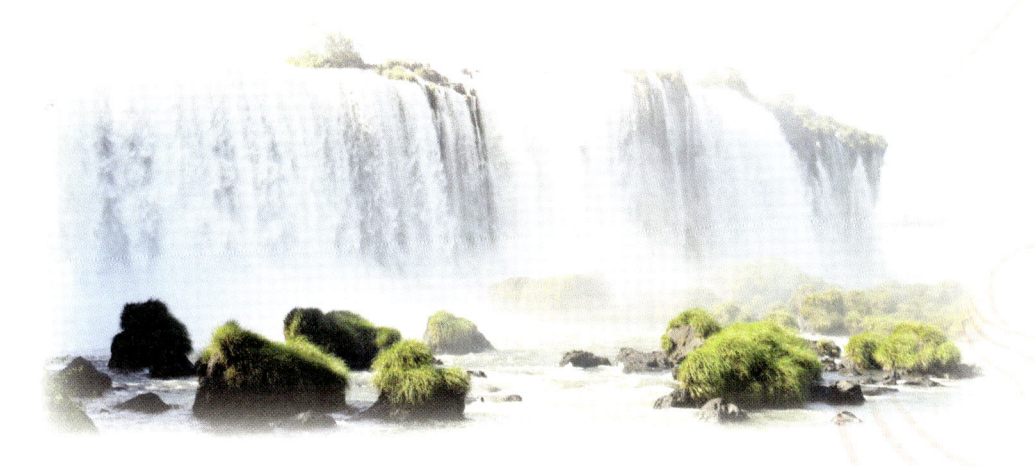

ICU晚上经常抢救患者吗 33
每天都有抢救吗 35
患者被抢救或去世，旁边清醒的患者能看到吗 35
清醒患者看到别人死亡特别恐惧怎么办 35
住进ICU的清醒患者每天靠什么分散注意力 37
ICU突发紧急情况，患者都不能动，怎么办 38

消除疑惑——ICU的其他常见问题 41

ICU和临终关怀医院有什么不同 41
ICU对老外有特殊照顾吗 42
ICU里面的患者相互传染吗 42
ICU支持安乐死吗 43
ICU的床位是独立的还是大病房 43
人都快不行了，还插很多管子值得吗 44
ICU的患者穿衣服吗 44
ICU的患者都是昏迷的吗 45
患者出ICU时还有检查的必要吗 46
既然患者的死亡不可避免，家属能放弃一切治疗吗 47
患者从没得过胃病，怎么进ICU之后胃出血了 48
患者住ICU好几天了，都没"吃饭"，没有营养可怎么活呀 49
患者昏迷了自己不能动，在ICU会得褥疮吧 50
患者能下地活动吗 51
患者是怎么睡觉的 51
在ICU里吃饭是否干净 51

洗漱怎么解决，谁来负责……………………………………… 51

多长时间帮助患者大小便………………………………………… 52

多久翻身一次……………………………………………………… 52

ICU护士是24小时看护患者吗…………………………………… 52

护理是一对一看护吗……………………………………………… 53

戴着呼吸机没法说话，医护人员怎么与患者交流……………… 53

护士吸痰是一项重要的措施，吸痰对患者有危险吗…………… 53

住进ICU还能出来吗……………………………………………… 54

漫话重症监护病房的患者

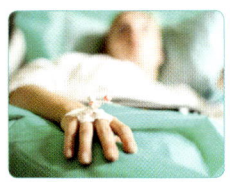

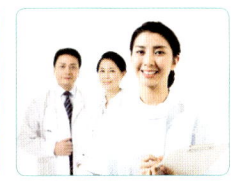

什么是危重患者…………………………………………………… 58

健康人出现什么症状常预示有急性病…………………………… 59

既往慢性病史的患者出现什么症状预示病情急性加重………… 59

慢性病患者如何防止急性病情加重……………………………… 60

什么样的人容易出现急性发病…………………………………… 61

家庭生活中如何及时发现重症患者……………………………… 61

家中常见急性病有哪些…………………………………………… 62

什么样的情况要高度重视………………………………………… 62

老人平日要注意什么……………………………………………… 63

如何注意婴幼儿身体情况的变化………………………………… 64

学龄前儿童及中小学生如何防止急性病的发生……………… 65

家里出现重症患者时如何打120…………………………………… 66

急救车来之前家庭成员如何实施救治……………………………… 67

患者在下级医院病情加重如何向上级医院转院………………… 68

住院患者需要转入ICU的常见原因………………………………… 69

如何决定是否入住ICU………………………………………………… 70

解读所谓的"昂贵费用"

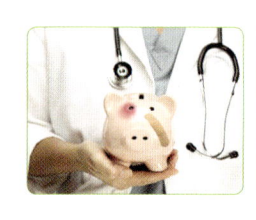

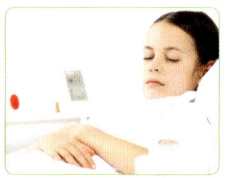

"花钱如流水"是怎么回事儿………………………………………… 74

入住ICU一般需要多少押金………………………………………… 74

哪些属于医保报销范畴……………………………………………… 75

ICU通常每天要花多少钱…………………………………………… 75

ICU的费用通常包括哪些，每项每天大概多少钱……………… 76

据说ICU每天花费很高，治不好人财两空谁负责……………… 77

ICU发生的费用，除药费外的其他

　　费用是否属于医保或公费报销范畴……………………… 78

花了那么多钱，患者的病情怎么越来越重了呢………………… 79

ICU可以先入住后付款吗…………………………………………… 81

ICU患者欠费怎么办，家属实在交不起怎么办………………… 81

哪些药物是危重患者必需的………………………………………… 82

每天都有哪些常规用药，是必需的吗……………………………… 82

ICU为什么需要用药物镇静……………………………………… 83

什么情况下用特殊药物，是不是费用会明显升高………………… 84

家属应该知道什么——知情同意书……………………………… 85

如何看待 ICU的有关规定

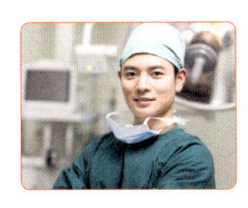

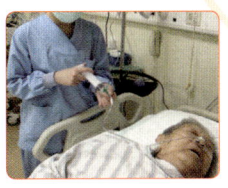

医患及家属顺畅沟通——共渡难关………………………………… **88**

ICU患者为什么不让家属陪护……………………………………… 88

ICU患者没有家属陪护，工作人员对患者好吗，谁来监督……… 88

ICU能为患者提供哪些服务………………………………………… 89

ICU能为患者做什么，需要家属做什么…………………………… 90

为什么给患者放置胃管，保留胃管对患者有哪些影响…………… 91

为什么要给重症患者保留尿管……………………………………… 93

患者生病已经很难受了，为什么还要绑着他呢…………………… 94

手术后的患者为什么要进ICU……………………………………… 94

进ICU的患者都得吹呼吸机吗……………………………………… 95

进ICU的患者都要插哪些管子……………………………………… 96

危重患者的探视——及时了解亲人的情况……………………… **97**

ICU如何探视………………………………………………………… 97

为什么不能每天床旁探视…………………………………………… 98

不让探视，患者去世怎么办……………………………………… 99
　　怎样询问病情…………………………………………………… 99
　　如何第一时间了解病情………………………………………… 100
　　如果过了病情通告时间，想了解病情怎么办………………… 101
　　为什么医生不能随时交代病情………………………………… 101
　　医护人员如何和家属沟通……………………………………… 102

危重患者的转入及转出——合理利用抢救资源，及时走出"恐怖环境"，让生命重新起航 …………………………… 103

　　普通病房的患者怎样避免病情加重进入ICU………………… 103
　　住进ICU的一般都是什么患者………………………………… 105
　　是不是ICU特别可怕，进去就出不来………………………… 106
　　进入ICU的患者有多少会死亡，活着出来的概率有多大…… 107
　　住进ICU后病情加重怎么办…………………………………… 108
　　病情好转后如何转出，去哪儿………………………………… 109
　　进了ICU多久能出来…………………………………………… 109

探究患者身体上的"管路"

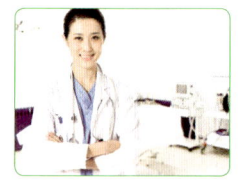

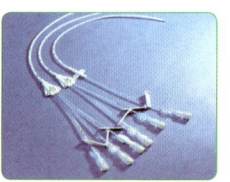

　　心电监护是怎么回事，有什么作用…………………………… 112
　　什么是脉搏血氧饱和度………………………………………… 113
　　为什么要留置中心静脉导管…………………………………… 115

中心静脉导管是什么样子的，可以留置在哪里 ································ 116

什么是经外周中心静脉置管 ·································· 117

什么是留置针，都有哪些型号 ·································· 118

什么是有创动脉压，什么情况下需要测量有创动脉血压 ·········· 119

什么是气管插管，为什么要给患者气管插管 ·················· 120

气管插管都有哪些型号，怎样气管插管 ······················ 121

什么是气切套管，为什么要做气管切开 ······················ 122

为什么要给患者留置尿管，尿管都有哪些种类 ················ 123

为什么要给患者留置胃管或鼻肠管，两者有什么不同 ·········· 125

为什么手术后的患者身上会带一些引流管 ···················· 126

了解ICU病房的监护仪器

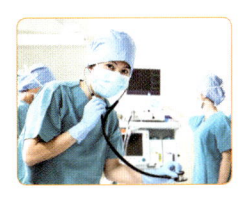

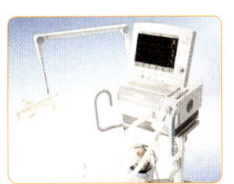

什么是监护仪，是做什么用的 ································ 130

什么是呼吸机，它是怎样工作的 ······························ 131

有创呼吸机和无创呼吸机在哪些方面不同 ···················· 133

目前都有哪些品牌的呼吸机在临床应用 ······················ 134

雾化器有什么作用，什么样的患者需要空气雾化器进行雾化治疗 ······ 135

排痰仪在什么情况下应用……………………………………………… 136

冰毯机在什么情况下应用…………………………………………… 137

微量泵和容量泵都用于什么情况…………………………………… 138

气压式循环驱动泵有什么作用……………………………………… 139

床旁血滤机什么情况下应用………………………………………… 141

ECMO有什么作用，什么情况下应用……………………………… 142

病原微生物
——ICU患者面临的致命威胁

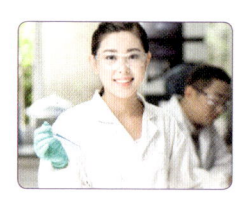

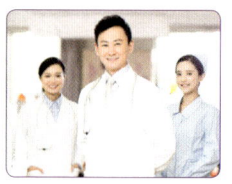

什么是病原微生物……………………………………………………… 146

病原微生物是如何让人生病的………………………………………… 147

细菌长什么样子………………………………………………………… 148

为什么会发生细菌感染………………………………………………… 149

什么是抗生素，抗生素是如何发挥作用的…………………………… 150

为什么用了那么高级的抗生素，患者的感染还是不见好转………… 151

超级细菌是怎么回事…………………………………………………… 152

真菌是什么样子的，如何分类………………………………………… 153

为什么真菌感染很难治疗……………………………………………… 155

常用的抗真菌药都有哪些……………………………………………… 156

什么情况下容易感染真菌……………………………………………… 161

医生是如何诊断真菌感染的…………………………………………… 161

真菌感染可以预防吗…………………………………………………… 163

感染真菌的患者还能活下来吗……………………………………… 164

感冒也是病毒感染，有那么可怕吗……………………………… 165

怎样预防病毒性感冒……………………………………………… 165

有治疗感冒的特效药物吗………………………………………… 167

病毒性流感的危害知多少………………………………………… 168

病毒是如何感染患者的…………………………………………… 171

还有哪些微生物可以对人造成威胁……………………………… 172

参考文献…………………………………………………………… **174**

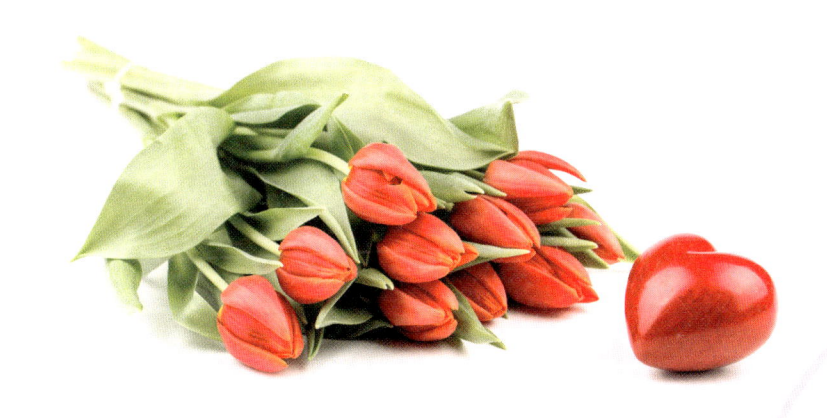

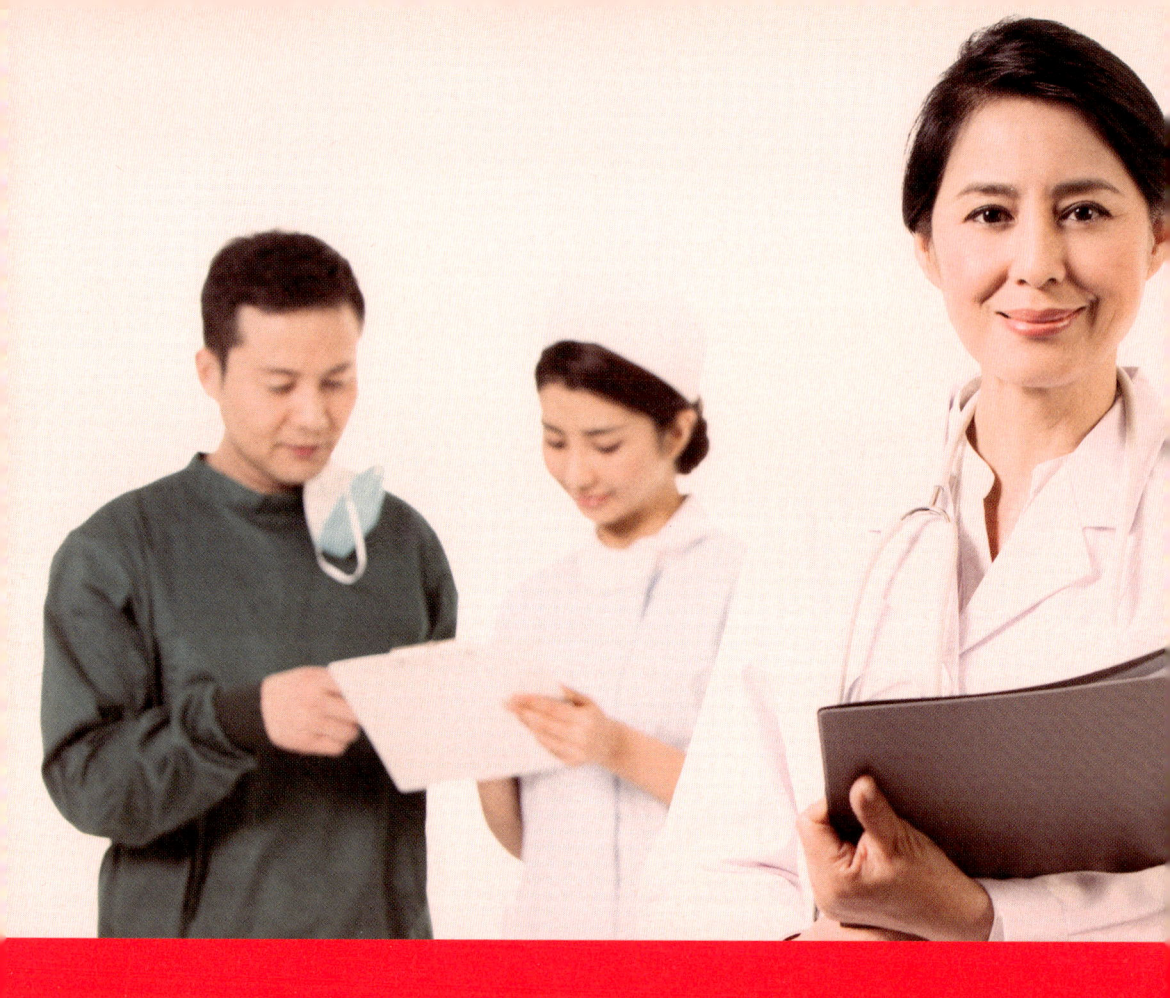

JIEKAI ZHONGZHENG YIXUEKE DE SHENMI MIANSHA

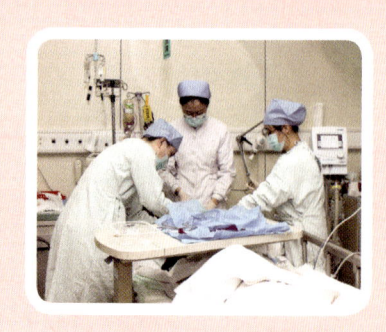

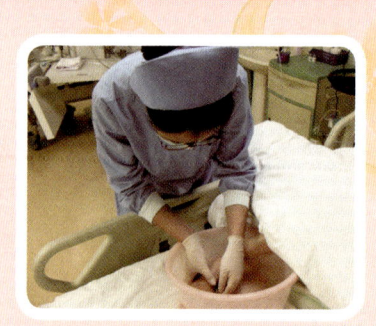

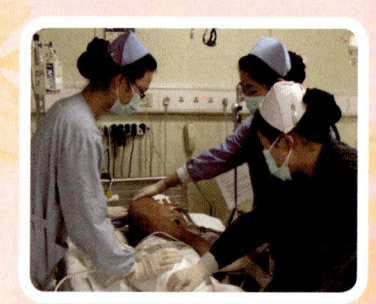

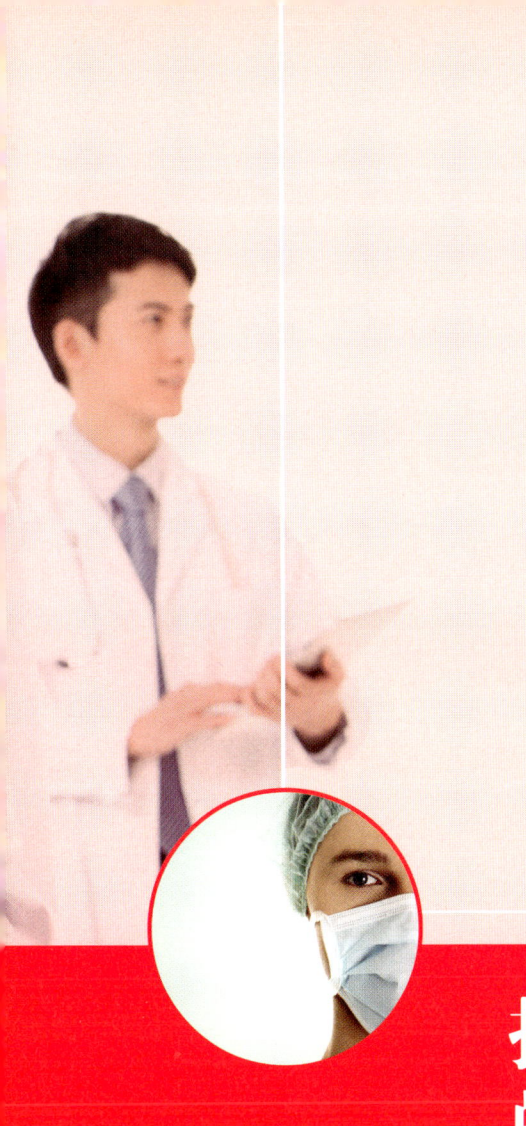

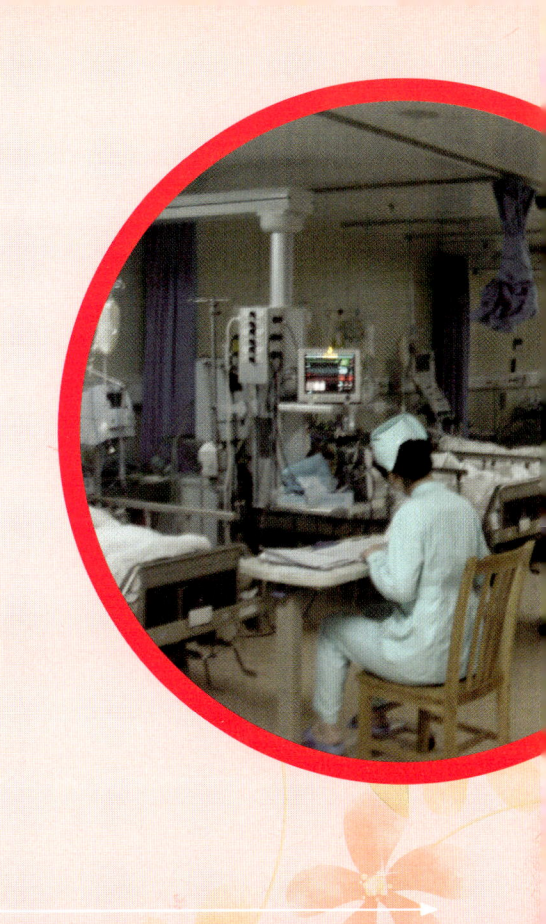

揭开重症医学科的神秘面纱

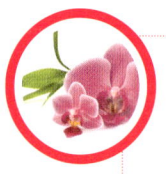

人生必须知道的健康知识
科普系列丛书

让我们一起来认识这一性命攸关的科室——重症医学科

什么是ICU，这三个字母代表什么意思，英文全称是什么

ICU是一个英文缩写。它的英文全称是Intensive Care Unit，中文名称叫作重症监护病房。

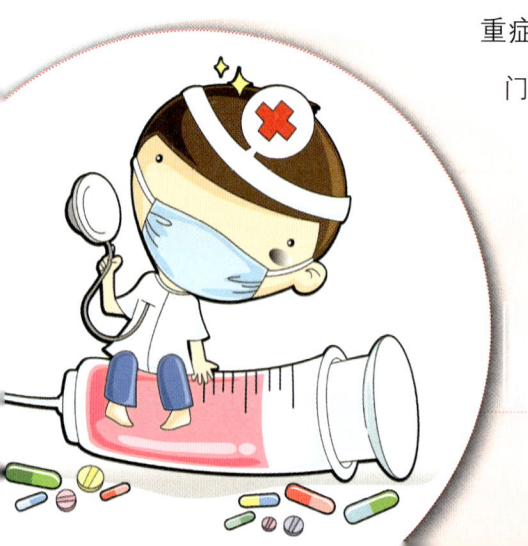

重症医学是近40年来在医学科学领域逐步形成的一门新兴学科，国内外先后成立了各种综合性或专科的重症监护病房。随着各种先进监护仪与生命支持设备的广泛应用，以及ICU医护人员经验的积累和素质的提高，重症患者病死率和病残率大大降低，生存率提高。目前国内外已把ICU的设立床位数占医院总床

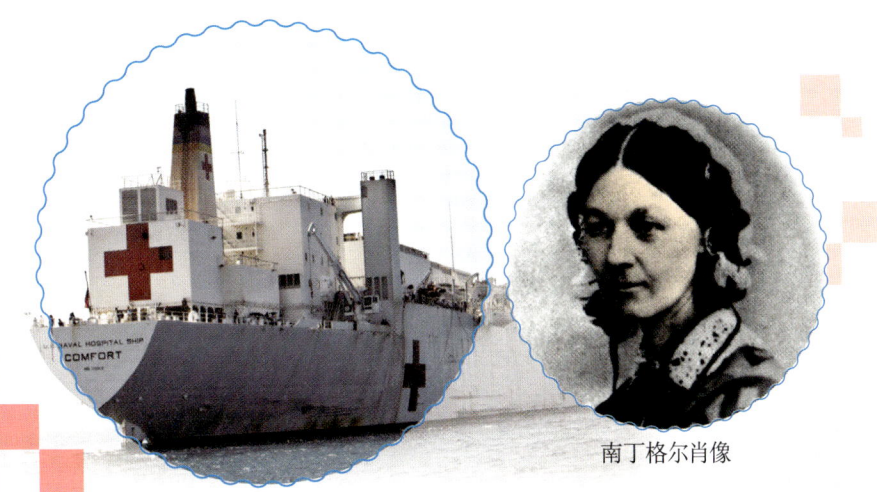

美国最大的医疗船"仁慈号"

南丁格尔肖像

数的比例、设备完善程度、人员素质以及抢救效果等,作为判断一个医院的医疗功能分化程度与总体技术水平的重要标志之一。

ICU从最初观念的提出到建立ICU的雏形,直至现在国内外相继建立各种较完善的综合性或专科ICU,经历了100多年的历程。

1863年,现代护理专业的先驱南丁格尔曾撰文写道:"在小的乡村医院里,把患者安置在与手术室相通的小房间,直至患者恢复或至少从手术的即时影响中解脱,这种情况已不鲜见。"在20世纪20年代,这种专门为术后患者所开设的"小房间"被正式命名为"术后恢复室"。20世纪50年代初,斯堪的纳维亚半岛和美国南加利福尼亚州出现多发性神经炎大流行,对大量需要呼吸器支持的呼吸衰竭患者进行分级护理,这为以后ICU的建立做了成功的尝试。20世纪50年代后期,具有现代危重病医学意识和拥有现代治疗和监测手段的ICU首先在内科系统建立,继而外科"术后恢复室"也得到进一步发展。

1970年美国重症医学会作为一个独立的学术团体宣布成立,从此ICU迈入了飞速发展的快速通道。在一些战事频繁的国家和地区,ICU的发展尤其受到重视。第一次海湾战争中,复杂的ICU系统已经推进到多国部队的陆军流动医院。美国开赴战区的最大医疗保障船"仁慈号",其1000张床位中,仅ICU床位就达到80张。

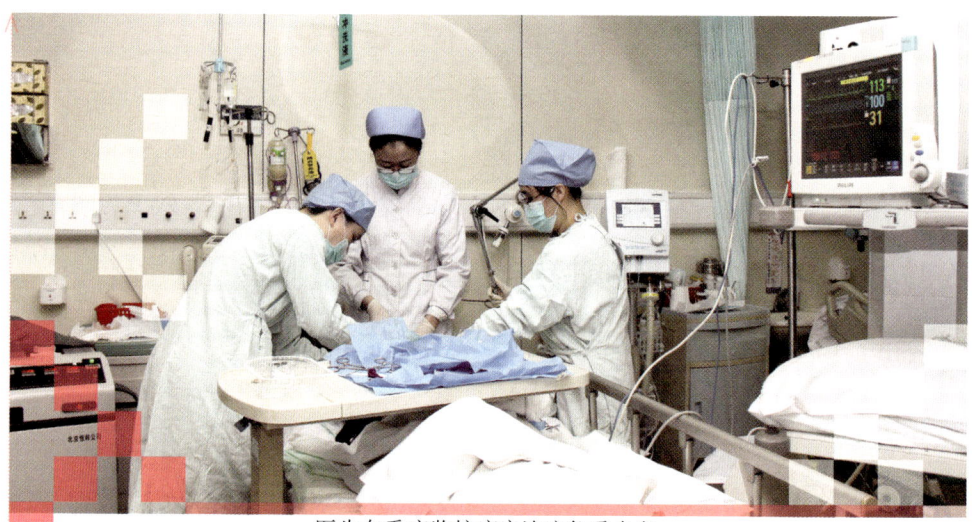

医生在重症监护病房治疗危重患者

近10年来，一大批重症监护病房在我国中等以上规模医院建立。这对我国临床医学作出了巨大贡献，同时也使千千万万的急性危重病患者从中获益。ICU已成为现代医学发展的不可缺少和重要的组成部分。

我国ICU的建设起步较晚。1982年北京协和医院成立了手术后ICU，属外科系统管理，1984年成立了综合性ICU。经过10余年的探索和实践，目前全国各省级医院及许多市级医院均已设置了ICU。1997年9月，中国危重病医学专业委员会在北京正式成立。2008年7月国家批准"重症医学"为"临床医学"下属的二级学科。

ICU的组织形式主要有3种：①综合ICU：收治医院各科室的危重患者，是一个独立的科室，受院部管辖；②专科ICU：是临床二级科室设立的ICU，如心脏内科ICU、呼吸内科ICU等；③部分综合ICU：介于综合ICU与专科ICU之间，由医院较大的一级临床科室为基础组成的ICU，如外科、内科或麻醉科ICU等。

实践证明，作为抢救危重症患者的最佳机构，ICU在临床工作中正发挥着越来越重要的作用。

重症医学科是什么科室

重症医学科过去习惯称为ICU，是将危重患者集中管理的病室，配备有专业医护人员及先进的医疗监测和治疗手段。与传统医学相比，重症医学更为关注患者在危重状态时的病情特点和所面临的共同威胁，以及由此导致的器官功能损害。在决定患者预后方面，对复杂和难以驾驭的并发症的控制能力起着越来越重要的作用。

现今，对于患者的生存与死亡，新旧技术力量间的较量正逐渐由对疾病的系统治疗转向对危重状态的治疗。换句话说，危重状态治疗的成败决定患者的生命，而ICU就是挽救患者生命的地方，ICU的医生就是挽救患者生命的使者。

ICU的患者来自多专科，可对患者生命功能进行定量、动态和及时的监测，因而可实现真正意义上的早期诊断，具有先进的治疗手段。ICU医生与各专科医生协同诊治，从而使患者在ICU内得到最快、最好、最及时的治疗，并享受训练有素的护理人员服务，以及现代管理模式所带来的高质量和高效率。

许多过去仅能在实验室里完成的工作，现在也能方便和较安全地在患者床旁实施。日臻完善的生理监测也使从诊断到治疗的过程逐步"量化"，从而更加及时和准确。

ICU的上述特点，无疑使其能够为患者提供有别于普通病房所能达到的更高质量，同时也是必要的治疗和护理，使患者尽可能多地受益于现代医学发展的成果，并获得最大程度的康复机会。

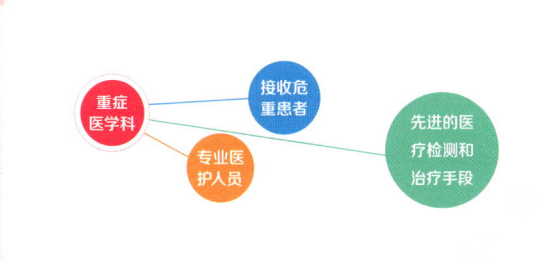

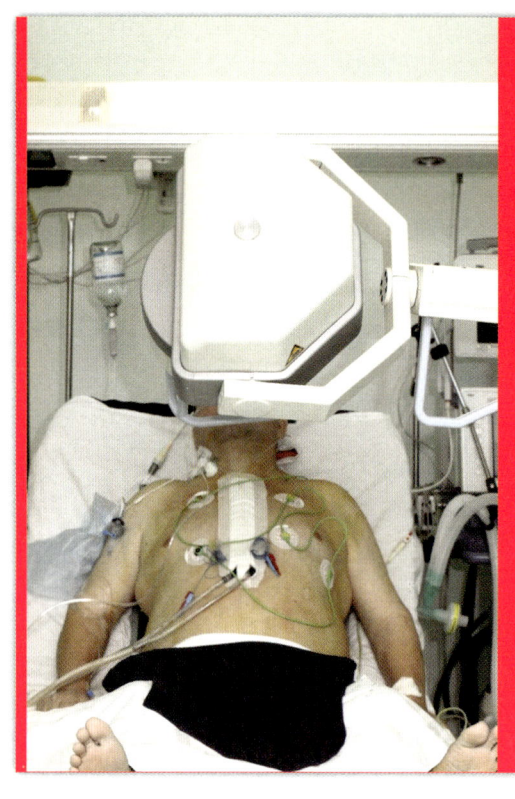

ICU收治什么样的患者

ICU收治的对象，原则上为各种危重的急性可逆性疾病。主要包括：急性循环衰竭、急性呼吸衰竭，慢性呼吸功能不全急性发作，败血症，心脏呼吸骤停复苏后，溺水、电击伤复苏后的患者；重大手术术后需要监测重要器官的生理功能者；麻醉意外患者，重型复合性创伤、各种类型中毒、休克患者；各种代谢疾病危象者；严重水、电解质及酸碱失衡者等。

ICU是否有国内标准

❶ ICU应该有特殊的地理位置，设置于方便患者转运、检查和治疗的区域并考虑几个因素：接近主要服务对象病区、手术室、影像学科、化验室和血库等，在横向无法实现"接近"时，应该考虑楼上楼下的纵向"接近"。

❷ ICU开放式病床每床的占地面积为15~18米^2；每个ICU最少配备一个单间病房，面积为18~25米^2。每个ICU中的正压和负压隔离病房的设立，可以根据患者专科来源和卫生行政部门的要求决定，通常配备负压隔离病房1~2间。鼓励在人力资源充足的条件下，多设计单间或分隔式病房。

❸ICU的基本辅助用房包括医师办公室、主任办公室、工作人员休息室、中央工作站、治疗室、配药室、仪器室、更衣室、清洁室、污废物处理室、值班室、盥洗室等。有条件的ICU可配置其他辅助用房,包括示教室、家属接待室、实验室、营养准备室等。辅助用房面积与病房面积之比应达到1.5∶1以上。

❹ICU的整体布局应该使放置病床的医疗区域、医疗辅助用房区域、污物处理区域和医务人员生活辅助用房区域等有相对的独立性,以减少彼此之间的互相干扰并有利于对感染的控制。

❺ICU应具备良好的通风、采光条件。有条件者最好装配气流方向从上到下的空气净化系统,以独立控制室内的温度和相对湿度。医疗区域内的温度应维持在(24±1.5)℃左右。每个单间的空气调节系统应该独立控制。安装足够的感应式洗手设施和手部消毒装置,单间每床1套,开放式病床至少每2床1套。

❻ICU要有合理的包括人员流动和物流在内的医疗流向,最好通过不同的进出通道实现,以最大限度减少各种干扰和交叉感染。

❼ICU病房建筑装饰必须遵循不产尘、不积尘、耐腐蚀、防潮防霉、防静电、容易清洁和符合防火要求的总原则。

❽ICU的设计要求应该满足提供医护人员便利的观察条件和在必要时尽快接触患者的通道。

❾除了患者的呼叫信号、监护仪器的报警声外,电话铃声、打印机等仪器发出的声音等均属于ICU的噪声。在不影响正常工作的情况下,这些声音应尽可能减少到最小的水平。根据国际噪声协会的建议,ICU白天的噪声最好不要超过45分贝(A),傍晚40分贝(A),夜晚20分贝(A)。地面覆盖物、墙壁和天花板应该尽量采用高吸音的建筑材料。

❿ICU应建立完善的通信系统、网络与临床信息管理系统、广播系统。

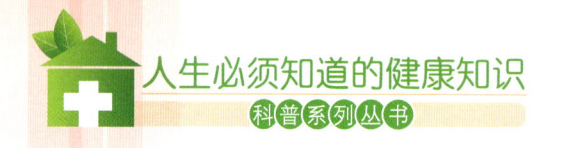

什么级别的医院有ICU

根据卫生部规划，二甲以上医院均需设立ICU重症医学科。集中专业医护人员、利用先进的医疗设备，提高危重患者的抢救成功率，为危重患者提供最大限度的生命支持。建设和管理好重症监护病房，成为反映现代化医院综合救治能力的重要标志。

ICU和普通监护一样吗

普通监护一般是在普通病房中进行，针对可能出现病情变化的患者，或者手术后患者，监测项目主要包括基本生命体征的监测，如体温、呼吸、无创血压、心率、心电图、脉搏血氧饱和度。

ICU收治的均是危重患者，各种监测项目繁多，但并非所有监测项目同时进行，而是根据不同病种，不同病情，有目的地进行选择，以避免给患者增加不必要的痛苦和经济负担。一般将其分为一、二、三级监测。

三级监测适用于经过积极治疗，已脱离危险的恢复期患者和大手术后的患者，生命体征平稳，但仍需要在ICU观察治疗。监测项目除了普通监护项目外，还包括：尿量、液体出入量、引流液性状、引流液量。每日或隔日监测血、尿、便常规、血生化、血糖、血气分析、肝功能、血肌酐、尿素氮、电解质及床旁胸片等。

二级监测适用于一个脏器有衰竭指征，需进行受损脏器支持治疗者。监测项目包括增加的普通监测项目的频度，并根据受损脏器，重点选择相应的监测项目。如心功能不全或者血压不稳定的患者，要进行血流动力学监测，比如中心静脉压、肺动脉楔压等。呼吸功能衰竭需呼吸机支持的患者，要监测潮气量、分钟通气量等。颅脑损伤患者要监测颅内压、脑电图等。根据病情，随时检查，随时记录。对可能继发的其他脏器功能改变，也应采取针对性的监测手段，以便于及时采取保护和治疗措施。必要时做造影、超声及CT等检查，以协助诊断和治疗。

三级监测适用于两个以上脏器衰竭患者，这种患者病情重，病死率高。其监测项目除包括常规项目及受损脏器功能监测外，对其他脏器功能亦应进行全面检测。对于病情的进展，随时检查，随时记录，并需每日测体重，计算热量及氮平衡，观察每小时甚至每分钟尿量。

ICU病房设备与普通病房有什么区别

ICU与普通病房所配置的设备还是有很大的区别的。

普通病房一般只单纯配置一些血压计、吸氧及负压吸引设备，以及少数的心电监护仪，一般还配置一台除颤仪，有部分科室可能会选择性地配置心电图机（如心内科）、呼吸机（如呼吸科）等设备。

但ICU除普通科室的基本配置外，尚需要配置床边监护仪、中心监护仪、多功能呼吸治疗机、麻醉机、心电图机、除颤仪、输液泵、微量注射器、气管插管及气管切开所需急救器材。在条件较好的医院，还配有起搏器、血气分析仪、微型电子计算机、脑电图机、B超机、PICCO、床旁调线机、血液透析器、动脉内气囊反搏器、血尿常规分析仪、血液生化分析仪、心肌标志物分析仪等。

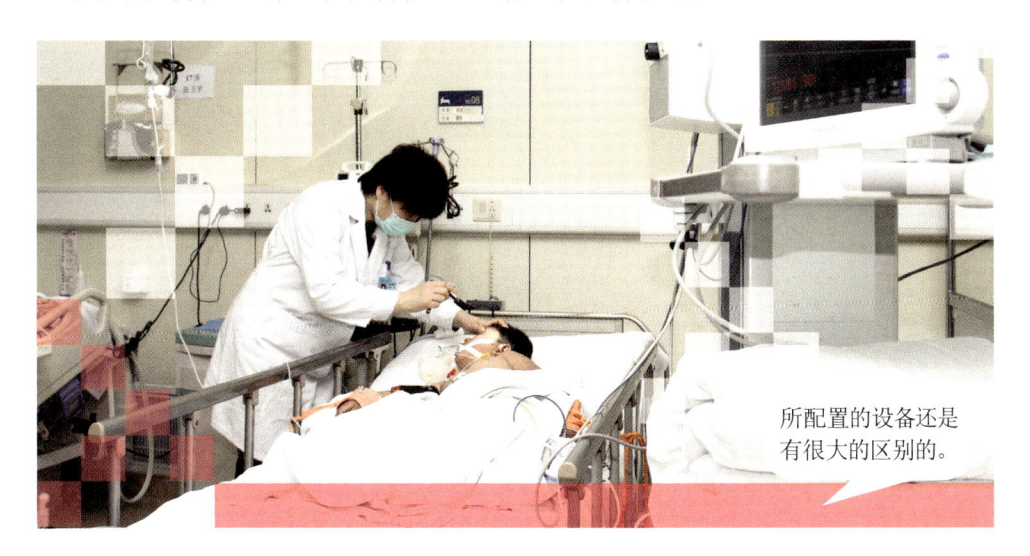

所配置的设备还是有很大的区别的。

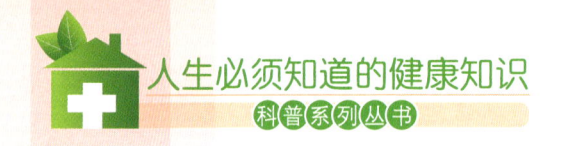

ICU患者身上都有哪些"管路"和"线路"

ICU的患者特别是极危重的患者,身上如"蜘蛛网"般遍布各式各样的管路、线路,如同被绑架一般,具体如图所示:

(1) **心电监护导联**。通常在胸部有电极片连接的5条导联线,监护患者的心电信号。

(2) **脉搏血氧饱和计**。套在手指、脚趾或耳朵的一个探头,监测患者的血氧饱和度及脉搏。

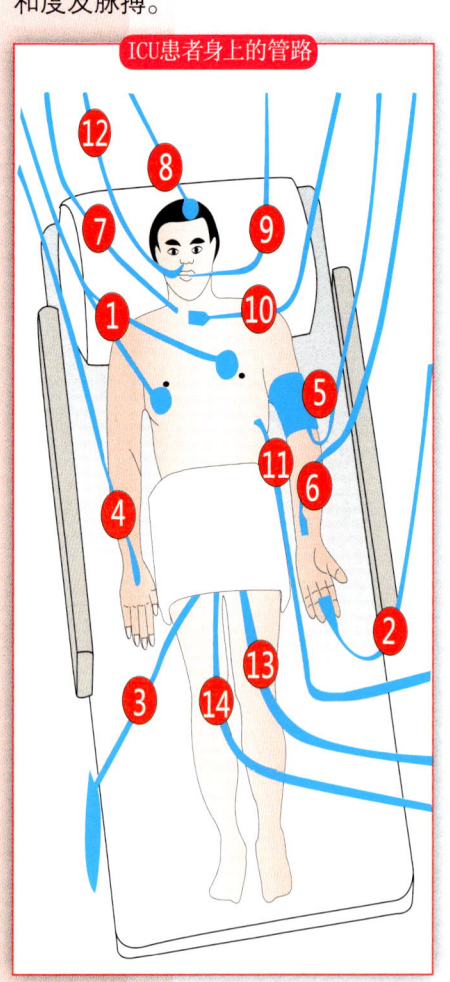

ICU患者身上的管路

(3) **尿管**。用于排尿。

(4) **外周静脉导管**。用于输液。

(5) **血压袖带**。绑于上臂或大腿上,可以定时自动充气测量血压。

(6) **动脉导管**。实时监测患者的有创动脉压。

(7) **中心静脉或肺动脉导管**。从脖子上的颈内静脉或锁骨下静脉穿刺,放置到上腔静脉或肺动脉内,监测中心静脉压或肺动脉毛细血管压力,决定输液速度或量,给药或静脉营养制剂。

(8) **颅内压导管**。插入颅内的导管,监测颅内压并引流脑脊液。

(9) **气管内插管**。经口腔或鼻腔插入气管内的管子,和呼吸机连接辅助患者呼吸。

(10) **气管切开套管**。对于长期不能脱离呼吸机的患者需要从颈部气管正中进行气管切开，并置入气管切开套管。

（11）**腹腔引流管**。腹部外科术后放置，观察腹腔内引流液颜色、性状、总量，以判断是否有出血、感染等并发症。

（12）**鼻肠管或胃管**。从鼻腔置入到胃内或小肠内，用于输注营养液、减轻患者腹胀。患者吃饭用的管子。

（13）**血滤置管**。通常选择双侧股静脉或颈内静脉，外接血液净化设备，即常说的肾脏替代治疗。

（14）**主动脉球囊反搏（IABP）**。从股动脉置入，放到降主动脉内，辅助心脏泵血。

ICU都有哪些抢救设备

配备完善的功能设备带或功能架，提供电、氧气、压缩空气和负压吸引等功能支持。每张监护病床装配电源插座12个以上，氧气接口2个以上，压缩空气接口2个和负压吸引接口2个以上。医疗用电和生活照明用电线路分开。每个ICU床位的电源应该是独立的反馈电路供应。ICU最好有备用的不间断电力系统（UPS）和漏电保护装置；最好每个电路插座都在主面板上有独立的电路短路器。

应配备适合ICU使用的病床，配备防褥疮床垫。

每床配备床旁监护系统，进行心电、血压、脉搏血氧饱和度、有创压力监测等基本生命体征监护。为便于安全转运患者，每个ICU单元至少配备便携式监护仪1台。

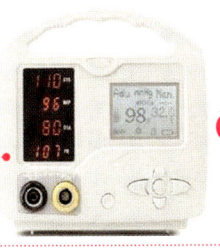

转运用床旁监护仪

血液净化

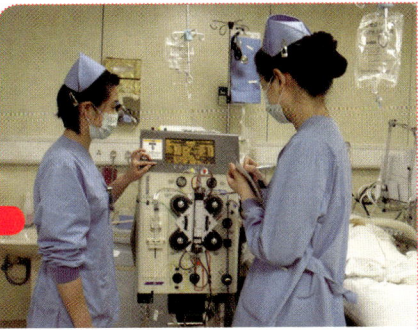

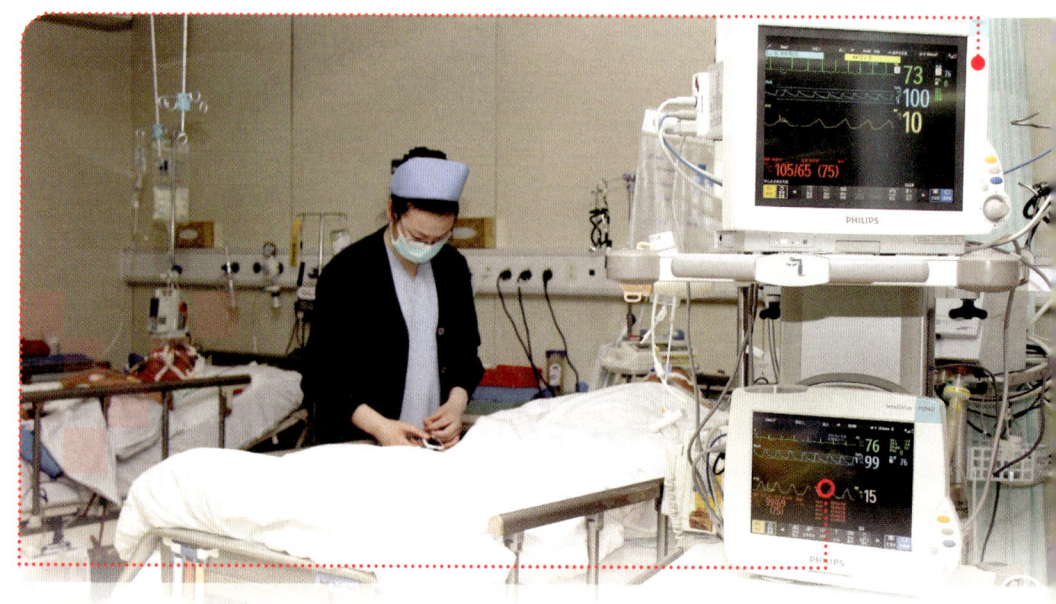

三级医院的ICU应该每床配备1台呼吸机，二级医院的ICU可根据实际需要配备适当数量的呼吸机。每床配备简易呼吸器（复苏呼吸气囊）。为便于安全转运患者，每个ICU单元至少应有便携式呼吸机1台。

输液泵和微量注射泵每床均应配备，其中微量注射泵每床2套以上。另配备一定数量的肠内营养输注泵。

其他设备：心电图机、血气分析仪、除颤仪、血液净化仪、连续性血流动力学与氧代谢监测设备、心肺复苏抢救装备车（车上备有喉镜、气管导管、各种接头、急救药品以及其他抢救用具等）、体外起搏器、纤维支气管镜、电子升降温设备等。

医院或ICU必须有足够的设备，随时为ICU提供床旁B超、X光、生化和细菌学等检查。

ICU是独立科室吗

ICU在世界上有40多年的历史，现已成为医院中危重患者的抢救中心。ICU的监护水平如何，设备是否先进，已成为衡量一个医院水平的重要标志。我国的ICU起步较晚，开始于20世纪80年代初期，目前国内设有ICU的医院已受到了重视，发展很快。ICU是现代医学的一个新学科，是医学进步的重要标志之一。ICU是收治内科、外科等各科患者中患有呼吸、循环、代谢及其他全身功能衰竭的患者，并对他们集中进行强有力的呼吸、循环、代谢及其他功能的全身管理。ICU是危重病医学的临床基地，是医院中危重患者集中治疗的场所，是随着医疗护理专业的发展、新型医疗设备的诞生和医院管理体制的改进而出现的一种集现代化医疗护理技术为一体的医疗组织管理形式。中小医院设一个病房，大医院设一个特别科室，把危重患者集中起来在人力、物力和技术上给予最佳保障，以期得到良好的救治效果。

在我国，ICU的人员梯队尚不健全，缺乏完整的教学体系，重症医学的发展仍然需要一大批有志者的努力和奋斗。

ICU医生是全科医生吗

重症监护病房（Intensive Care Unit，ICU），是集中各有关专业的知识和技术，对重症患者进行生理功能的监测和积极治疗的专门单位。

ICU的主要工作内容包括①监测：呼吸功能监测、循环功能监测、肾功能监测、神经功能监测等；②治疗：氧治疗、呼吸机治疗、循环系统治疗、水电解质酸碱平衡调整，抗感染治疗；③镇痛镇静等。所以在ICU的医生都是身经百战、经验丰富的医生，因此一般医生会的，都是他们必须掌握的。在ICU的医生全是所在医

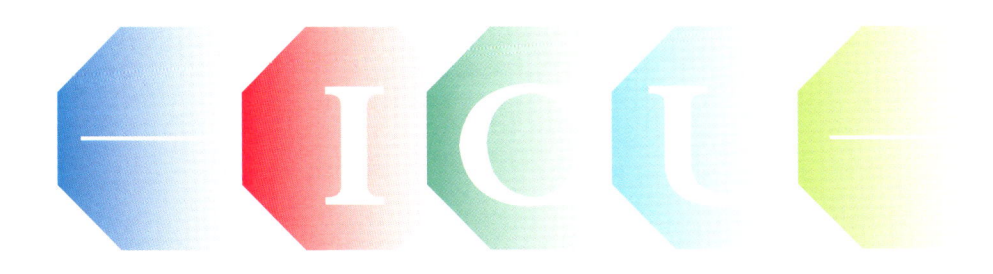

院业务水平最高的医生。

ICU医生的基本技术要求应包括以下几个方面：

(1)心肺脑复苏的能力。

(2)呼吸支持的能力(气管插管、机械通气等)。

(3)持续地心电监测能力。

(4)有识别处理心律失常及有创血流动力学监测的能力。

(5)做紧急心脏临时起搏的能力。

(6)对各种化验结果作出快速反应并立即给予反馈的能力。

(7)多个脏器功能支持的能力。

(8)进行全肠道外营养的能力。

(9)微量输液的能力。

(10)掌握各种监测技术，以及多种操作技术的能力。

(11)对输送患者过程中，生命支持的能力(有吸氧、呼吸机、心电监测的能力)。

(12)有对各个医学专业疾病进行紧急处理的能力。

而全科医生是接受全科医学的专科训练，提供以家庭为单位的延续性、综合性保健，扮演了医疗系统中为患者提供和协调一切卫生保健需求的独特专业性角色。主要在基层承担预防保健、常见病多发病诊疗和转诊、患者康复和慢性病管理、健康管理等一体化服务，被称为居民健康的"守门人"。

所以，ICU医生和全科医生是不同的。

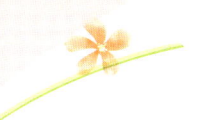

ICU和CCU有什么区别

ICU是英文Intensive Care Unit的缩写，意为重症监护病房。CCU是英文Coronary Care Unit的缩写，是专科ICU中的一种，意为心脏重症监护病房。ICU的收治疗对象比CCU更广泛。

ICU主要收治对象有：①严重创伤、大手术后及必须对生命指标进行连续严密监测和支持者；②各种原因导致心跳、呼吸骤停，经心肺复苏术后的患者；③某个脏器（包括心、脑、肺、肝、肾）功能衰竭或多脏器衰竭者；④严重感染、重症休克及中毒患者；⑤脏器移植前后需监护和加强治疗者。

CCU主要收治重症心脏疾病的患者：急性心肌梗死、不稳定性心绞痛、高血压危象、严重心律失常、急性心功能衰竭、心源性休克、冠状动脉支架植入术后患者等。

急诊ICU和ICU职能分工上有不同吗

设立在急诊的ICU叫急诊ICU，英文缩写EICU，英文全称Emergency Intensive Care Unit。其患者均为病情危重、身体极度虚弱但又不能立即送至更为系统专业病房的患者。

EICU的定位和发展前景仍然存在较大争议和困惑。美国和英联邦国家的急症病房通常是以设备方便抢救来完成抢救及救护工作。

目前在我国综合型大医院急诊科中已普遍建立重症监护病房，而让众多急诊科建立起标准ICU恐怕是难于实现的，特别是对ICU环境的要求，如消毒隔离、空气洁净等更是难以达到。因此现有的大多EICU只能称为ECU（Emergency Care Unit），即急诊监护病房。

国内对EICU的功能和收治范围缺乏统一的标准。目前主要收治急性中毒、急

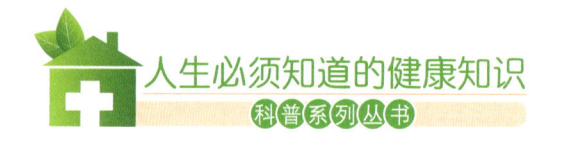

性危重病、严重慢性病急性发作、严重创伤以及未能确诊但存在高危因素这几大类的患者。由于大型医院就诊量大，有时EICU还会接受部分不能马上入院的危重患者进行抢救和部分专科治疗。

不同科室都有自己的ICU吗

由于临床的需要，危重患者亦不断增加，加之电子工业的飞速发展，以及监护仪器和新诊断设备的问世，因而各种ICU相继建立，如：

（1）冠心病重症监护病房（CCU）。

（2）心肺重症监护治疗病房（CPICU）。

（3）心脏外科重症监护病房（CSICU）。

（4）神经外科重症监护病房（NSICU）。

（5）婴幼儿重症监护病房（IICU）。

几乎每一个专科均有它们自己的专科重症监护病房。对特殊患者如心肺移植术后以及免疫系统抑制的患者，除严格隔离外，还采用净化空气进行换气，以减少感染机会，从而改进了各专科对危重患者的抢救、治疗和护理，提高了疗效。

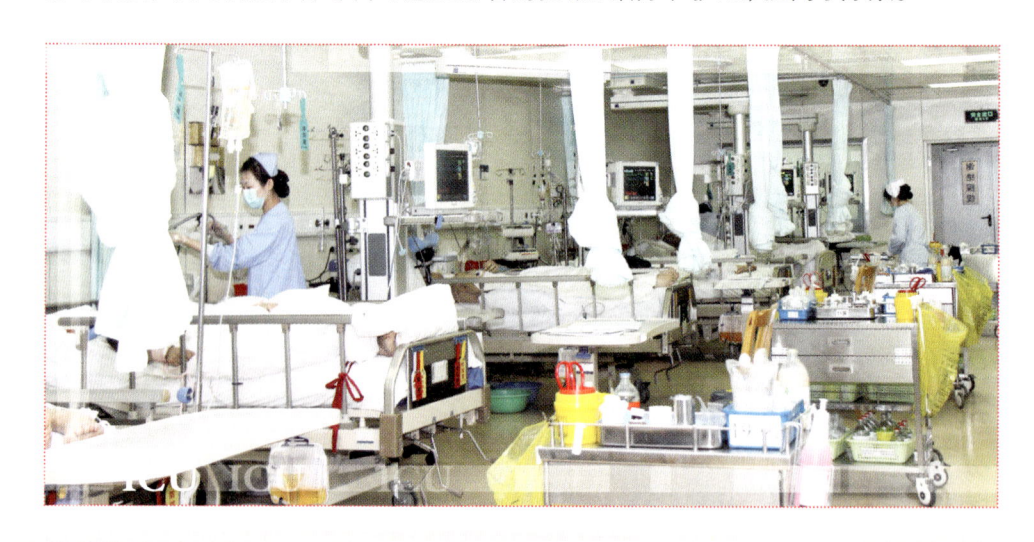

ICU里面的工作环境是什么样的

ICU是一个相对独立、封闭的空间，与外界隔绝，室内的温度和湿度由中央空调控制，常年维持在一个恒定的状态。一般而言，ICU的房屋结构无固定的格式，可采用圆形结构，也可采用矩形结构或U形结构。ICU的中心位置必须设一个中心监护台，病房位于中心监护台周围或对面，以便于对患者的观察和抢救，床与床之间应用布帘相对隔开，另外要求设置一定数量的单间，以供需要隔离的患者使用。

ICU内的病床均有滑轮，方便移动，并且可以调节高度及倾斜度；床头、床脚可摇高、摇低，并能将床头及床尾的床栏拆卸，床位的两边有可调动的栏杆；每个床上的天花板装有天轨，天轨上面装有移动的输液悬吊装置，方便移动输液的吊瓶。

ICU里面的每一张病床是一个单元，每个单元都配备有两个以上的中心吸引——方便吸痰使用，氧气及压缩空气供应插口——方便为呼吸机提供氧气来源，以及为吸氧提供氧源；另外配备有多个不同型号的电源插座；每个单元配备有床头照明装置、心电监护仪、输液泵及呼吸机。

标准的ICU除了科学、合理布局病房外，还配置科学、合理布局的辅助间，如主任办公室、护士长办公室、医生办公室、值班室、配餐室、污物处理室、厕所、化验室、库房、浴室、教室及更衣室等，所有辅助间均设立在ICU清洁区以外。其中，更衣室设立在ICU的入口处，一般进入ICU均需要在入口更换隔离衣，以尽量避免清洁区被污染，可能加重患者的感染导致病情加重。

北京市各大医院的ICU各自有什么特点

由于ICU与其他科室，尤其是外科联系较紧密，ICU患者很多都是来自医院其他科室，需配合专科完成术后监护等任务。所以根据各大医院的特色不同，ICU也有相应的特点。

例如：天坛医院侧重于神经外科，其ICU主要收治脑外伤、脑出血、脑部肿瘤、

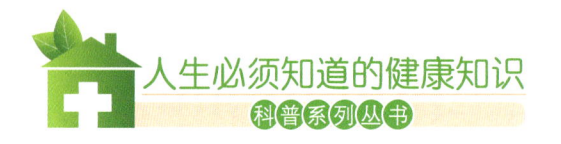

颅内手术等患者。宣武医院侧重于神经内科，其ICU主要收治脑梗死、重症肌无力等患者。朝阳医院侧重于呼吸科，所以朝阳医院ICU在诊治呼吸系统疾病、呼吸机使用方面比较有特色。安贞医院和阜外医院侧重于心脏内、外科，其ICU主要收治心脏重症及心脏术后患者。地坛医院、佑安医院侧重于传染科，其ICU主要收治重症传染病患者。

ICU的工作人员是怎样配置的

ICU的医护人员要求有强健的体魄，能适应紧张的工作，有较高的业务素质，较强的责任感和无私的奉献精神。医护人员都是固定的，设有主任医师、主治医师、住院医师、护士长及护士。另外，必要情况下还配置一定数量的工程技术人员、陪护及勤杂人员。

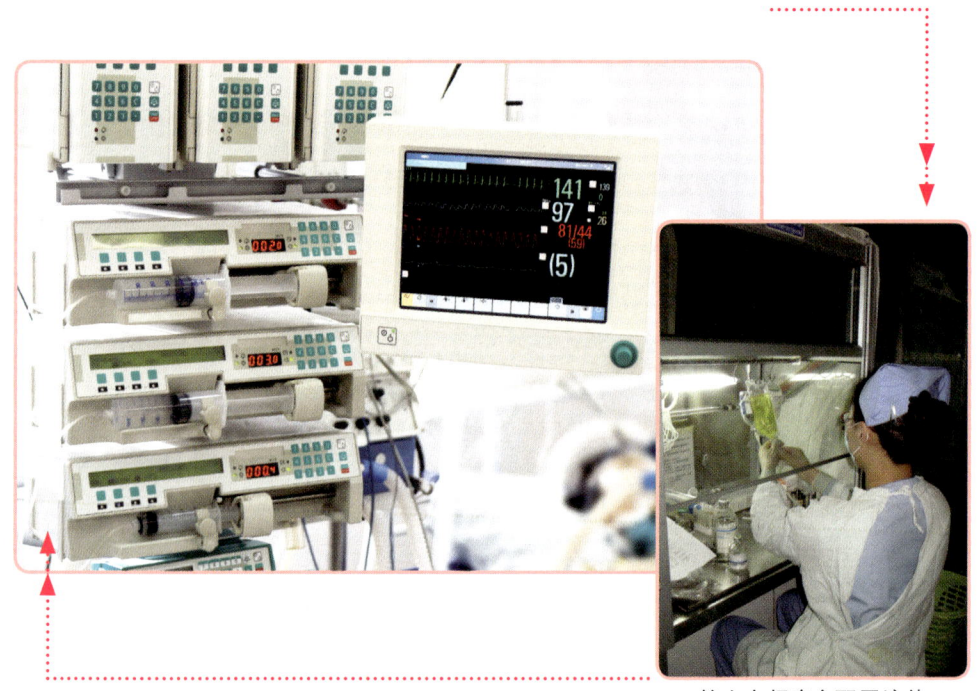

护士在超净台配置液体

重症医学 | 监护生命

揭开重症医学科的神秘面纱

医师的数目根据工作量和病区大小、收治患者多少而决定，一般医师人数与床位数的比例为1∶1~2∶1，其中设主任1名，全面负责医疗、教学、科研及行政管理工作，每天早、晚查房共两次，决定治疗方案，主持病例讨论和教学查房，指导对危重患者治疗。设主治医师2名，主要负责日常医疗管理工作，并与护士长共同负责日常管理工作；设住院医师4名，实行24小时值班制，负责收治患者的基本监测的实施和常规治疗。ICU护士总人数与床位数之比为3∶1，其中设护士长1~2名，负责护理和培训工作，并参与行政管理。

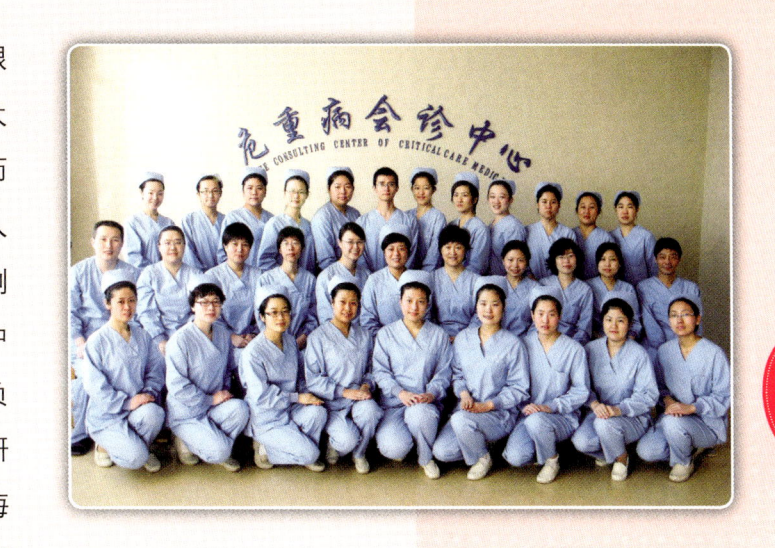

工程技术人员主要负责监护仪、呼吸机等机械设备的维修和保养。护理及勤杂人员主要负责卫生及勤杂方面的事宜。

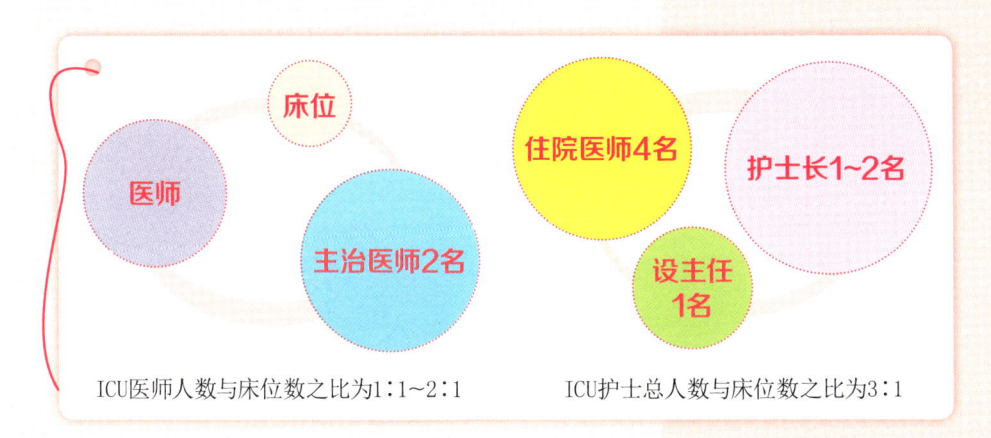

ICU医师人数与床位数之比为1∶1~2∶1　　ICU护士总人数与床位数之比为3∶1

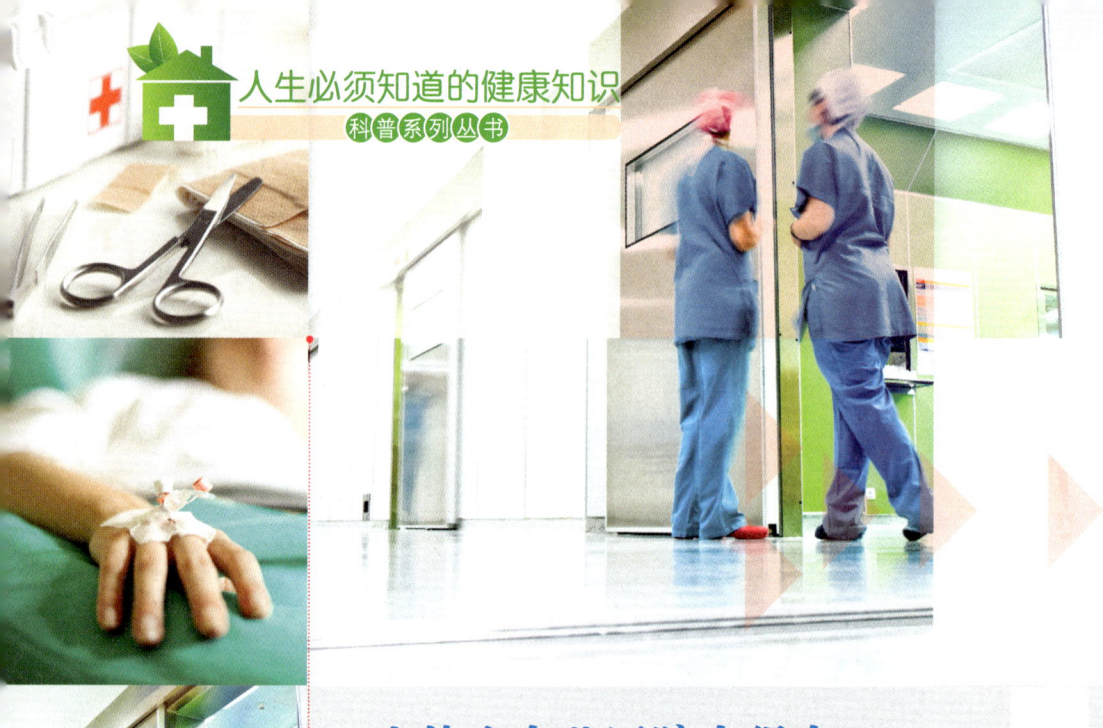

为什么有些医院有很多ICU

一般ICU分为两大类：综合ICU和专科ICU。

综合ICU收治常见危重症，如严重创伤、大手术后及必须对生命指标进行连续严密监测和支持者；各种原因导致心跳、呼吸骤停，经心肺复苏术后的患者；某个脏器（包括心、脑、肺、肝、肾）功能衰竭或多脏器衰竭者；严重感染、重症休克及中毒患者；脏器移植前后需监护和加强治疗者。

专科ICU主要收治本科危重患者，例如呼吸科ICU，也称RICU，主要收治呼吸衰竭、重症哮喘等患者。心内科ICU，也称CCU，主要收治心律失常、心肌梗死等患者。心外科ICU主要收治心脏手术后患者等。

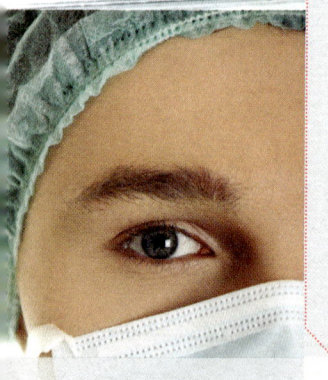

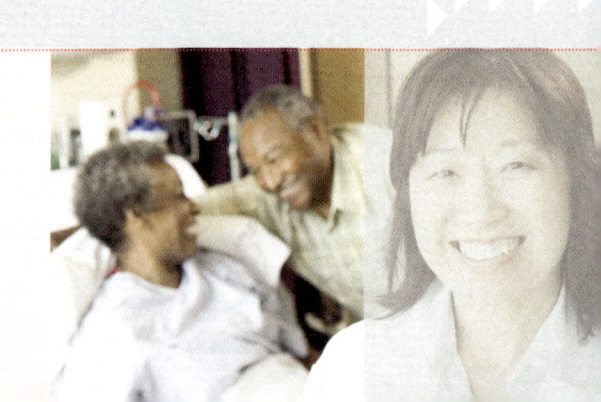

ICU是否属于特殊行业

ICU不属于特殊行业，但有一定的特殊性。ICU在医院里是与内科、外科、妇产科、儿科同样级别的二级学科，但是又不同于普通专科。普通专科主要研究某一系统的疾病。而ICU研究的是全身各个系统的危重疾病，横跨临床各个学科，与多个学科有重叠交叉。所以ICU患者的病情更加复杂多变，治疗方面更加困难，对医生和护士的要求更高。医护人员不仅有扎实的医学知识，丰富的临床经验，能熟练掌握各种仪器的使用方法，更有高度的责任心、临床应变能力，以及对患者的耐心、热心。ICU的医生全天在病房中值班，当患者出现病情变化时，能第一时间赶到床边进行处理或抢救。ICU的护士24小时在患者床边，严密观察病情变化，并执行医嘱给予治疗措施，当患者病情突然变化时，护士能及时发现并处理，以免耽误病情。

如果ICU出现细菌传播感染，患者怎么办

ICU如果出现细菌传播感染，在有条件的情况下最好是进行封科彻底消毒。

如果不能将患者完全分流，那起码要做到床旁隔离，就是给予患者相对独立的空间，并且要做到床边消毒。

所有人员要坚持洗手规则，在处理不同患者或同一患者的不同部位前、后均须洗手，严格执行无菌操作。手细菌培养实验每月一次。

每个患者所用的血压计、听诊器、床头物品、供氧吸引装置等不可与别人交叉使用。患者出室后须彻底清洗消毒后方可给别人使用。

各种抢救物品与监护仪器在转换使用时，应进行表面消毒、清洗，各种导管、湿化瓶、吸氧面罩等均应浸泡消毒后再放甲醛熏蒸箱内再次消毒灭菌。室内地面、家具用消毒液擦拭每天两次，若有污染随时擦拭。

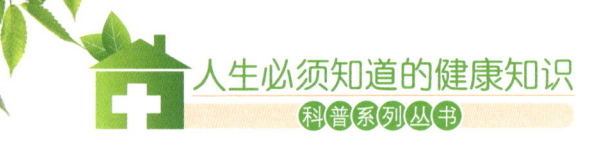

ICU病房分档次吗

ICU病房早期不分单独的病房，一般是在床与床之间用布帘、屏风或透明的玻璃隔离，所以没有档次之分。随着越来越多的多重耐药细菌出现，ICU各床被隔离为独立病房，可以有效控制耐药菌的扩散、交叉感染。

ICU设有正压病房及负压病房，正压病房能够隔离外界的细菌、病毒，一般用于需要特别隔离的患者，例如器官移植、血液病以及其他免疫力低下的患者等。负压病房能够使细菌病毒集中灭杀，减轻扩散范围，故而一般适用于严重的感染以及肺结核等传染性疾病。

ICU病房环境对正常人有影响吗

首先可以明确ICU病房环境对正常人是有影响的。

生物性危险因素：ICU采取的是封闭式管理，患者来自全院的各个科室的危重患者，首先院内感染是医护人员所面临的潜在危险。因医护人员每天要接触到患者的血液、体液、分泌物以及各种病原菌等，从而可能污染到医护人员的皮肤、黏膜，增加感染机会。

心理性危险因素：主要是由精神压力、工作紧张、生活不规律引起的。ICU医护人员长期处于繁重的工作环境中，精神高度集中，长期在这种紧张的环境中易出现心理或生理上的不适，从而出现身体不适、疲劳感、易怒、焦虑等，引起心理疲劳，性格改变或引发一些疾病，如原发性高血压、消化道溃疡、甲亢等心身疾病。并且随着工作时间的延长可能症状越来越严重。

物理性危险因素：首先因ICU医护人员各种操作较多，故而锐器损伤的可能性也较大，一旦皮肤发生破损后接触患者的血液、体液及分泌物等极易发生血源性感染。其次ICU中各种仪器较多，同时经常需行放射性检查，故而接受的辐射较多。长期辐射的环境中可能引起白细胞减少、不良生育、植物神经功能紊乱、癌症或致畸

重症医学 | 监护生命

等。再次即为ICU中噪声较大，包括患者的呻吟声、躁动患者的喊叫声、机器的工作声、监护仪的噪声。ICU正常工作的噪声一般是50~70分贝，有时可超过70分贝。长期处于这种环境中可能引起精神紧张、烦躁等不良情绪。

ICU真的比普通病房更利于患者康复吗

ICU病房是否比普通病房更利于患者的康复是相对而言的，ICU病房一般收治的均为急危重症的患者，对于这类患者，ICU病房有更加全面及先进的抢救设施，能够及时地挽救患者的生命，并备有各类监护设施以及专业的医护人员，能够实时地了解患者的各种信息，故而对于危重患者而言ICU要优于普通病房。但对于一般患者，病情相对较为平稳，并没有引起危重病情的其他基础疾病一般不需要入住ICU，因ICU患者病情较重，环境相对嘈杂，故而心理压力相对较大，普通病房更适宜。

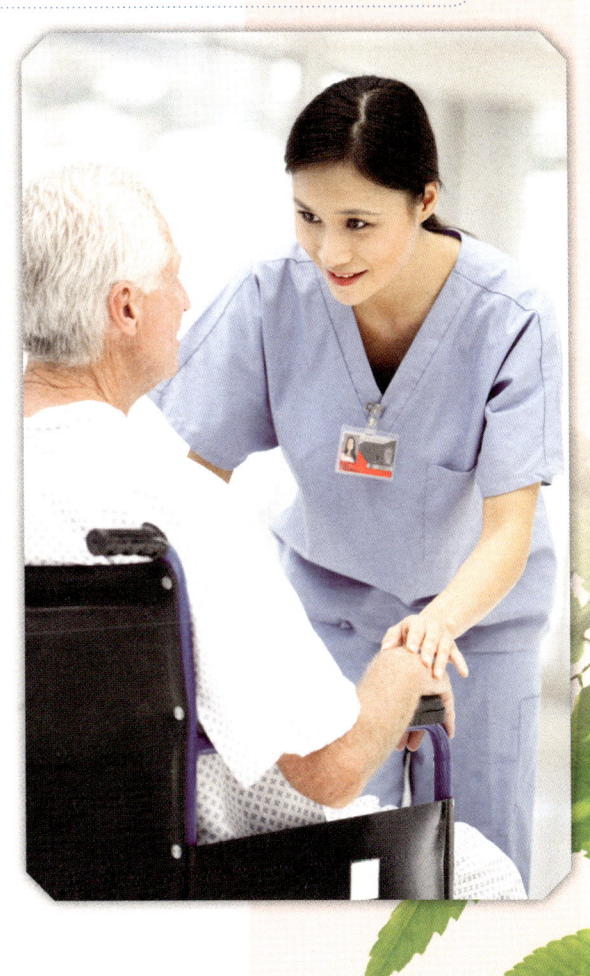

揭开重症医学科的神秘面纱

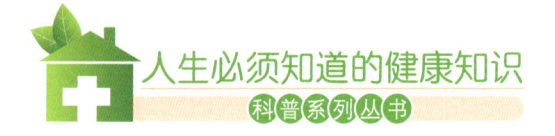

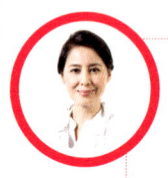

走近生命边缘的保护者——ICU医护人员的常规工作情况

ICU采用人工还是纯仪器工作

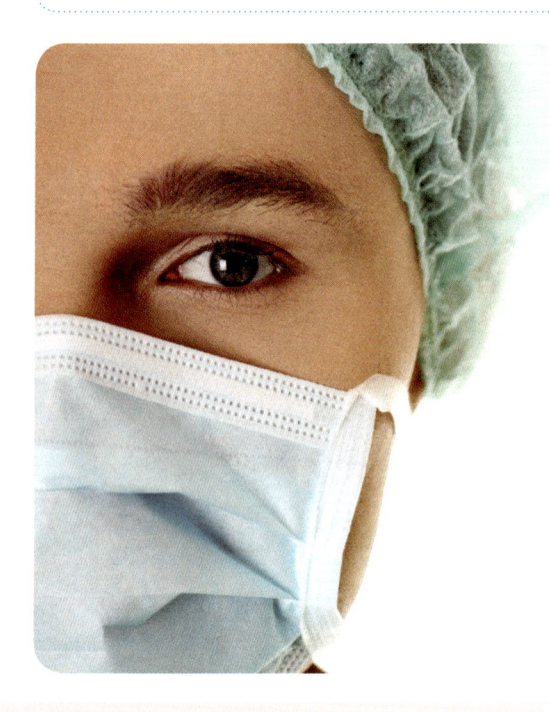

随着现代医学的飞速发展，ICU病房有越来越多的诊断与监护工作需要仪器设备辅助完成。ICU设有中心监护站，直接观察所有监护的病床。ICU内患者来自不同的科室，病情千变万化，但又有共同的特点，患者病情往往涉及多个器官系统，并且相互影响，入院或入科时的诊断往往不是收住ICU要解决的主要问题。ICU需要根据病情的轻重缓急将需要解决的问题进行罗列，并逐步解决。这就需要ICU医师采取全面系统的方法，仔细评估全身的每一个器官或系统已经解决的问题和出现的新的问题。在ICU几乎任何生理性的异常都可能严重影响患者的预后。ICU医师应该是有经验的医学专家，他们的主要工作应当是发现需要在ICU监测和治疗的问题，并制订治疗计划。ICU的设备必须配有床边监护仪、中心监护仪、多功能呼吸治疗机、麻醉机、心电图机、除颤仪、起搏器、输液泵、微量注射器、气管插管及气管切开所需急救器材。在条件较好的医院，还配有血气分析仪、微型电子计算机、脑电图机、B超机、床旁调线机、血液透析器、动脉内气囊反搏器、血尿常规分析仪、血液生化分析仪等。由于ICU是在现代医疗装备下对病情相当危重的患者进行监护治疗，因此，在ICU里工作的人员，必须具备厚实的医学基础理论知识，有较丰富的临床经验，应变能力强，并能掌握复杂仪器的操作。ICU能使重危患者得到早期而又准确的诊断，紧急而又恰当的处理。

ICU里都有哪些仪器设备，都是干什么用的

ICU设备主要包括以下部分：

(1) 监护设备。由于入住的危重患者多由于遭受严重创伤、急诊大手术、脏器功能衰竭、严重感染等，生命体征不稳定，随时可能出现心律失常、心跳、呼吸骤停等危险情况，所以对患者的生理指标监测极其重要。

ICU监护设备由床旁监护仪和中心监护仪组成。每张病床均配备一台床旁监护仪，常规监测患者的心率、血压、呼吸、血氧饱和度等生命体征，同时根据患者病情特点和监护需要，增加不同的监测信息，如对心脏病患者同时监测有创动脉血压、心排血量、心律失常等，对脑血管病患者监测颅内压等。中心监护仪是将各个患者的床旁监护仪所得到的监测数据和波形同时显示在医护人员办公室的大屏幕监视器上，这样可对所有患者的实时监测情况一目了然。

25

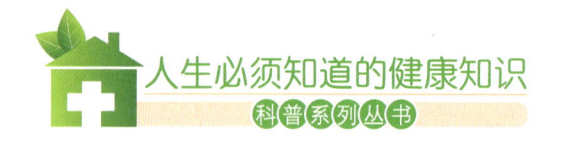

（2）急救治疗设备。 危重患者随时面临抢救，所以急救治疗设备是ICU的必配设备。主要有：

1）呼吸机：对各种原因如胸廓畸形、气胸、重症肺炎、神经肌肉系统疾病所致呼吸肌无力等引起的呼吸功能不全或全麻大手术后呼吸功能尚未恢复的患者进行辅助呼吸的设备。

2）除颤仪：治疗室速、室颤等心律失常，使之恢复为窦性心律的仪器。

3）血气分析仪：数据显示患者体内酸碱度、电解质水平等内环境状态的仪器。

4）血液净化机：针对肾衰患者无尿、高血钾或液体负荷过重导致的心衰等，以及中毒患者为排出毒素，进行肾脏替代治疗的机器。

5）输液设备：包括输液泵和微量泵，可以严格控制危重患者输液速度和输注量。

6）空气层流设备：将病房内的空气通过过滤器控制尘埃量，防止细菌向四周扩散，保证空气洁净度的设备。

7）心电图机：采集记录心脏活动电信号。

此外，急救治疗设备还包括气管插管、切开等急救器材，吸氧设备，纤维支气管镜，排痰仪，防止下肢静脉血栓的气压式循环驱动泵，及吸痰时所需的负压吸引泵等。

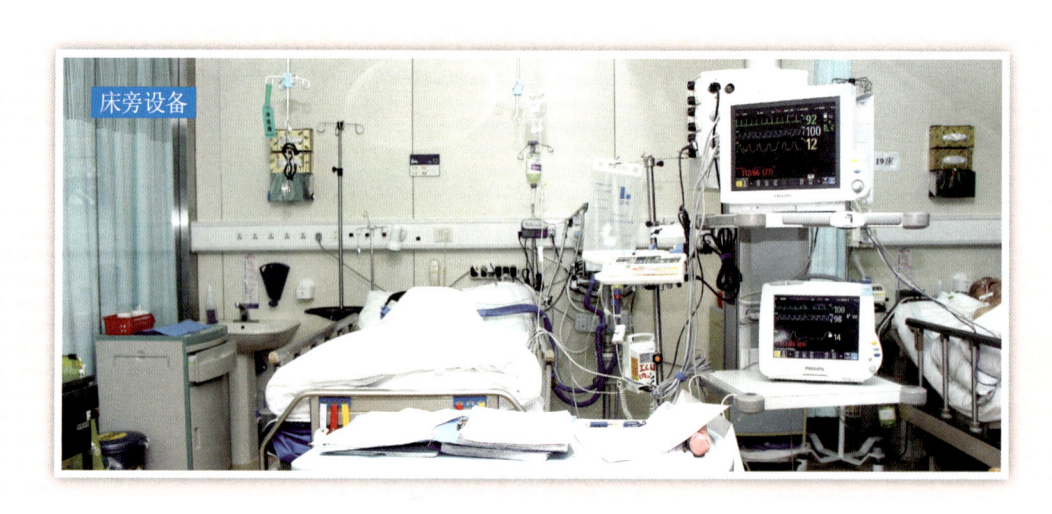

床旁设备

生命维持系统都有哪些

（1）**呼吸功能支持系统**。机械通气。呼吸机是ICU的基本治疗设备，通过经口气管插管、气管切开套管或面罩接呼吸机来替代、辅助患者的自主呼吸。适用于各种原因导致肺脏对氧气及二氧化碳不能有效地进行气体交换所致呼吸功能衰竭的危重患者。如：全麻大手术后呼吸功能尚未完全恢复，药物如吗啡、脑血管疾病如脑干出血等引起的呼吸抑制，肺部疾病如重症肺炎、重症哮喘、慢性阻塞性肺部疾病引起的缺氧、二氧化碳不能呼出等，以及神经肌肉系统疾病如重症肌无力引起支配呼吸的肌肉力量麻痹等。合理应用机械通气，可以纠正患者缺氧和二氧化碳潴留状态，帮助患者维持呼吸系统的通气功能，保证全身氧的供应。

（2）**循环支持系统**。主动脉球囊反搏装置、心脏起搏器。

主动脉球囊反搏装置是目前临床应用较广泛且有效的机械辅助循环装置，其治疗机理是球囊在心脏舒张期充气、心脏收缩前放气，由此使心肌供血供氧增加，心肌耗氧量下降，以达到改善心功能的目的。急性大面积心肌梗死、心脏手术等导致心肌收缩功能差引起顽固性低血压的危重患者，应用血管活性药物如多巴胺、去甲肾上腺素、肾上腺素等收缩血管药物往往不能有效改善血压，长时间低血压则会导致全身脏器灌注不足、缺氧、功能损害。主动脉内球囊反搏装置可以有效提高血压，尤其是舒张压，以保证心脏和其他重要脏器的有效灌注，改善心肌供血、供氧，增加心肌收缩力。

心脏临时起搏器主要用于抢救和治疗某些严重的心律失常及心律失常导致的低血压、心脏骤停等。如急性心肌梗死、高钾血症、抗心律失常药物应用等导致的严重窦性心动过缓及因心动过缓引起低血压的危重患者，通过安装临时起搏器可以维持正常的窦性心率和心脏跳动频率，从而保证全身脏器的有效血液供应，维持正常的脏器功能。

（3）**肾脏支持系统**。血液净化技术，又称肾脏替代治疗，是利用机器清除血液

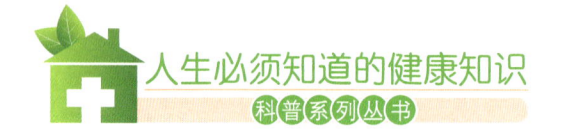

内代谢产物、过量药物和毒素、纠正代谢失常、清除炎性介质等，以维持体内水和体液、电解质、酸碱平衡的一种生命支持技术，包括血液透析、腹膜透析、连续性肾脏替代治疗等几种方式。适用于：急性肾衰或慢性肾衰急性加重伴有高血钾、无尿或少尿、酸中毒、尿毒症，以及伴有急性难治性心衰、急性肺水肿，还可应用于全身感染状态如重症感染、急性胰腺炎以清除炎性介质、药物或毒素中毒等。

(4) 肝脏支持系统。人工肝技术。人工肝是为患者提供肝脏功能支持的人工器官装置，目前国内应用的人工肝技术是联合应用血浆置换、血液透析、血液过滤、血液/血浆灌流和分子吸附再循环等技术，分离血浆和细胞成分，弃去血浆，而将细胞成分和与血浆等量的置换液一起输回患者体内，借以除去患者体内的各种有毒病理性物质如过高的胆汁酸、血氨、内毒素和胆红素等，以减轻肝脏负担、替代肝脏代谢功能的一种治疗手段。

ICU对医护人员有什么特殊要求

ICU的医护人员都是受过专门训练、掌握重症医学基础知识和基本操作技术、具备独立工作能力的人员。

ICU医生可来源于麻醉科、急诊科、外科或内科，一般挑选有良好的医学基础知识、较丰富的临床工作实践经验、能熟练应用各种精密仪器、善于钻研及创新的中青年专业人员作为专科医生。在进入ICU工作之前一般受过专业的训练，熟悉ICU的工作流程及常见危重病的诊治。ICU的患者往往有某一个或几个脏器功能障碍，但人体是一个有机的整体，各器官之间有着非常复杂的相互联系，所以ICU的医生都必须接受多个学科的培训，在治疗中具有全面的观念。对于危重患者，必须善于抓主要矛盾，对病情的发展进行全面细致的观察，积极采取干预措施，阻断病理生理发展过程。对于危重情况能够当机立断，迅速作出判断及处理，以免延误

重症医学 | 监护生命

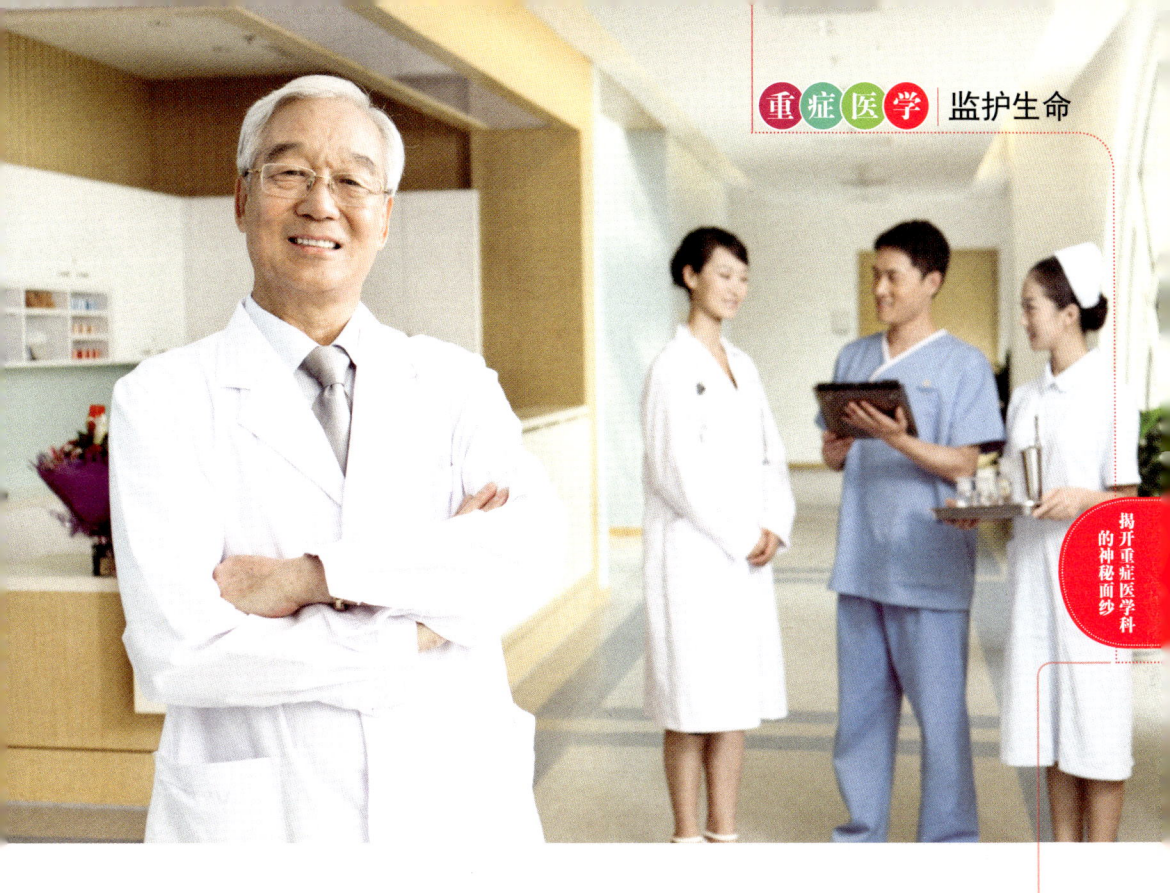

揭开重症医学科的神秘面纱

病情。所以对ICU医生的要求比对专科医生的要求更高，不仅要对本专业研究精深，还要广泛掌握各学科的知识。

　　ICU护士的筛选是十分严格的。ICU患者病情重，病情变化快，随时有危及生命的可能，而在床边能够观察和直接得到第一手临床资料的是护士。当患者病情突然变化时，护士是最早发现并处理的，这种迅速的判断能力是以丰富的临床知识为基础的。ICU医生所得到的关于患者病情发展的信息很多来源于护士。ICU护士不仅要有多专科医疗护理及急救基础知识，还对病情有系统的认识，掌握各种监护仪器的使用、管理、监测参数和图像的分析及其临床意义。ICU一般从麻醉科、急诊科、外科或内科抽调骨干护士，先进行多专科的轮转学习，再进行ICU的强化训练，才能进入ICU工作。所以ICU护士是技术全面、应变能力强、责任心强，适应夜班及高强度工作的人员。

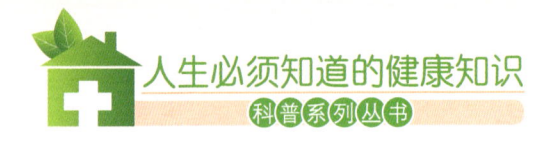

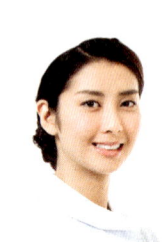

ICU医生的水平如何，最低资格有要求吗

ICU医生一般是从其他科室挑选的具有良好的医学基础知识、丰富的临床工作经验、能熟练应用各种精密仪器、具有独立工作能力的专业人员。对于常见危急情况能作出及时正确的判断，施以有效的抢救措施，对常见危重病有处理能力。ICU医生最低资格要求是国家全日制大专院校毕业，具有医师资格证书的人员。

ICU护士和其他科室护士工作有什么不同

ICU患者病情危急，复杂多变，来源于多个科室，常涉及多系统多脏器的病变和损害，随时可能突发心脏骤停、呼吸停止等危险情况，随时需要面临紧急的抢救操作，这一特点决定了ICU护理任务是繁重而具有高技术含量的，ICU护士除具备一般的护理知识外，还具备丰富的专业知识和精湛的护理技术。

ICU护士必须24小时留守在患者床前，并书写详细的护理文书以记录危重患者的病情变化。如对颅脑系统病变的患者每隔1小时观察并记录患者瞳孔和神志变

重症医学 | 监护生命

化。危重患者身上留有多种导管，如胃管、尿管、气管插管、引流管、深静脉导管等，ICU护士除要对这些导管做好管理防止脱出和污染外，还要定时观察导管情况，如每1小时留取尿量、每2小时回抽胃液，每8小时记录引流量等。ICU很多患者处于气管插管、气管切开状态，自主排痰力度较差，ICU护士必须定时对患者进行翻身、叩背、按摩和气道湿化，按需进行及时、有效的吸痰。危重患者对液体管理要求高，ICU护士必须熟练应用输液设备，严格掌握液体的入量和速度，并准确记录每小时的液体出入量。ICU内各种穿刺抽血、留取标本等操作较普通科室也更为频繁。ICU患者由于病重生活难以自理，又没有家属陪护，ICU护士还要承担亲人陪护的角色，除对患者进行心理疏导外，还要帮助患者全身擦洗、洗脸、漱口、处理大小便，对可进食的患者喂饭、喂水等。所以，ICU护士较其他科室护理工作更为繁重，工作强度更高，责任心更强，心理压力也更大。

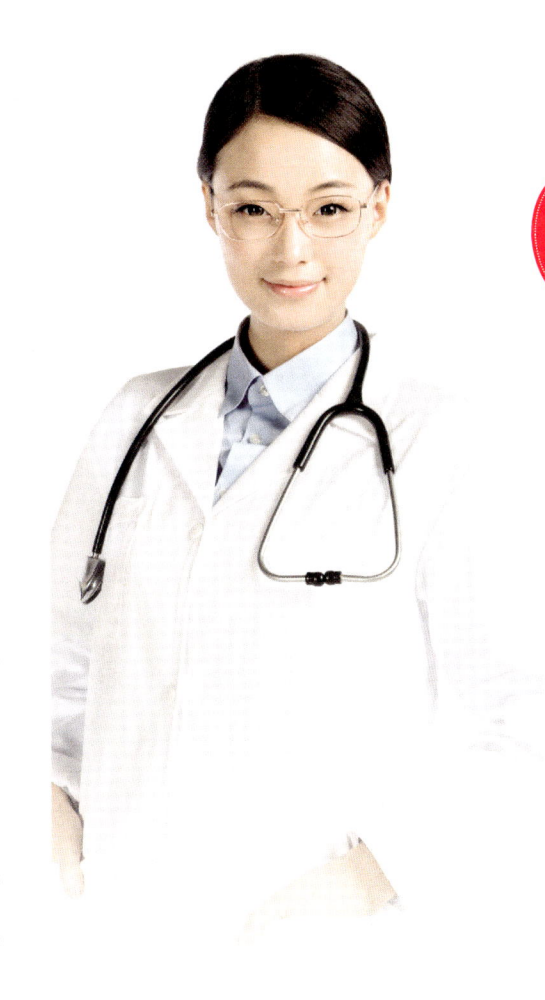

揭开重症医学科的神秘面纱

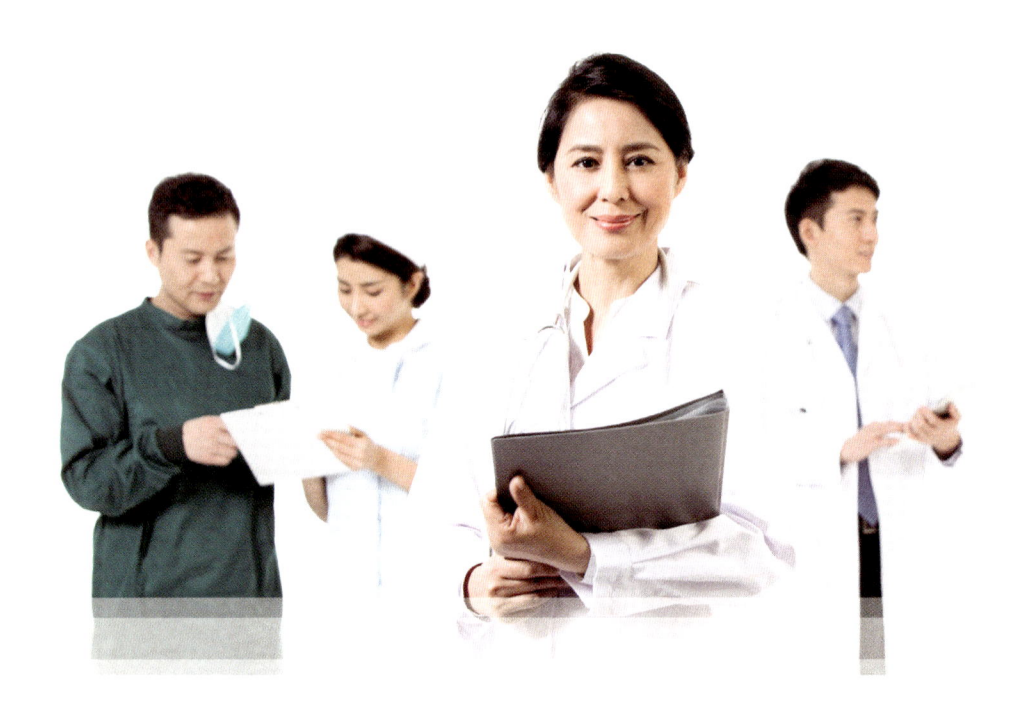

ICU护士除具备一般的护理知识外，还具备更丰富的专业知识和精湛的护理技术：ICU内仪器众多，对各种监护设备和急救治疗设备ICU护士都要熟练操作，并根据仪器设备所提供的异常现象正确判断并及时告知医生。ICU患者来源于多个科室，病情复杂多变，ICU护士要掌握各相关疾病的观察重点，如监护胃肠手术后的患者要熟练掌握普外科术后患者的护理要点，监护心功能不全的患者要注意有无心律失常、注意血压控制和液体速度、液体出入量等。ICU患者由于病情危重，随时可能突发心脏骤停、呼吸停止等险情，随时需要面临紧急的抢救操作，因此ICU护士还要熟练掌握各种急救复苏技术、熟悉各种急救药品如肾上腺素、利多卡因等复苏药品的应用，配合医生进行紧急抢救。如患者发生心脏骤停时，及时准确实施胸外按压、连接吸氧、呼吸机设备、吸痰等。所以，ICU护士护理技术更为精湛，护理专业知识掌握更为全面。

ICU晚上经常抢救患者吗

ICU是监护治疗危重患者的场所，其收治的患者需进行严密监测及随时进行抢救治疗，每个环节都至关重要，如果发现或处理不及时，就有可能影响到治疗和抢救，甚至危及生命。对于在ICU的工作人员来说，说得最多的几个字就是"我在抢救患者"，每天都有接收的新患者，而每一个患者进来时都要进行抢救，每一个患者都有生命危险。ICU患者病情危重，住院时间长，各损伤性操作多，留置管道多，容易发生相关并发症，尤其是昏迷患者。譬如：

(1) 气管切开时呼吸骤停。多发生在中枢病变、自主呼吸弱或不规则、行气管切开、平卧位头后仰操作过程中。一旦发生呼吸骤停，要暂时终止操作，紧急气管插管，保持呼吸道通畅。预防措施：昏迷者行气管切开时，最好是先行气管插管，保持呼吸道通畅后再进行。如果没有气管插管，行气管切开时，也应常规做好气管插管的准备工作。若出现呼吸骤停，应立即改行气管插管，接呼吸机。

(2) 患者自行拔除各种导管。自行拔除胃管、导尿管、气管导管、锁骨下静脉置管，是由于患者神志不清、烦躁不安或对一些医疗操作不配合、不能耐受造成的。目前国内ICU普遍存在着医护人员配置相对不足的问题，通过医护人员的及时检查、去除病因，或给予必要的镇静、镇痛和制动，能防止这类并发症的发生。

(3) 误吸。依据吸入量的多少而引起的后果不同，从短暂的低氧血症、肺不张、吸入性肺炎到窒息死亡都有可能发生。多发生在昏迷同时伴饱食后的患者，尤其是行气管插管、气管切开要求平卧头后仰体位时。注意留置胃管，有效的胃肠减压可以预防。对于误吸后引起的难以纠正的严重低氧血症，常需行气管切开、呼吸机支持来改善通气，纠正低氧血症。

(4) 痰痂形成引起的并发症。依据痰痂堵塞的部位而引起的后果不同。从低氧血症、肺不张甚至窒息都有可能发生。多发生在气管插管、气管切开同时伴有咳嗽、咳痰力度差，呼吸道护理不够的患者。重视气道湿化、翻身、叩背促进痰液排出以及

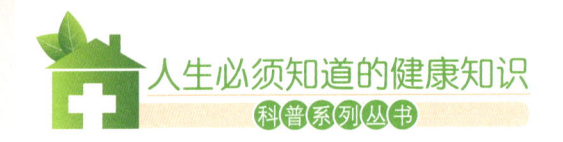

及时吸出痰液可以预防并发症发生。呼吸机支持的患者还应注意保持湿化液的温度。对于痰痂位置较深无法自行排出或吸出的可经纤维支气管镜取出。痰痂解除后低氧血症仍不能纠正的常需呼吸机支持来改善通气，纠正低氧血症。

(5) 停电或呼吸机故障产生的并发症。ICU应始终保持有1台备用呼吸机，呼吸机使用过程中如发生故障，应随时换。目前性能较好的呼吸机都有自备电源，完全可以避免因停电或发生线路故障而引起的呼吸机不工作。

(6) 其他。接呼吸机的一次性带气囊内套管或气管套管等既要使用方便，有利于气道护理，更要质量可靠，防止并发症发生。气管套管堵管过程中有时防止进食时反流引起误吸，常对气囊充气，若医务人员工作过程中不够仔细，气囊充气过程中未打开套管，从而造成气管封闭，重者引起窒息。

工作周而复始地进行，一个危重患者来了，重症监护室真的就像战场，医生护士们忘记疲惫、饥饿，齐心协力，抓紧一分一秒地抢救患者，每一个工作人员好像就是早晨八九点钟的太阳，个个朝气蓬勃。饱满热情积极的工作态度，只因他们热爱这一份工作，只因生命诚可贵。因为只有热爱才是最好的教师，它远远超过责任，为每一位患者真诚地服务！

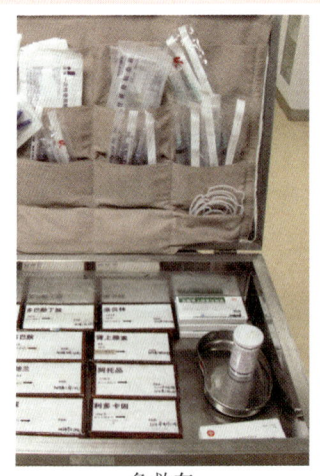

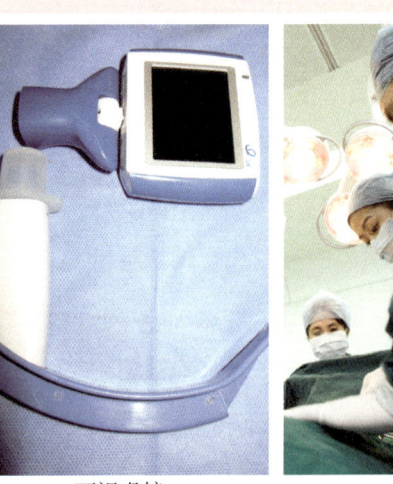

| 急救车 | 可视喉镜 | 抢救 |

每天都有抢救吗

这种情况需要根据患者的情况而决定，如果患者病情重、变化迅速，一旦出现生命体征的不平稳，即刻就进行抢救，不排除同时进行多个患者的救治工作。若患者的病情相对稳定，生命体征没有出现大的波动，则以密切观察、高度警惕变化为主，所以，ICU并非每天都有抢救的。

患者被抢救或去世，旁边清醒的患者能看到吗

不会。因为每个ICU的床单元占地面积一般不少于15米^2，以方便抢救，并且床与床之间有不同形式的隔段。

常见的有玻璃隔段、屏风、布帘。玻璃隔段房间内相对安静，而且医生护士即便不靠近患者也能看到监护仪上的生命指标，利于观察；屏风属临时的空间隔离，起到暂时遮挡的作用，可随时恢复为大病房；布帘和家用的窗帘类似，可以拉合，空间上可随意扩大或缩小，而且随时拆卸清洗方便，而且可以调换成不同的色调，使病房里的颜色富于变化，最重要的是对于生命支持设备多的极危重患者可以随时扩大抢救空间，便于操作。

清醒患者看到别人死亡特别恐惧怎么办

患者多是由于严重感染、创伤、休克、脏器功能衰竭等疾病入住ICU。一个陌生的环境，对于ICU清醒患者来说，由于对自身病情预后的担心、身体的疼痛、周围各种噪声如机器声、报警声对睡眠的剥夺，对家人的思念与担心等，这一切都使得患者情绪高度紧张，容易产生焦虑、抑郁、恐惧等心理，甚至会有自行拔管、不配合治疗等危险情况。所以，要密切关注ICU患者的心理情绪变化并进行疏导。

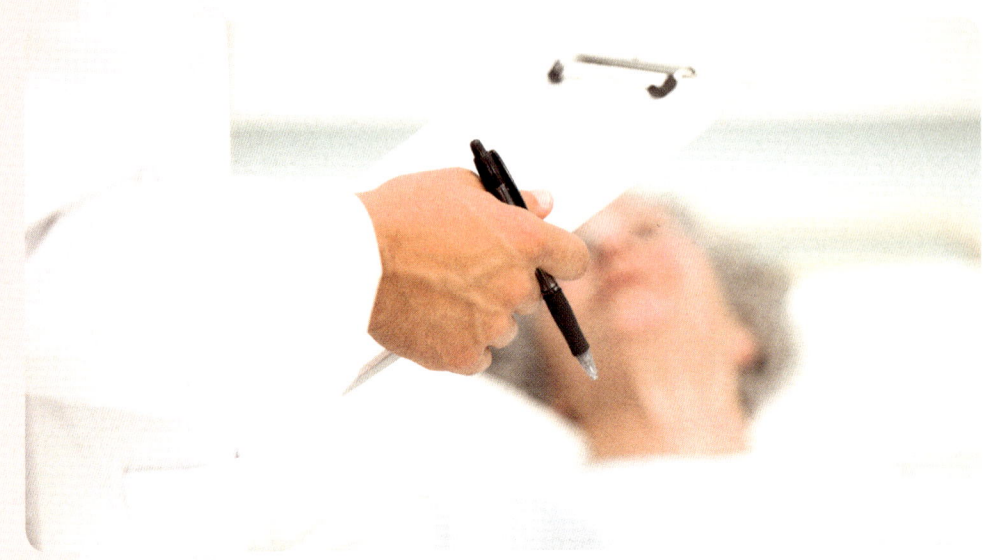

要密切关注ICU患者的心理情绪变化并进行疏导

(1) **环境舒适**。首先，ICU病房在设计上每张病床四周均设有床帘屏蔽，给每位患者创造相对独立、安静的环境，避免患者看到其他患者抢救或离世的场面而对其内心造成恐惧。病房内清洁、整齐的环境，也会让患者感到舒适。每位患者均连接有心电监护仪以监测其心率、血压、呼吸状态等，将监护仪画面背对患者并设置较低的报警音，避免患者因看到数值波动和听到高频报警声而焦虑、内心不安。晚间关闭日光灯，使用柔和光线，尽量保证患者的正常睡眠周期。

(2) **医患沟通**。医护人员每日会对患者进行心理疏导，用热情积极的情绪与患者交谈，对不能说话的患者如气管切开或气管插管的清醒患者，通过握手、手势、眼神等与之交流，稳定患者情绪，鼓励患者战胜病魔；清醒患者可以通过听广播、舒缓音乐等以分散其对自身疾病的注意力；适时让家属探视患者，使其感受到家人的关心和温暖；在进行每项穿刺及诊治操作前，医生向清醒患者讲明治疗的必要性、过程中可能会产生哪些不适、需要患者如何配合等，护理人员也会以娴熟的护理技术和热情周到的护理服务对待每一位重症患者，从而建立患者对医护人员的信任，增强其战胜疾病的信心，使其以积极的情绪配合治疗，缩短病程，促进患者早日康复。

(3) **镇静与镇痛治疗**。若患者仍不能配合治疗或缓解恐惧心理，ICU医生会给患者应用镇静药物，以消除或减轻患者的疼痛及躯体不适感，帮助和改善患者睡眠，减少或消除患者对其在ICU治疗期间病痛的记忆，防止患者因为挣扎、不配合等干扰治疗甚至自行拔除导管等危险行为，保护患者的生命安全。

住进ICU的清醒患者每天靠什么分散注意力

研究表明，人们在某一时刻只能把注意力集中在一件事情上，如果把注意力从疼痛或伴有的恶劣情绪转移到某种感兴趣的事情上时，就能阻断条件刺激和反应之间的联系，而使人感受不到疼痛。

ICU的重症患者，由于死亡的威胁、创伤痛苦、陌生的环境、沟通障碍等，会产生一系列的负性心理反应，如烦躁、焦虑、孤独、忧郁、害怕、恐惧等。这些不良情绪严重影响患者的病情恢复，甚至会使患者产生抗拒、不配合治疗、自行拔管等危险行为，危及生命安全。所以ICU医生会采取一些措施以分散重症患者对自身伤病疼痛及诊治操作时不适感觉的注意力，一定程度上也可缓解患者紧张、焦虑等情绪。

(1) **听觉分散**。清醒患者可以通过MP3或收音机收听平日喜欢的歌曲、舒缓音乐等。优美的旋律会使人产生安宁、愉悦的心情，可缓解各种不良刺激引起的焦虑、紧张，使患者心境稳定。家属和朋友录制一些鼓励性的话语给患者听，也会使患者感受到亲情的温暖。医护人员每日会与患者进行沟通交流，对不能说话的患者会通过手势、眼神等了解患者的需求，并尽量给予满足，从而建立患者对医护人员的信任感，树立战胜疾病的信心。

(2) **视觉分散**。病情允许的重症患者可以看报纸、杂志、轻松的娱乐视频节目等，帮助放松自己，暂时忘却身体的疼痛及环境等带来的不适。

(3) **心理干预**。医护人员会教给患者在心里数数、唱歌或祈祷："我能行，我一

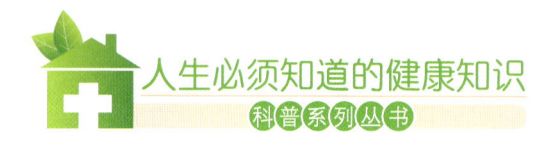

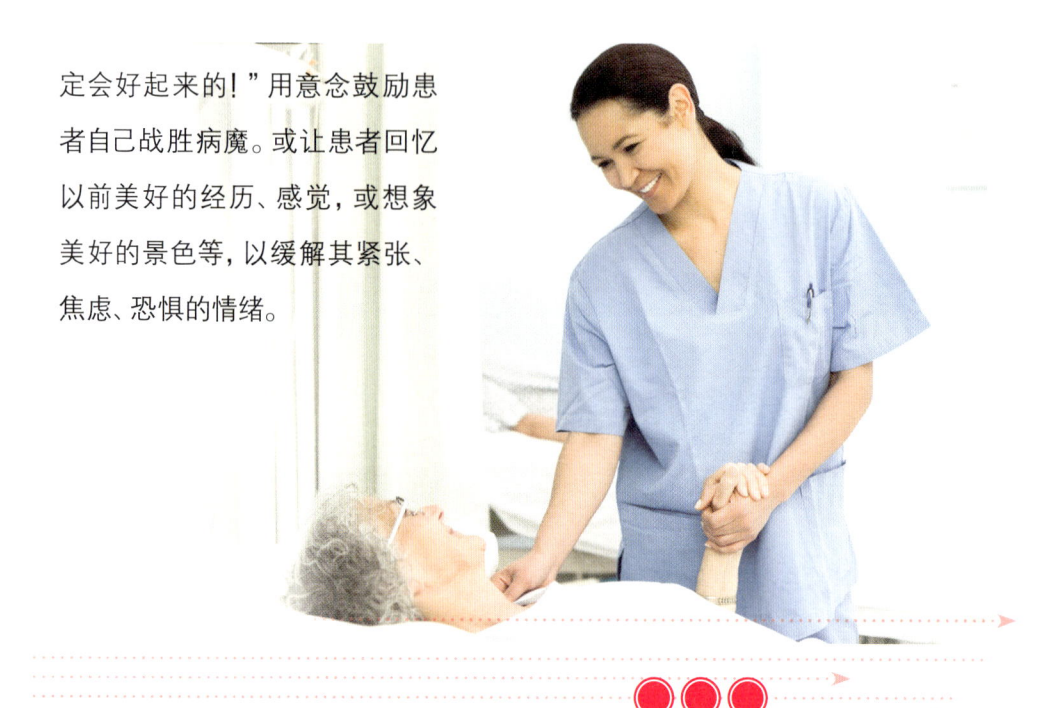

定会好起来的!"用意念鼓励患者自己战胜病魔。或让患者回忆以前美好的经历、感觉,或想象美好的景色等,以缓解其紧张、焦虑、恐惧的情绪。

ICU突发紧急情况,患者都不能动,怎么办

ICU由于收治的都是危重患者,病情重,身上连接有多种急救仪器和设备,如气管插管、呼吸机、监护仪、吸氧管、输液设备等,不能自主行动。这就要求医护人员对ICU病房平日里就可能发生的紧急情况提前做好应急预案,以保证危重患者的医疗安全。

(1) 突然停氧应急预案。

1)立即打开备用氧气瓶,试好流量连接吸氧管,继续为患者吸氧,并向患者做好解释及安抚工作。

2)使用呼吸机的患者,将备用氧气筒推至床旁接呼吸机,以保证患者的氧气供应。

3）应用过程中密切观察患者缺氧症状有无改善以及其他病情变化。

4）通知中心供氧房及时维修，必要时上报医院相关部门。

(2) 火灾应急预案。

1）平日里做好病房安全管理工作，经常检查电源及线路，探视家属不得私用电源，如手机充电器，发现安全隐患及时消除。

2）紧急疏散患者。病区内发生火情后所有工作人员应遵循"患者先撤、医务人员最后撤"的原则，避开火源，就近疏散，统一组织，有条不紊。值班医务人员分工要明确，灭火、疏散、通讯组既分工又合作。提前制定撤离路线。准备好氧气枕、简易呼吸器、平车、担架、急救药物、吸痰器、注射器等。患者准备：妥善固定好患者的各种管道及导线，气管插管、气管切开的患者，搬动前要尽量进行彻底吸痰，呼吸机要给短时纯氧。有引流管的患者，将引流管固定。正在输液的患者要保证液路通畅。持续胃管输注营养液的患者先暂停输入，将胃管用温开水冲管后反折，固定于头部或颈肩部。所有医护人员和不需要戴呼吸器的危重患者立即用湿口罩或湿纱布

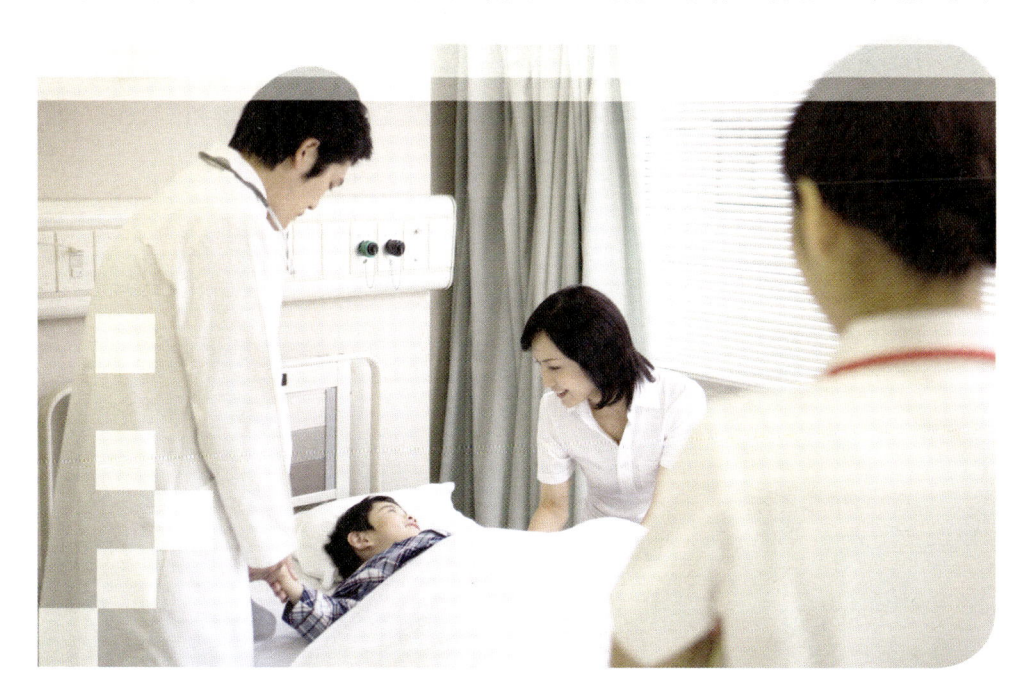

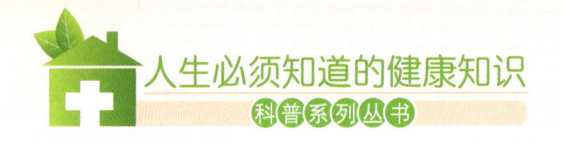

罩住口鼻，防止窒息，对能搀扶下地行走的重症患者由医护人员协助尽可能以最低的姿势或匍匐姿势快速前进撤离。对不能行走、需要连接吸氧设备和呼吸器的患者，要将备用氧气筒推至床旁，用简易呼吸器辅助患者呼吸，同时组织医护人员直接将病床推至安全通道撤离。撤离过程中要密切观察患者的病情变化，同时积极应对转运过程中可能发生的各种情况。

3) 积极扑救。根据火势，使用现有的灭火器材尽量消灭或控制火势扩大，发现火情无法扑救，马上拨打"119"报警，并告知准确方位。

4) 尽可能切断电源（由消防中心或电工室人员操作），撤出易燃易爆物品，积极抢救贵重物品、仪器设备和重要医疗资料。

(3) 停电应急预案。

1) 突然停电后，立即寻找替代患者机器运转的动力方法，维持抢救工作，并开启应急照明等。

2) 监护和输液设备均有备用电池，平时要检查充电情况。使用呼吸机的患者，平时应在机旁备有简易呼吸器，以备突然停电。停电时医务人员立即将呼吸机脱离，连接简易呼吸囊维持呼吸，并密切观察患者面色、血氧饱和度、意识、生命体征等。

3) 通过电话与电工组联系，查询停电原因。

4) 加强巡视病房，安抚患者，同时注意防火。

5) 来电后重新调整参数，连接呼吸机，并密切监测患者的生命体征和病情变化，准确记录处理过程。

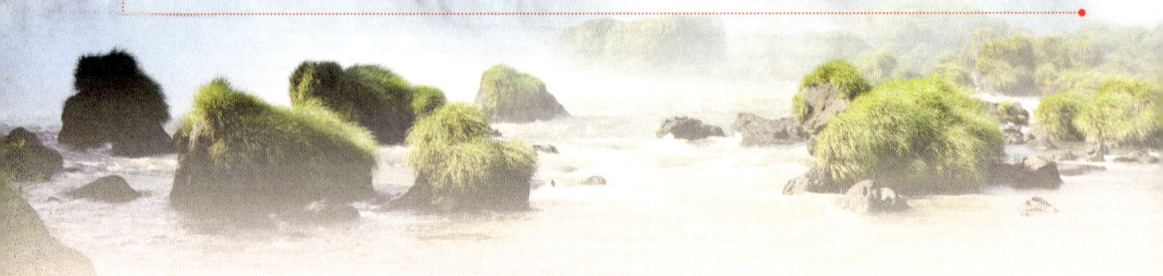

重症医学 | 监护生命

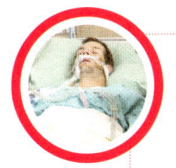

消除疑惑
——ICU的其他常见问题

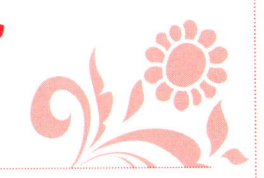

揭开重症医学科的神秘面纱

ICU和临终关怀医院有什么不同

　　ICU只对某些疾病或重症的治疗有意义,而对死亡可能性不大或很大的患者几乎不能提供帮助,因为原发病造成损害的可逆程度决定了疾病的预后。所以ICU只收治有治疗价值的重症患者,而那些只能延缓患者的死亡时间,并不能降

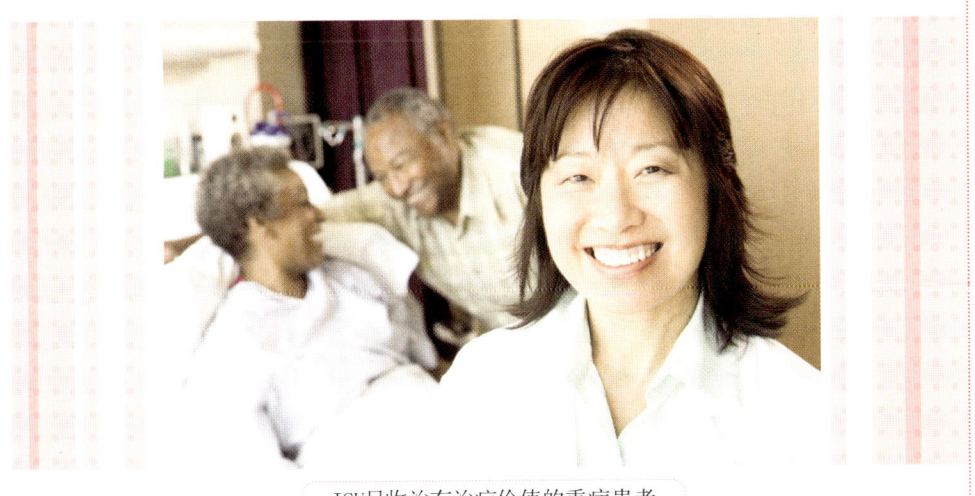

ICU只收治有治疗价值的重症患者

41

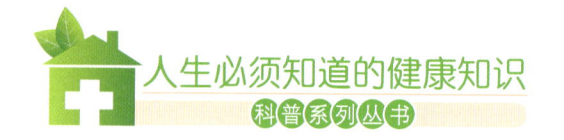

低病死率的疾病和危重症，不是ICU的收治范围。临终关怀医院主要是对生存时间有限（6个月或更少）的患者进行适当的医疗及护理，通过消除或减轻病痛与其他生理症状，排解心理问题和精神恐惧，令患者内心宁静地面对死亡。

ICU对老外有特殊照顾吗

ICU对外国人没有特殊照顾。作为患者，外国人和中国人是同样的，会受到平等的对待。但是因为医护人员与外国人语言不通，可能存在沟通障碍，所以医院会指定专人进行翻译工作以了解病情，并与患者及家属进行良好的沟通。

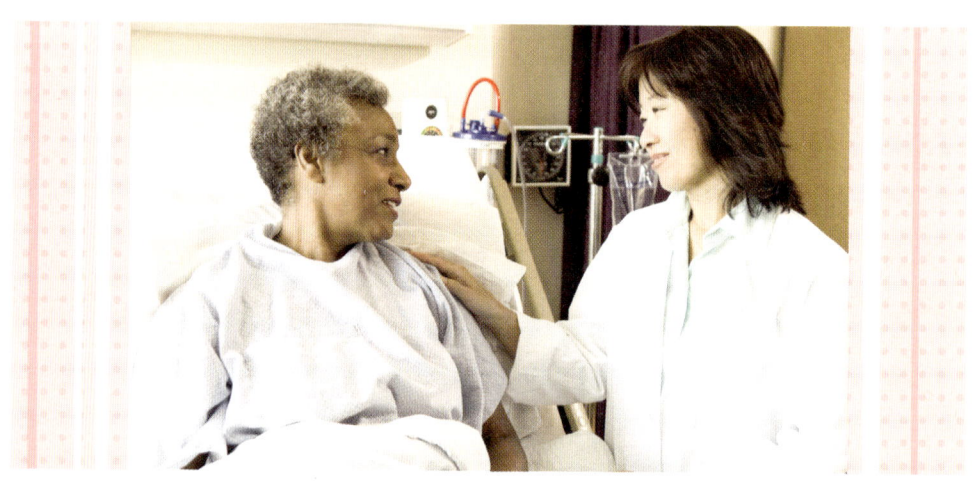

ICU对外国人没有特殊照顾，和中国患者是同样的

ICU里面的患者相互传染吗

ICU里面的患者主要以危重症患者及围手术期患者为主，一般具有传染性的感染病患者都是去感染专科医院就诊，即使病情危重，大部分也是在感染病专科医院的ICU接受治疗，因此ICU的患者并无传染性。

ICU支持安乐死吗

因我国对于安乐死暂无立法,所以从伦理及法律程序上面来说,ICU不支持安乐死。但考虑到有很大一部分危重患者存在疼痛、器官功能的衰竭以及人机对抗等问题,为了最大限度地减轻患者的痛苦,提高生存质量,根据患者的病情给予镇静、镇痛。

ICU的床位是独立的还是大病房

ICU是将每张病床作为一个单元,床与床之间用布帘隔开,目的是为了方便观察患者的情况和抢救,但也会另外设置一定数量的单间以供需要隔离的患者使用。

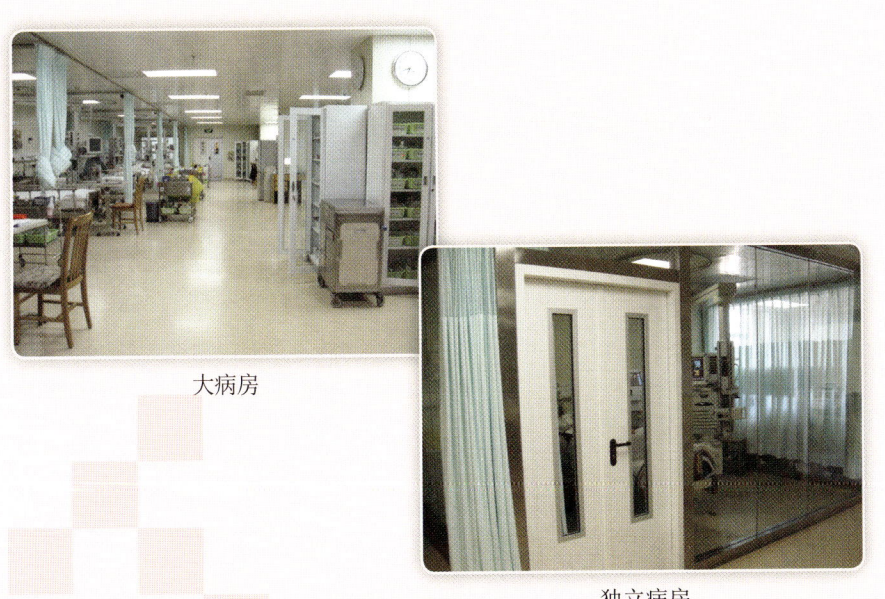

大病房

独立病房

人都快不行了，还插很多管子值得吗

ICU病房是收治各种重症如严重感染、创伤、休克、全麻大手术和多脏器功能衰竭患者的加强监护病房。ICU病房有明确的收治范围，医生在收治患者前会对患者的病情和严重程度做出评估，对经过严密监护和加强监护治疗病情可能得到恢复或可能减少死亡危险的患者才会建议转入ICU病房进行加强监护治疗。ICU病房集中设置了医院最先进的监护仪器和急救治疗设备，配备了受过专门训练、掌握重症ICU医学基础知识和急救操作技术、具备独立工作能力的专职医护人员。例如一个急性心衰导致血压低、呼吸困难的患者入ICU后，医护人员要给患者连接心电监护仪密切监测心率、血压、呼吸、血氧饱和度等生命体征，同时给患者连接吸氧设备，升压药要用输液设备严格控制输液速度和输液量。若呼吸状况不能改善需要给患者插气管插管、接呼吸机，留置尿管、胃管等。若患者突发心跳停止或心律失常，还要进行除颤仪除颤、胸外按压等心肺复苏措施等。虽然一系列处置过程看上去确实使患者"遭罪"不少，但要清楚，所有这一切都是针对该患者疾病和疾病严重程度所进行的必要救治手段，是患者走向康复的必经过程。

当然，ICU也不是万能的，一部分危重患者虽然经过积极救治，仍难以逆转病情的发展走向死亡。但对于更多的重症患者来说，ICU给予了患者生的希望，许多危重患者在ICU严密监护与精心治疗下，度过了生命中最危险的时刻，顺利转回普通病房。

ICU的患者穿衣服吗

ICU的患者一般都是急、危、重症，为了方便各种抢救的进行，一般都要求患者不穿衣服，而且ICU患者由于抢救、监护的需要，常常在身体多个部位放置各种治疗、监测导管，无法穿着普通患者的服装。

在临床工作中，普通病员服根本没有办法让ICU患者穿着，因为ICU患者病情重、卧床时间长，为防止压疮与并发症的发生，一般2~4小时翻身一次，并要仔细观察患者的皮肤有无异常变化，如发红、水疱、破损、压疮、水肿、黄疸等；为保持患者躯体的清洁，必须定时用温水擦浴；还有很多患者因昏迷、大小便失禁、伤口渗出较多、生命体征又不稳定，不便更换衣服；更主要的是ICU患者在救治时需放置各部位的多种导管，如人工气道、各种引流管、留置尿管、心电监护导线等，所以患者不可能穿着衣裤。

ICU的患者都是昏迷的吗

重症医学科的收治范围有三：急性、可逆、已经危及生命的器官系统功能不全或衰竭，经过ICU的严密监护和加强治疗短期内可能得到康复的患者；存在各种高

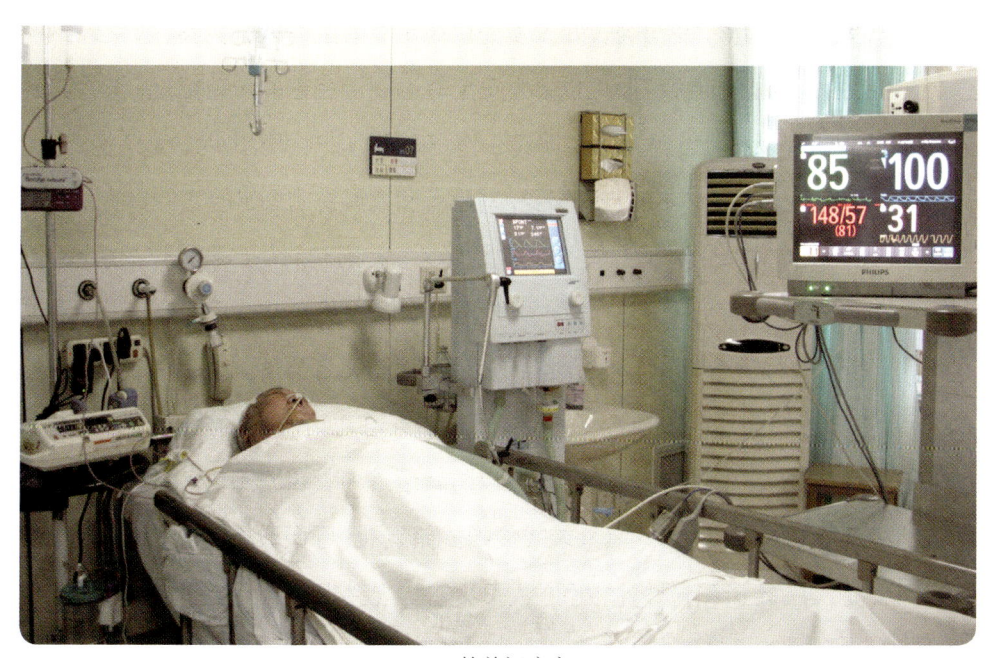

ICU的单间病房

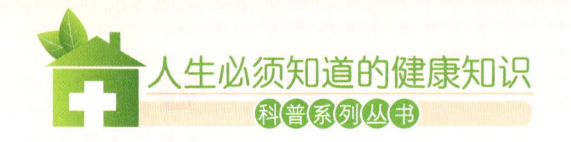

危因素，具有潜在生命危险，经过ICU严密的监护和随时有效治疗可能减少死亡风险的患者；在慢性器官功能不全的基础上，出现急性加重且危及生命，经过ICU的严密监护和治疗可能恢复到原来状态的患者。例如，严重创伤、大手术后、急性感染危及生命等情况都是ICU的收治对象。对于慢性消耗性疾病的终末状态、不可逆性疾病和不能从ICU的监护治疗中获得益处的患者，如肿瘤终末期的患者，一般不是ICU的收治范围。所以说，并不是所有ICU的患者都是昏迷的。

患者出ICU时还有检查的必要吗

在ICU的部分危重患者由于治疗和明确诊断的需要，须转运到功能科室进行一些大型设备的检查，如CT、MRI，这期间存在着一定的风险甚至意外发生。ICU医生会首先根据目前患者的病情状况和检查的必要性做好充分的评估。若患者心率、血压、呼吸不稳定，途中随时出现呼吸、心跳骤停等危险状态，难以耐受转运和检查的搬动，医生会权衡利弊，并明确告知家属先以稳定患者生命体征为重，暂缓外出检查。待患者生命体征稳定后，医生也会为安全转运制订完善的防范措施，做好充分的人员、物品准备及其他注意事项的防范工作，来积极应对可能出现的紧急情况。

如医生会首先做好必要的告知义务，对患者和家属讲明外出检查的目的和必要性，取得家属的同意、理解与合作，做好书面记录。特别对清醒患者要详细解释，以消除患者紧张、恐惧等心理，从而能很好地配合医务人员安全转运。对意识不清伴有躁动的患者做好安全约束，必要时药物镇静，以防患者坠落。途中做好充分的急救准备，提前有效清理呼吸道分泌物，确保患者气道通畅，建立静脉通路，妥善固定各种管路（气管导管、各种引流管等），以防转运途中管路脱落。外出携带相应的急救药品以及便携式监护仪、氧气袋或便携式储氧瓶、呼吸设备（简易呼吸器或便携式呼吸机）等。转运和检查途中医护人员会密切观察患者的病情、神志、瞳孔、呼吸、心率、末梢血氧饱和度等情况，以最大限度地保证患者的医疗安全。

重症医学 | 监护生命

既然患者的死亡不可避免，家属能放弃一切治疗吗

揭开重症医学科的神秘面纱

在医疗工作中，常常遇到一些患者如晚期癌症、脑死亡、多器官功能衰竭终末期的患者，虽然经过ICU的积极救治、采用各种脏器功能支持的办法、花费大量的资金，但终究不能挽救其生命或逆转其病情的发展，患者处于极低的生存质量，如持续昏迷、依赖呼吸机等，这种情况使患者及其家属承受着巨大的痛苦，同时面临高额的经济费用……种种原因促使家属难以继续坚持对患者的积极救治。

因放弃治疗涉及社会、伦理及法律问题，所以作为医生，家属提出放弃治疗后我们会向家属详细讲明患者的病情严重程度及可能存在的预后，以及后续治疗可能产生的医疗费用，供家属做决定时参考。一旦决定放弃治疗，则应履行必要的手续，需要全部直系家属之间取得一致意见后签署放弃治疗知情

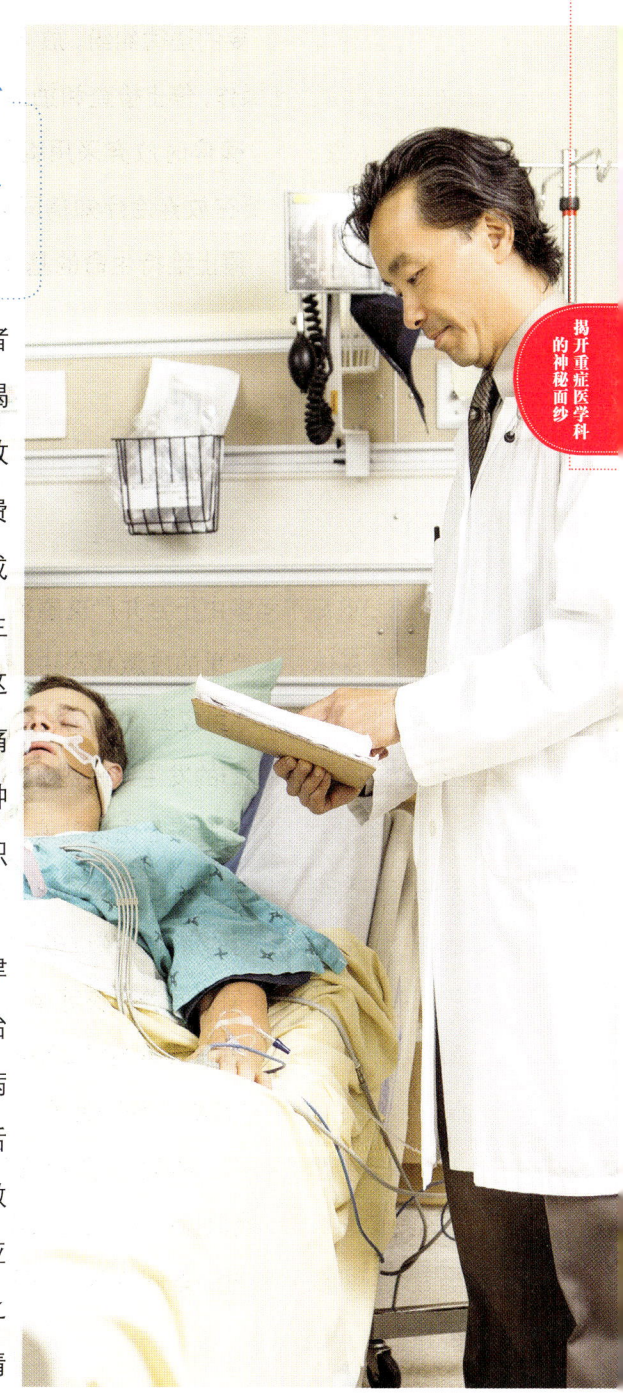

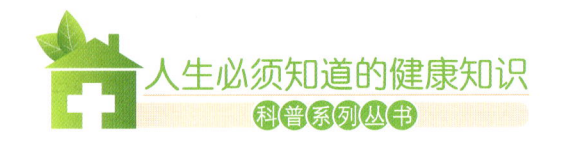

同意书，以避免不必要的法律纠纷。放弃的内容可以是停止继续应用贵重药品，停止进一步的有创性操作，停止检查和抽血化验，停止继续一些积极的治疗措施，在患者出现心跳、呼吸骤停时放弃采用胸外按压、电除颤等可能产生不良并发症的抢救措施。家属需要在放弃治疗知情同意书中一并写明要放弃的内容项目。但绝不包含撤离呼吸器、停止维持生命的基本液体输注、采取药物及其他措施加速患者死亡的行为。

患者从没得过胃病，怎么进ICU之后胃出血了

ICU重症患者多由于合并严重感染、创伤、休克、脏器功能损伤、大手术后等情况，身体处于严重的应激状态中，容易造成胃黏膜生理状态紊乱，从而引发胃出血，临床上称为应激性溃疡综合征。其特点是急性胃黏膜糜烂、溃疡和出血。据报道，在ICU的发生率高达60%，是ICU中多见的严重并发症之一。

正常状态下胃黏膜表面由胃黏液层覆盖，这种黏液能提供保护作用，对抗胃腔内各种刺激性物质及胃酸的腐蚀。应激状态可以导致起保护作用的黏液分泌减少、起腐蚀作用的胃酸分泌过多，加上感染、创伤、休克等疾病情况下胃黏膜细胞往往存在缺氧及营养不良等情况，使黏膜的天然屏障功能遭到破坏，胃酸和各种刺激性物质强烈腐蚀胃壁而导致胃黏膜糜烂、浅表溃疡形成、出血等情况。另外，某些疾病如肝硬化晚期、门静脉阻塞等导致胃底静脉曲张破裂，以及全身性疾病如DIC、尿毒症、重症感染、血液系统疾病如白血病等导致患者血小板功能低下，凝血机制差，也会出现全身出血包括胃出血的情况。所以重症患者之前即使没有胃部基础疾病，在病情发生严重变化时也可能会出现胃出血的情况。

患者住ICU好几天了，都没"吃饭"，没有营养可怎么活呀

ICU重症患者由于自身疾病的原因长期卧床、胃肠蠕动差，消化功能下降，胃肠道无法耐受正常的饮食。很多危重患者因昏迷、口腔内插着导管、消化道出血、胃肠胀气、恶心、呕吐等原因，往往也不能正常经口进食。

所以，此类患者入住ICU后，医生会告知家属暂时不需要送餐。但这绝不意味着患者就没有"饭"吃。相反，ICU医生会根据每个危重患者的具体病情和营养需求制定个性化营养方案和提供个性化的营养制剂。合理的营养支持不仅能够增强机体抵抗力，促进病情好转，还可改善患者预后，提高生活质量，缩短住院时间。

总的说来，为危重患者提供营养支持的途径分为两种：肠内营养和肠外营养。

对于存在胃肠道功能障碍的患者，如急性胰腺炎、肠瘘、胃肠道大手术后，医生会选择给予患者肠外营养方案，根据患者的具体疾病及病情严重程度、疾病发展的

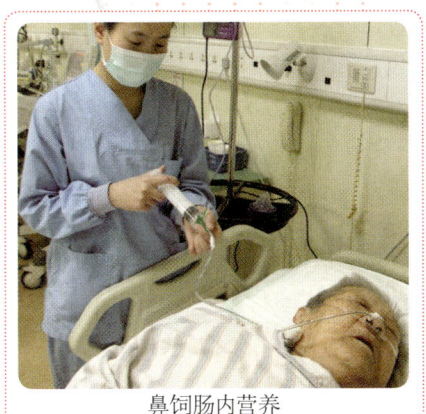

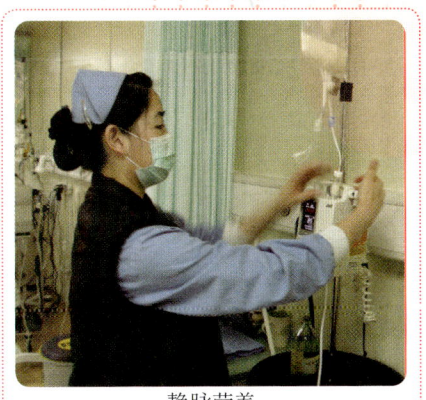

鼻饲肠内营养

静脉营养

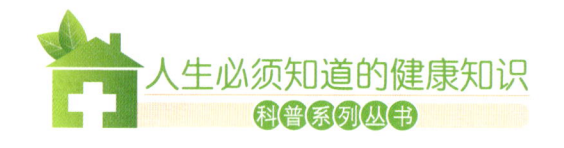

不同阶段、体重、基础营养状况等计算需要摄入的热卡、糖、蛋白质、脂肪等，静脉补充相应剂量和剂型的脂肪乳、氨基酸、微量元素、电解质等营养成分。一旦患者肠道功能恢复和病情允许，医生会调整营养支持方案，尽早由肠外营养过渡到肠内营养支持途径。

肠内营养制剂种类也较多，有专用于糖尿病患者的含有特殊碳水化合物而不会引起血糖波动的营养制剂，专用于肿瘤患者、需要高脂肪及免疫营养的制剂，专用于肠道消化功能极差、不需要蛋白分解就可直接经肠道吸收的营养制剂等。ICU医生也会根据每个危重患者的特点针对性地选用不同的营养制剂种类及用量，以充分保证患者的营养。所以，家属大可不必担心患者入住ICU后的"吃饭"问题。

患者昏迷了自己不能动，在ICU会得褥疮吧

褥疮发生主要是因为局部组织长期受压造成的，另外与年龄、营养状况等因素有关。

患者昏迷不能动，在病情允许的情况下，为防止褥疮，护士会2小时给患者翻身一次，防止同一部位皮肤长时间受压。另外，受压部位还给予涂抹赛肤润、粘贴安普贴等措施保护皮肤，并且在翻身时仔细查看皮肤，如出现水疱、破皮等问题及时处理，因此一般是不会出现褥疮的。

但是，有些褥疮是很难避免的，每个患者住进ICU以后我们会对其发生褥疮的危险进行评估，如果危险度高的话是有可能发生褥疮的，这种情况会向家属解释清楚，同时护士也会更积极地采取预防措施尽力避免褥疮发生。

- 防止褥疮
- 2小时给患者翻身一次
- 受压部位还给予涂抹赛肤润、粘贴安普贴等
- 如出现水疱、破皮及时处理

重症医学 监护生命

揭开重症医学科的神秘面纱

患者能下地活动吗

能否下地活动视患者病情而定，一般情况下为了保证患者安全和治疗需要，只能在床上活动；如果病情允许，护士会协助患者下地活动以保证其安全。

患者是怎么睡觉的

ICU病房中没有严格的作息时间，但一般常规治疗及护理是集中在白天进行，以保证患者夜间可以安静休息。

在ICU里吃饭是否干净

当然干净。

能经口吃饭的患者，饭都是由家属或医院食堂提供，送来后会及时帮助患者吃饭，不会吃放置久了的饭菜。

不能经口吃饭的患者，我们会为患者留置一根胃管，这根管子是从鼻子进去下到胃里。营养液就是从胃管打进去的。给患者打营养液之前护士会严格核对有效期，过期的东西是绝对不会给患者吃的。

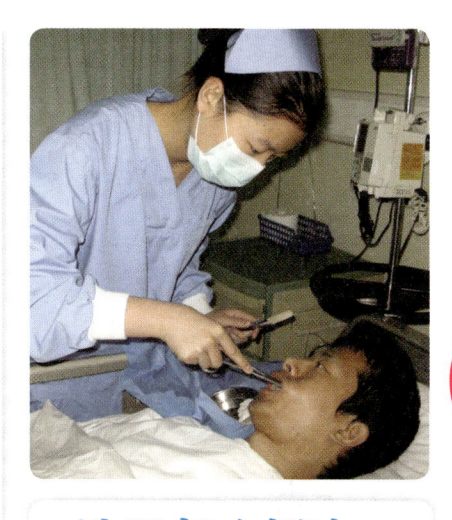

洗漱怎么解决，谁来负责

患者所有的生活护理都是由护士负责。

偏瘫患者一日三餐均有护士负责，如伴有吞咽困难，以致不能进食的患者，临床上常需要用鼻饲饮食来配合治疗，促进患者康复。患者一般采取大小便器排大小便，锻炼患者在床上进行排便。小便失禁、大手术后、长期卧床患者常给予留置尿管，防止因尿液的浸渍引起局部皮肤的损伤。除每日下午的床上擦浴外，每日由当班护士进行晨晚间护理。

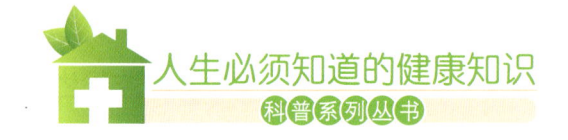

多长时间帮助患者大小便

能自行大小便的患者,护士会按患者需要帮其将便盆垫好。

长期卧床的患者,根据病情也为了保护会阴及臀部皮肤,往往留置尿管,患者有尿都会通过尿管流到尿袋里。如果大便失禁,护士会随时帮助清理。

假如大便干燥排不出,护士会根据医嘱采取措施,比如一到两天灌肠一次。

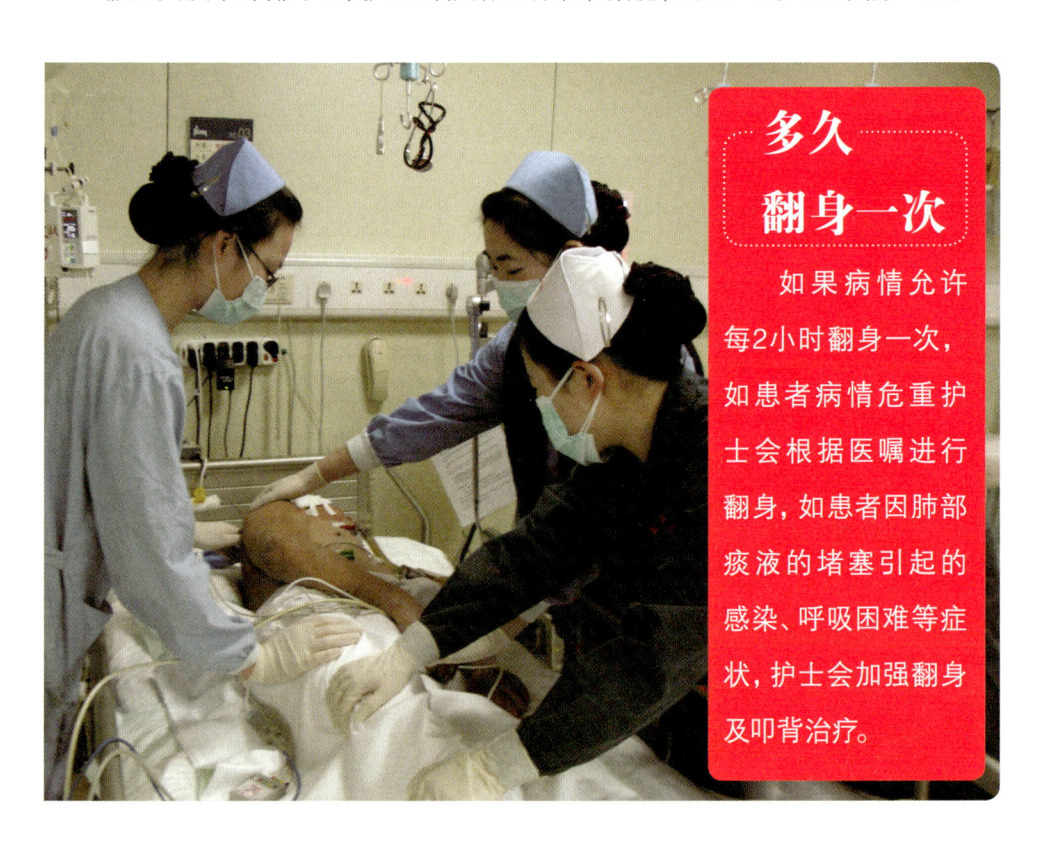

多久翻身一次

如果病情允许每2小时翻身一次,如患者病情危重护士会根据医嘱进行翻身,如患者因肺部痰液的堵塞引起的感染、呼吸困难等症状,护士会加强翻身及叩背治疗。

ICU护士是24小时看护患者吗

ICU患者病情危重,随时会有病情变化,医嘱多数给予特级护理,对患者进行24小时看护,包括吃饭时间都是由其他同事帮着看护患者进行交替吃饭,上班期间无休息时间。

重症医学 监护生命

护理是一对一看护吗

根据ICU病房的有关管理规定，ICU护士与床位比例为1∶2.5~1∶3，护士与患者比例达不到1∶1，所以现在做不到一对一看护，一个护士需要看护2~3个患者。

戴着呼吸机没法说话，医护人员怎么与患者交流

通常医护人员和不能说话的患者有以下几种交流方式：①纸上或小黑板上写字；②假如患者行动障碍不能写字，可以根据常见问题的问讯卡询问患者，是或否；③猜测患者可能想要表达的意思，得到患者认同。

护士吸痰是一项重要的措施，吸痰对患者有危险吗

吸痰是为了吸出气道内痰液，保证患者呼吸通畅，比其他药物治疗显得更加重要。但是吸痰过程中可能出现一些并发症，如支气管痉挛、心率增快、血压变化等，会有一定的风险，

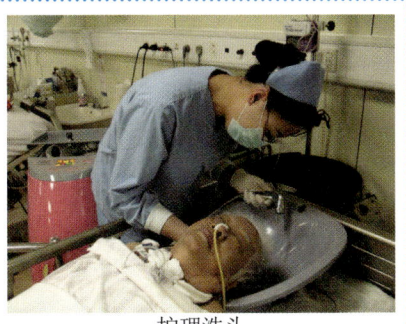

护理洗头

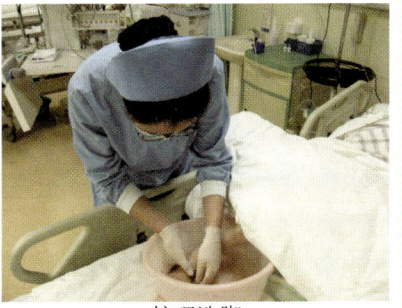

护理洗脚

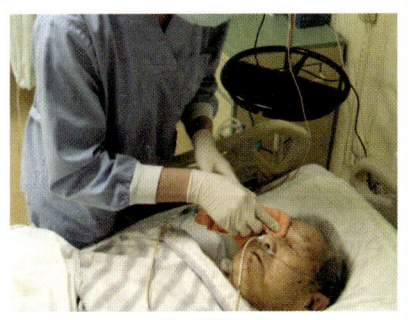

护理擦洗

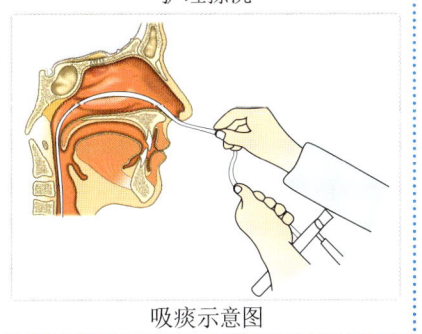

吸痰示意图

揭开重症医学科的神秘面纱

53

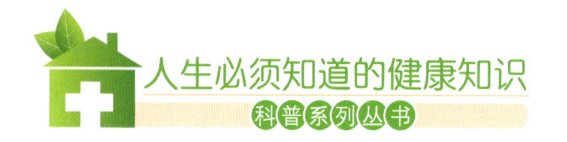

特别是对于生命体征不稳定的患者尤其明显，护士操作前可以根据患者具体情况事先做出充分估计，并采取一定预防措施。

住进ICU还能出来吗

无论是身边的朋友、患者或家属，一听到ICU，第一个反应：进去了就出不来，意味着死亡，没有人愿意和"重症"这两个字沾上关系。其实，从某种层面来说，进重症监护病房相当于进了"保险箱"，近年来，随着高新科技的不断进步，多种检测和支持设备广泛应用于临床，适合ICU的患者，若及时到ICU抢救，可能会起死回生。重症监护是指对收治的各类危重患者，运用各种先进的医疗技术、现代化的监护和抢救设备，对其实施集中的加强治疗和护理，以最大限度地确保患者的生存及随后的生命质量。而且，重症监护室里的设备与治疗都是医院中最先进的：万级层流的空气加强净化系统、中央监护系统、全套血流动力学监测、气体浓度压力监测、双相波形除颤仪、床旁数字摄片等。正所谓"好钢用在刀刃上"，ICU是在现代医疗装备下对危重患者进行监护治疗。

因此，要求ICU医师必须具备多个方面的基本技能，例如心肺脑复苏，呼吸支持的能力包括实施气管插管及熟练应用呼吸机进行机械通气，根据持续的心电监测识别并处理心律失常，进行血流动力学监测，对各种化验结果做出快速反应并立即给予反馈，对各个医学专业疾病进行紧急处理等能力。最好的设备、最好的专家、最好的护理，这样强大的阵容其实是给患者的健康上了多重保险。很多人误以为患者被送进重症监护病房就很难出来，其实重症监护病房的存活率远比大家想象的要高。

经ICU严密监护和治疗后，病情趋于稳定且转入ICU的指征已消除，即生命体征稳定后，如患者恢复了自主呼吸，血压稳定，肾脏等重要脏器功能没有问题，营养状况良好等，即可转出ICU返回普通病房继续进行专科治疗。

随着ICU病房的普及与规范，人们对生命生理机能的了解也逐渐完善，提高了对衰竭器官的支持和保护能力,使危急重病的抢救成功率明显提高,约80%~90%的危重患者在ICU严密监护与精心治疗下,能度过生命中最困难的时刻,而逐渐走向康复。特别在器官移植和体外循环术后监护治疗以及严重感染、创伤、多器官功能障碍综合征的临床救治和地震、洪涝灾害、甲流暴发等突发公共事件的应急工作中,ICU发挥了重要的作用。但是,无论ICU如何"特殊",它毕竟是以现代医学发展为根基,它不可能超越时代发展做出迄今医学尚不能做到的事情。患者留在ICU可能完全与目前的主诉无关。如不能脱机、镇静剂作用还没有消退等,需要特别注意目前存在的问题,但也需要注意其他问题,即使是不严重的问题。因此对于大约10%~20%危重患者,即使具备高超的医术、应用最先进的技术手段、最高级的生命支持,ICU也无回天之力。

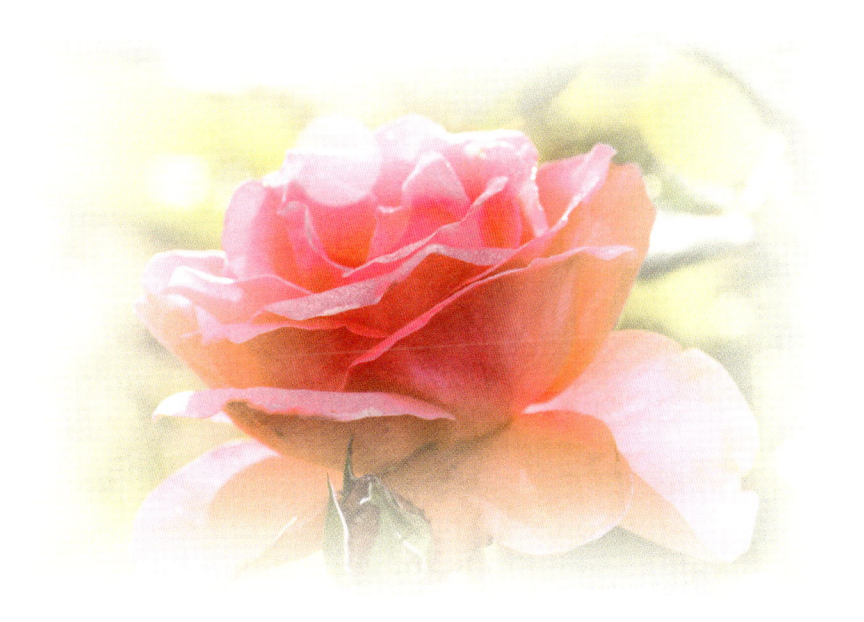

(本章编者:侯会亚　张姝杰　王雅楠　蔡蕾)

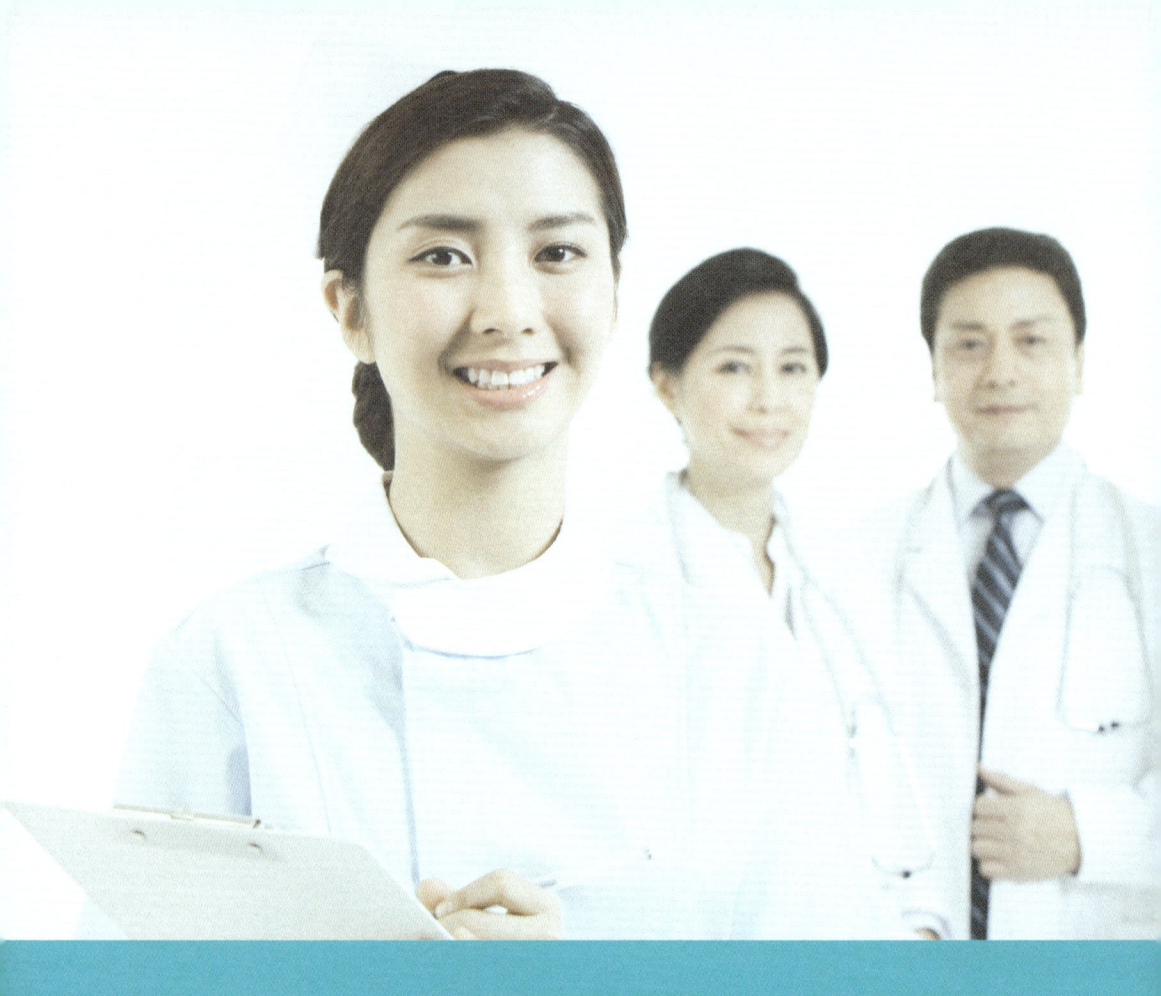

MANHUA ZHONGZHENG JIANHU BINGFANG DE HUANZHE

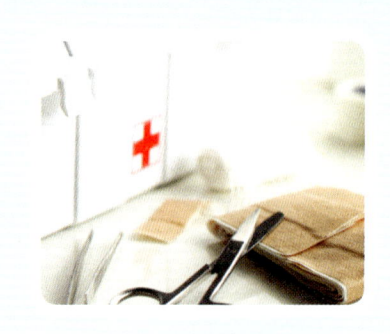

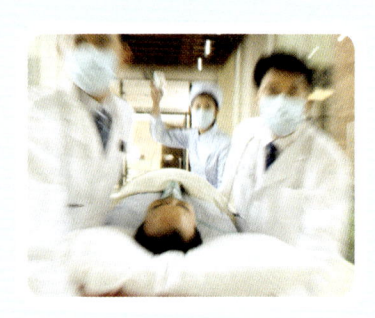

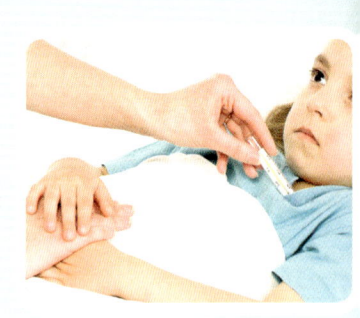

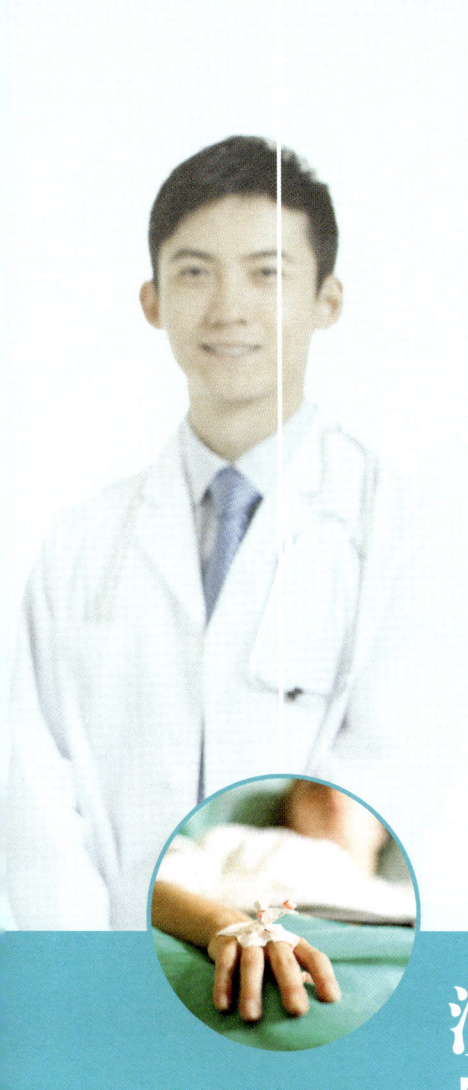

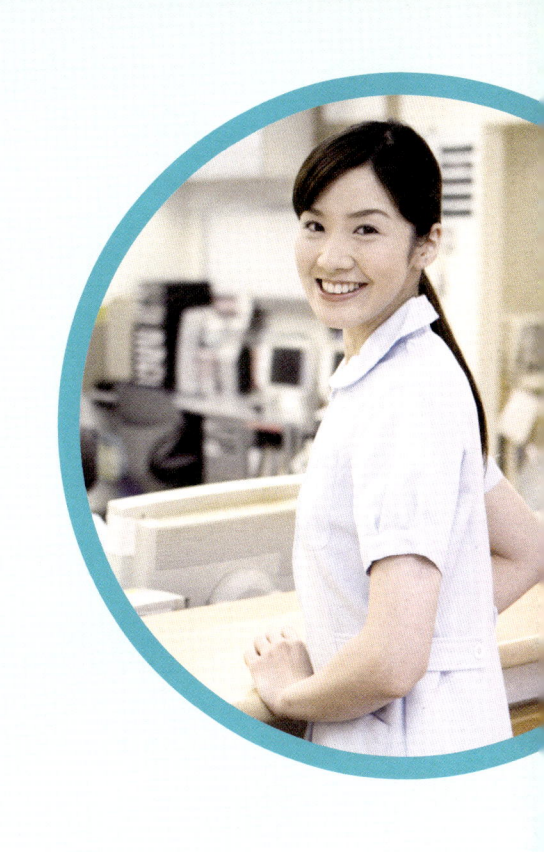

漫话重症监护病房的患者

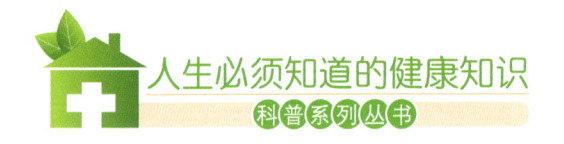

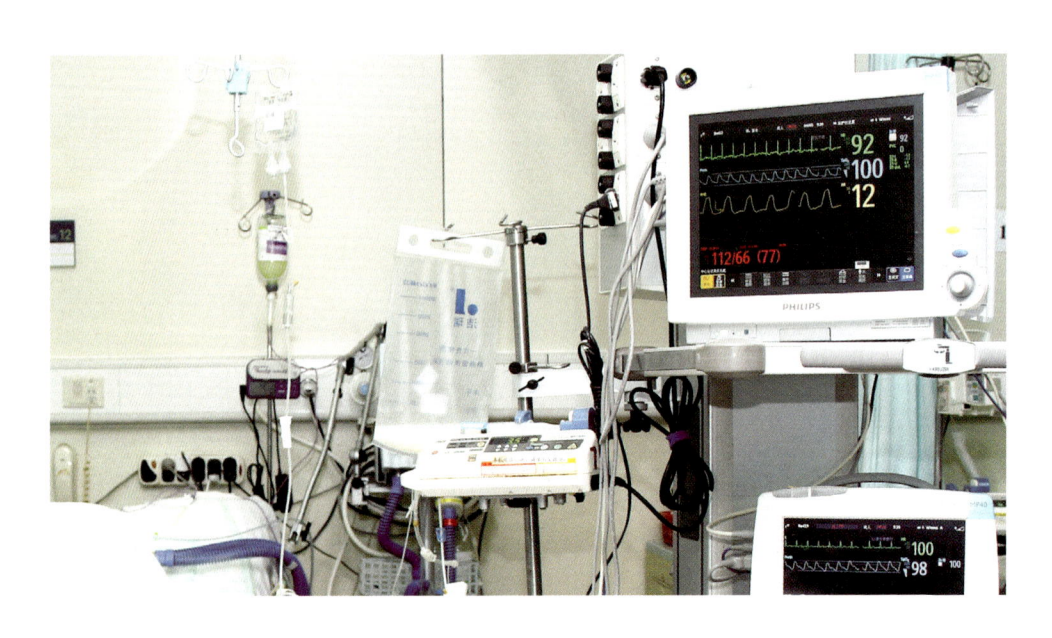

什么是危重患者

危重患者是指病情严重随时有可能发生生命危险的患者。体温过高或过低是危重患者的表现之一。体温低于35℃以下，常见于休克或极度衰竭的患者，体温不升是病情危险的征兆。过高的发热或持续高热也是病情严重的表现。脉搏忽快忽慢，每分钟少于60次或大于140次预示着病情严重。呼吸频率多于每分钟40次或少于8次，血压高于或低于正常都是病情严重的表现。突发昏迷是病情危急的信号，常见于脑部意外，需要马上就医。精神萎靡作为重病的一个征兆，更常见于老年人和儿童。

危重患者病情变化快而复杂，具有危险性，如不能及时发现和治疗，将会错过抢救时机造成严重

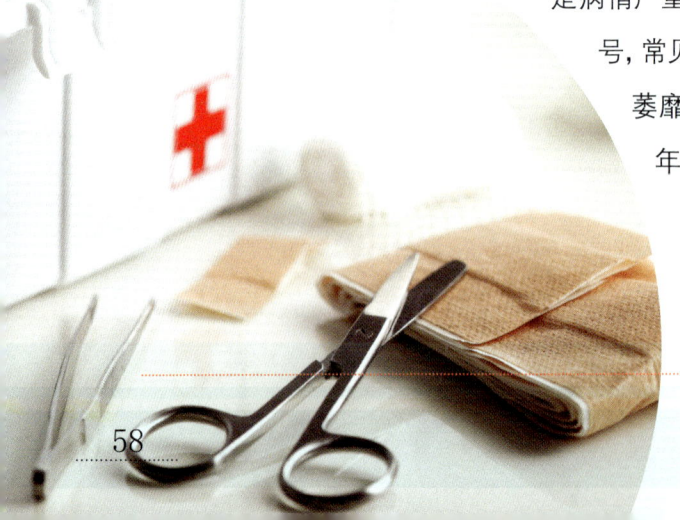

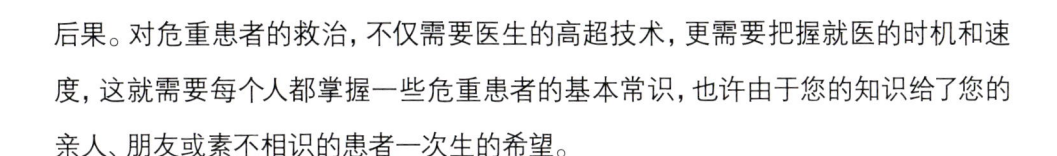

后果。对危重患者的救治，不仅需要医生的高超技术，更需要把握就医的时机和速度，这就需要每个人都掌握一些危重患者的基本常识，也许由于您的知识给了您的亲人、朋友或素不相识的患者一次生的希望。

健康人出现什么症状常预示有急性病

急性病是指发病急剧、病情变化快、症状较重的疾病。急性病发病快，来势汹汹，不马上治疗恐有危险，治疗不及时就有可能转成慢性病。但急性病一般治疗效果明显，容易痊愈。日常生活中突然发生的胸痛、腹痛、呼吸困难、高热、腹泻和昏迷等常预示着发生了急性病。

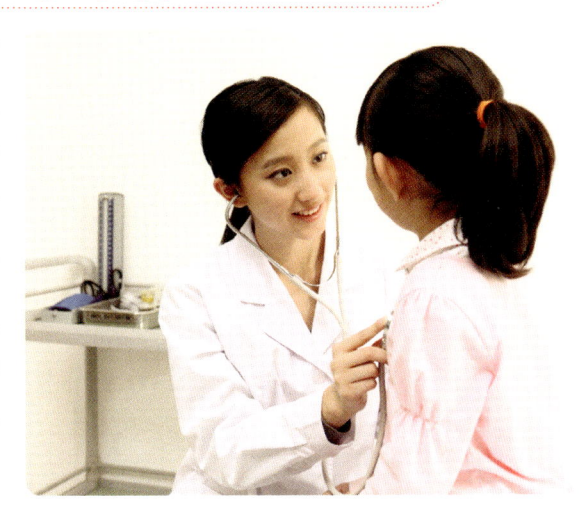

既往慢性病史的患者出现什么症状预示病情急性加重

据统计我国一半以上的人患有各种类型的慢性病，如高血压、高血脂、冠心病、关节炎、支气管炎、哮喘、慢性胃炎、肥胖、慢性肝炎、胆囊炎等，这些慢性病严重危害健康。慢性病害怕急性加重或同时患上其他急性疾病、不能耐受急性病治疗中的外科伤害或药物反应。因此及早发现征兆，防止慢性病急性加重就非常重要。

有些慢性疾病的急性发作或加重有季节性，比如支气管炎在冬季由于气候寒冷容易急性加重，所以在秋冬之交，天气骤变时就要格外警惕。如果咳嗽、咳痰、憋气较前频繁或严重就该采取相应的措施了。高血压患者在季节交替时血压也容易出现

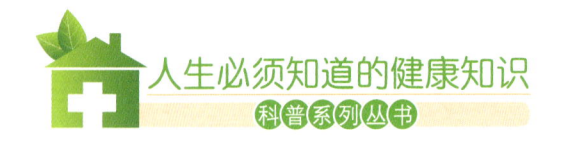

波动，头痛、眩晕、耳鸣加重常预示着血压升高。慢性病急性加重的症状主要是原来症状的加重或出现新的症状，这是疾病的危险信号。慢性病患者在和慢性病作斗争的过程中，要善于总结规律，吸取经验，争取能准确把握自己所患疾病的特点，避免急性加重，给自己带来身体上的痛苦和金钱上的损失。

慢性病患者如何防止急性病情加重

慢性病患者要保持良好的精神状态、放松紧张心理、科学合理地安排饮食、适当地坚持运动、摒弃不良生活习惯、相信科学并信任医生，慢性病患者就能防止病情急性加重，延长生命，拥有良好的生活质量。

首先，掌握病况，稳定病情。掌握自己的病症特点，学习有关知识，从医药、心理、锻炼、饮食等几方面摸索适合自己的最佳治疗和康复途径。天长日久，经验和感觉会告诉自己，未发能预知，病发先早治。根据医生的建议服用药物，科学规律治疗慢性病，定期检查身体。

其次，就是心理状态。培养好心态，避免郁闷情绪，保持健康心情，便可促进生理机能，激发免疫活力。合理饮食也很重要。在日常习惯上，必须做到烟必戒，酒少饮。生活要有规律，坚持锻炼，能增强自身免疫力，应根据自身特点选择适当的锻炼方式，并量力而行，持之以恒。

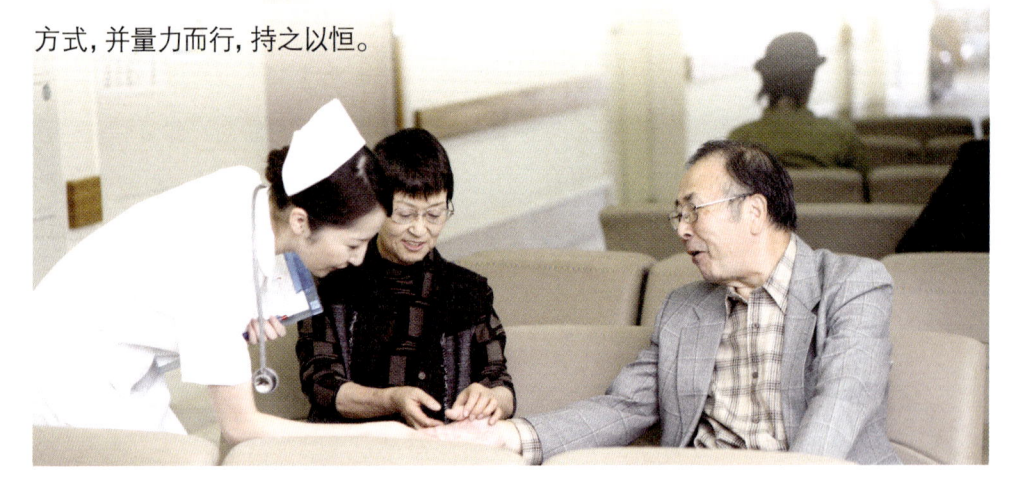

重症医学 监护生命

什么样的人容易出现急性发病

孩子会因为高热、腹泻，半夜被爸爸妈妈送到医院，成年人会因为腹痛去医院就诊，老年人被救护车送到急诊室的更是屡见不鲜，所以谁都有可能急性发病，且不说意外受伤，几乎每个人都有过半夜三更去医院看病的经历。从另一个角度来看，也说明急性病包括的种类繁多，涉及从婴儿到老人各个年龄阶段的疾病。大多数疾病都有急性过程，一些慢性病甚至是由急性病治疗不及时转化而来的。

不同人群急性发病的疾病种类是不一样的。儿童更多见于发烧、呕吐、腹痛、腹泻、抽搐等情况。青壮年以哮喘、腹痛、心慌者为多。中老年人则以胸痛、呼吸困难、昏迷和腹痛为主。

漫话重症监护病房的患者

家庭生活中如何及时发现重症患者

发现家人生病后，要及时判断病情轻重，采取相应的措施，以免延误治疗。如果情况不严重，可以自行处理后再决定是否送往医院。如果情况严重就需要立即送往医院救治。

患者病情加重时往往有一些先兆，例如高血压患者出现头晕、视物模糊、一侧肢体麻木或头痛，要警惕出现高血压急症，或出现脑梗塞、脑出血等严重情况。哮喘患者遇到季节变化，出现呼吸频率加快、口唇青紫，要高度重视，以免治疗不及时引起哮喘持续发作。概括来讲，重症患者就是生命的各项指标不平稳的患者，简单来讲，就是意识状态、心率、血压、呼吸或体温非常不正常的人。不管发病时表现如何，只要心率、血压、呼吸、体温或神志不好，就可以认为是重症患者，争取以最快的时间找专业的医疗机构进行诊治。

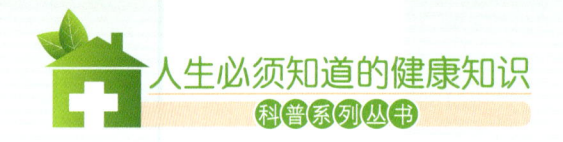

家中常见急性病有哪些

概括来讲，家庭中常见的急性病大致包括以下几种：

(1)胸痛。急性胸痛是最常见的急性病症状之一，引起这种症状的疾病常常是危及生命的，如急性心肌梗死、急性肺栓塞、急性气胸和主动脉夹层等。到底胸痛是由何种疾病所致，与原来所患的疾病、胸痛的部位和同时出现的其他症状有关系。原有高血压患者突发胸痛有可能是急性心肌梗死或主动脉夹层，慢性肺部疾病的患者突发胸痛就需要排除气胸，手术后卧床的患者胸痛也要想到肺栓塞的可能。

(2)腹痛。急性腹痛是另一类家庭常见急性病。进食不洁食物后的腹痛伴有呕吐、腹泻是急性胃肠炎的典型表现。急性阑尾炎的最突出表现也是腹痛，还可能伴有发热等感染的症状。胆结石和泌尿系结石的腹痛常常是剧烈、难以忍受的，甚至能痛到休克的程度。年轻女性腹痛时莫忘还有一个隐形杀手——宫外孕，如果诊断不及时会因为失血有生命危险。

(3)昏迷。突发的昏迷常让家人惊慌失措，这也确实是一种非常危险的状况。糖尿病患者的低血糖和高血糖都会使患者进入昏迷状态。脑出血和脑梗死虽然性质大相径庭，治疗方法迥异，但是昏迷却可能是共同的表现。

(4)高烧。因为高烧到急诊室看病的不在少数，发热是疾病的一种表现，程度跟疾病的严重程度不一定成比例。感染是发热的最常见原因，由细菌、病毒、真菌等微生物引起，随着病情改善发热也相应好转。

什么样的情况要高度重视

发病急剧、症状较重的疾病要高度重视。一般来说，疾病的发生发展是有个过程的，起病急、症状重的疾病大多比较危险，如果不能得到及时有效地救治，会有生命危险。

如果突然感到头痛、头晕、胸闷；持续时间长的惊厥、抽搐而又无明显缓解；摔伤后肢体出现疼痛、肿胀、淤血、变形、活动受限，伤口出血不止；高血压患者出现面部麻木、嘴角歪斜、流口水、肢体活动不利；高热不退，剧烈的腹痛、肠绞痛；冠心病患者出现胸痛、胸闷，以前有效的药物现在却不能缓解；心慌、心悸、自测脉搏增快，经休息不能缓解；糖尿病患者自觉心慌、出冷汗、不易缓解。上述情况要给予重视。

老年人和婴幼儿对疾病的反应能力差，对疾病的抵抗力低，而病情进展快，同样的症状更应格外关注。

老人平日要注意什么

随着年龄的增加，老年人的身体机能也逐渐老化，不仅容易生病，而且得病还容易变严重。为了保证身体健康，老年人尽量做到：

(1) 起居规律。老年人没有了工作的约束，日常生活很容易变得不规律。这就要求老年人要有自律性，尽量做到饮食起居规律有序，养成早睡早起的良好习惯，避

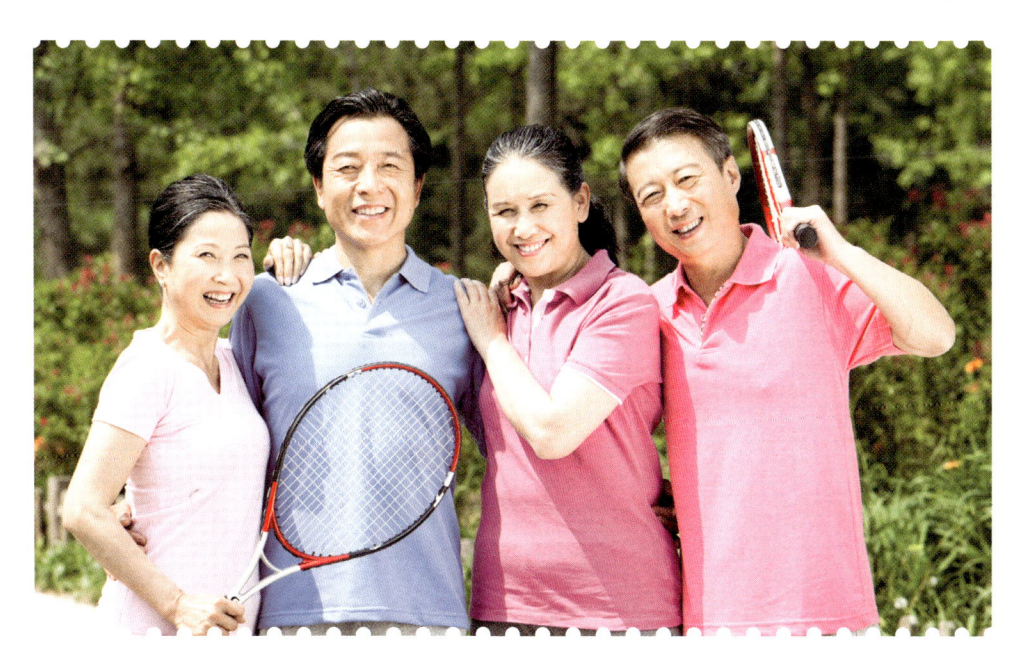

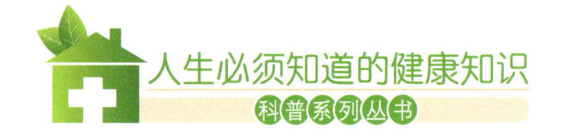

免生物钟紊乱对身体造成不利影响。

(2) 清淡饮食。随着生活水平的提高，越来越多的与饮食有关的疾病找到老年人的头上来。老年人的肝肾功能不如年轻人那样代偿良好，油腻、辛辣的食物、进食食盐过多会加重肝脏、肾脏的负担，因此老年人应该饮食清淡。适量饮酒可以起到促进血液循环，解除疲劳的作用，但过量饮酒、酗酒对身体损害很大，应避免。

(3) 心情舒畅。老年人虽然没有工作的压力，但是离开工作岗位，都会有一种失落感。再加上更年期对身体的影响，老年人极易出现精神抑郁、情绪波动，这对机体的免疫功能会产生不良影响。为了摆脱这些不良情绪对身体的影响，应该保持良好的心态，及时调整自己的情绪。积极参加有益于身体的活动，发展自己的爱好和兴趣，如书法、绘画、老年舞蹈等对身心有益的活动，寻找精神寄托，避免不良情绪对身体的影响。

(4) 定期查体。老年人小问题有可能酿成大危险。平时要注意自己身体的细微变化，但是老年人对疾病的反应能力较年轻人差。例如，发烧是感染最常见的一个症状，而老年人即使有严重的感染，体温也可能是正常的，容易造成假象，从而延误治疗。老年人对疼痛的反应也变差，即使得了疼痛的疾病，也反应不强烈，让人误以为问题不严重。老年人应该定期查体，对疾病做到早发现、早治疗，以享受快乐、健康的晚年生活。

如何注意婴幼儿身体情况的变化

婴幼儿由于年龄小，语言不发达，对事情发生的经过和自己身体的感觉无法准确表达，因此更需要家长密切注意身体的变化以便发现婴幼儿的异常情况。精神状态是反映异常情况的一个重要指标，精神萎靡、哭闹、进食不好，小便发黄、腹泻常常是婴幼儿疾病的表现。婴幼儿皮肤娇嫩，许多疾病可以导致婴幼儿皮疹，家长平时要细心些，多观察孩子的皮肤，不仅可以发现皮疹等异常，还可以及时发现发热

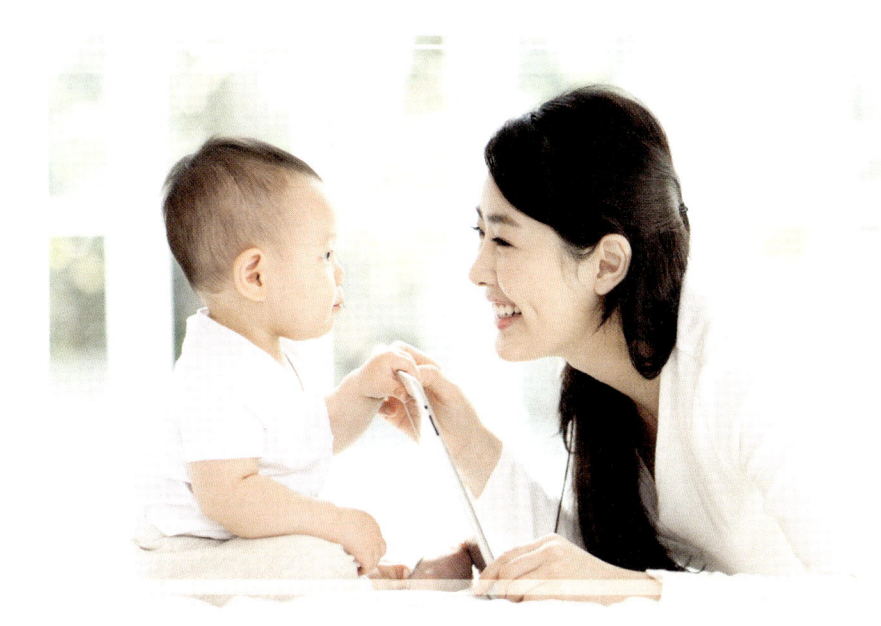

等情况引起的皮肤潮红。婴幼儿消化道功能不完善，大便干结、稀便、颜色的异常也是身体不适的表现。睡眠不好，也常常是身体不舒服的表现，家长要重视。

孩子的好奇心很强，对身边发生的事物总想探索出个究竟，而且随着年龄的增长，活动能力和范围进一步增强，这更为自己的好奇心提供了条件，他们看什么都想摸一摸、尝一尝，因此很容易发生各种意外事故。在家里，应该将容易导致烧伤、烫伤的东西比如热水瓶、已经加热的电热煲、打火机等放在儿童不易摸到的地方，少让幼儿进入厨房。为防止婴幼儿误吞异物，家长要把小珠子、钉子等小部件的东西收纳好，孩子吃花生、豆子、瓜子等食物时，应让他安静地坐好，不要来回跑叫、哭或者笑，以防止意外事件的发生。

学龄前儿童及中小学生如何防止急性病的发生

学龄前儿童和中小学生大部分时间生活在幼儿园和学校，这种集体生活非常容易得急性传染性疾病，如呼吸道、肠道、皮肤等疾病。而学龄前儿童和中小学生

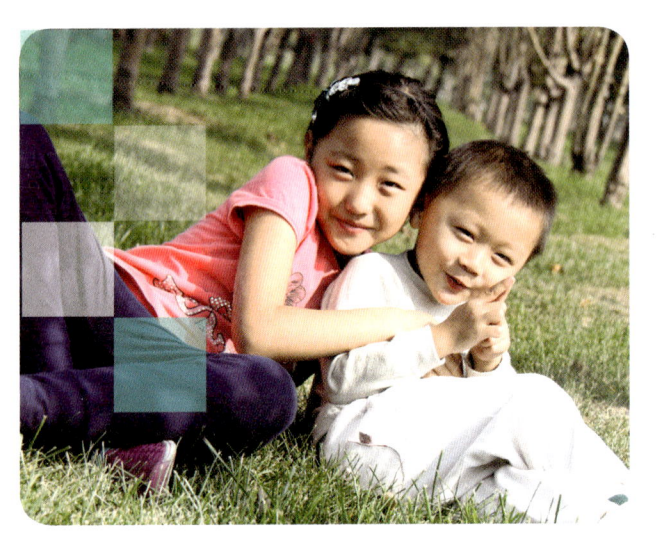

由于身体发育还不健全，机体的免疫功能也不完善，容易不讲卫生，易得病，而且进展快，反应重。

俗话说病从口入，讲究个人卫生，勤洗手，可以防止消化道疾病的发生。生吃瓜果要洗净。随着天气的变化及时增加衣物，避免受凉感冒，防止发生呼吸道疾病。在同学中发生呼吸道疾病时要尽量避免直接接触，必要时戴口罩加以保护。重视体育锻炼，增强个人体质，可以防止急性疾病的发生。

这一时期的儿童好动，安全意识不强，还要注意防止运动中的意外伤害。

家里出现重症患者时如何打120

目前国内有两个急救电话可供选择。一个是各地的急救医学中心设立的120急救电话，另一个是红十字协会设立的急救电话999。为了您和家人在突发重病或受伤时得到及时救治，应该熟知当地的急救电话，以便在家人发生危重情况后，及时联系救助。120和999这两个电话号码在家庭电话、手机和公共电话上都可以直接呼叫。

怎样最快、最准确地拨打120或999电话求救呢？拨通急救电话后，一定要把以下情况说清楚：

首先告诉患者的年龄、性别，要简单叙述伤病的原因和明显症状，以便急救人员判断病情，并且接受急救人员的电话指导，在救护车到来之前能给予患者简单的、正确的处理。

一定要向急救人员讲清楚患者所居住的具体地点，周围有哪些特别明显的标志，如建筑物或公交车站等，以方便救护车准确到达。如果确有难度，或者所处的位置难以查找，可以派人到路口或者到有明显标志的地方迎接急救人员到来，避免因为寻找位置而延误抢救时间。

一定将联络方式交代清楚，告知急救人员您或其他现场联系人的姓名和电话号码，同时要保持您或其他现场人的电话通畅。

当急救人员告诉您可以挂断电话时，再挂断电话。

急救车来之前家庭成员如何实施救治

如果家人和朋友突然发病，拨打急救电话后，救护车到来之前会有一段时间，在这段时间里，应该精心看护患者，力所能及地进行简单的处理，为患者救治争取时间。

(1) 高血压、心绞痛发作。立即卧床休息，停止活动，舌下含服硝酸甘油或硝苯地平(心痛定)。也可以将亚硝酸异戊酯1支用毛巾包住打碎后放在患者的鼻部吸入。

(2) 发热。对体温持续在38.5℃以上的患者应给予物理降温处理，方法有冰袋、冰帽、冷敷、酒精擦浴、冷水擦浴、温水擦浴、头颈部枕冰水或冷水。也可以用凉毛巾头颈部冷敷，或用25%~30%的酒精或温水擦浴全身的大动脉处。

(3) 头晕、头痛。头痛、头晕的患者应立即卧床、避免跌倒后发生摔伤等意外。可以测量血压看看血压是否升高，以便急救人员到来时提供更多的信息。对突发昏迷的患者，应将患者的头侧向一侧，避免呕吐造成患者窒息。休克的患者要注意保暖。

(4) 急性腹痛。患者千万不能自己服用止痛药，因为使用止痛药虽然患者能减轻痛苦，但是医生无法判断疼痛减轻是病情好转还是药物的作用，容易耽误诊断和治疗。

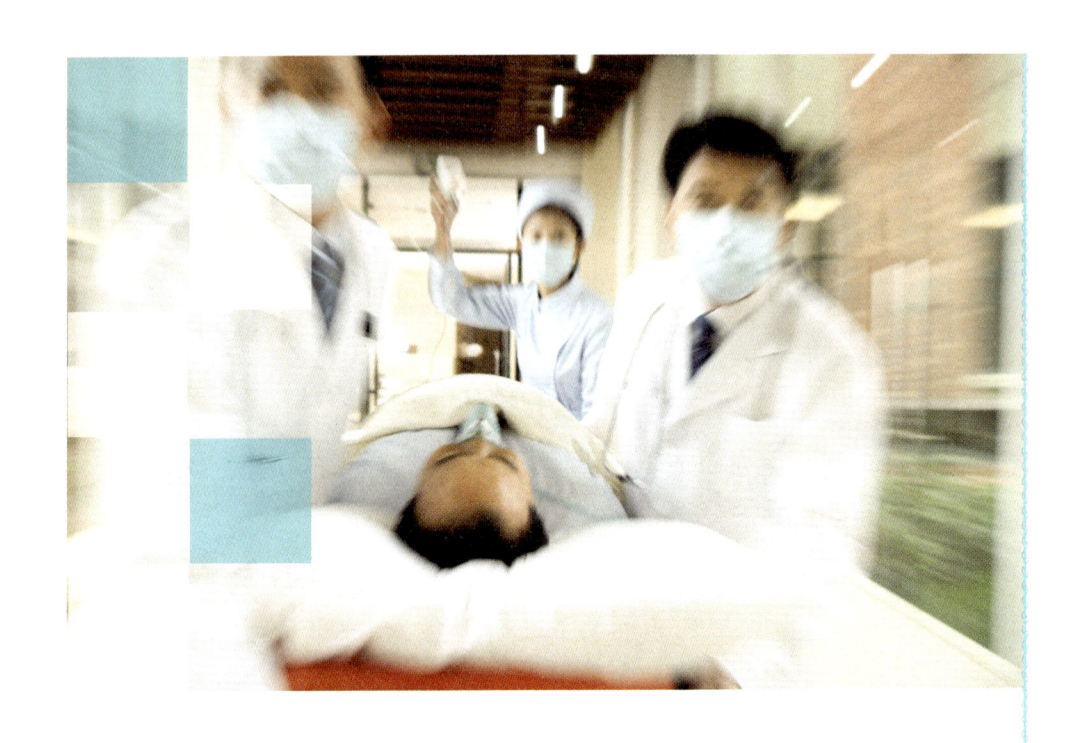

患者在下级医院病情加重如何向上级医院转院

由于医疗条件的限制，患者在所住的医院可能不能很好地治疗所患有的疾病，这时需要考虑将患者转到更高级别、医疗条件更好的医院去接受治疗。

由于危重患者病情的严重性，转院过程需要周密计划。因为稍有不慎，转院过程就有可能使病情加重，甚至危及患者的生命。

如果医生认为自己以医院的能力无法解决患者的问题，会与家属协商转往上级医院进行治疗。征得家属同意后，医生会向医院行政部门提出转诊要求，由行政部门出面联系相应的上级医院。上级医院同意接收后会派出医生前来所住医院查看病情，根据患者的实际情况选择合适的转运工具或转运人员，以保证患者转运过程的安全。

如果家属认为所在医院得不到好的医疗，也会主动提出转往上级医院进行救治。这就需要和主管医生协商，请主管医生提供相应的病例资料和化验、检查结果。家属可拿这些资料去上级医院联系，找上级医院相应的科室，请上级医院的医生根据病例资料做出判断，是否适合转院接受治疗。如果上级医院的医生认为患者可以转院，则需要根据患者的病情选择合适的转运工具。如120急救车，甚至空中转运。转运前一般转运人员会同所住医院的主管医生联系，以确定所需要的转运设备和配备的医护人员。

住院患者需要转入ICU的常见原因

医院中危重患者主要来自三个渠道：

（1）由出事现场直接或经紧急抢救后送到医院的患者。

（2）急诊科就诊的危重患者。

（3）住院患者中病情加重或出现急性病症的危重患者。

住院患者因为原有病情加重，出现心脏、肺脏或其他功能障碍，以致影响呼吸、血压、心率等，经专科治疗无好转或呈加重趋势的患者需要转入ICU。大手术或手术时间过长、术中出血量大，或存在呼吸、循环障碍的患者也需转入ICU。手术后患者因并发症而导致呼吸、循环不稳定或脏器功能障碍的需要转入ICU。

总而言之，来自各科室的患者，存在呼吸、循环等重要脏器功能严重障碍或衰竭，随时有生命危险或严重代谢障碍的患者均需要转入ICU。

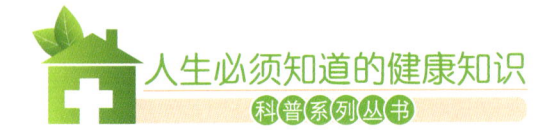

如何决定是否入住ICU

ICU的收治范围是有一定标准的，患者是否需要入住ICU由专科经治医生及ICU医生来判断。他们具有严谨的工作态度和务实科学的工作作风，会从医学专业的角度给患者以及家属提供有效的建议。

如果患者病情不重，却因为过度担忧病情而进入ICU，就会造成医疗资源浪费，而使更应该得到及时救治的患者丧失机会。同时，因为ICU内不允许家属陪护，而且危重病患者均要进行24小时不间断的监测及治疗。陌生环境、声光电的刺激，以及随时可能面临的抢救，甚至周围患者的死亡，都会对患者产生刺激，甚至出现焦虑、恐惧等精神异常，从而加重病情或者延误治疗。

反之，如果患者讳疾忌医，待到病情发展到无可挽回的地步，即便是再高明的医生、再先进的技术、再完善的监测设备，也无济于事。

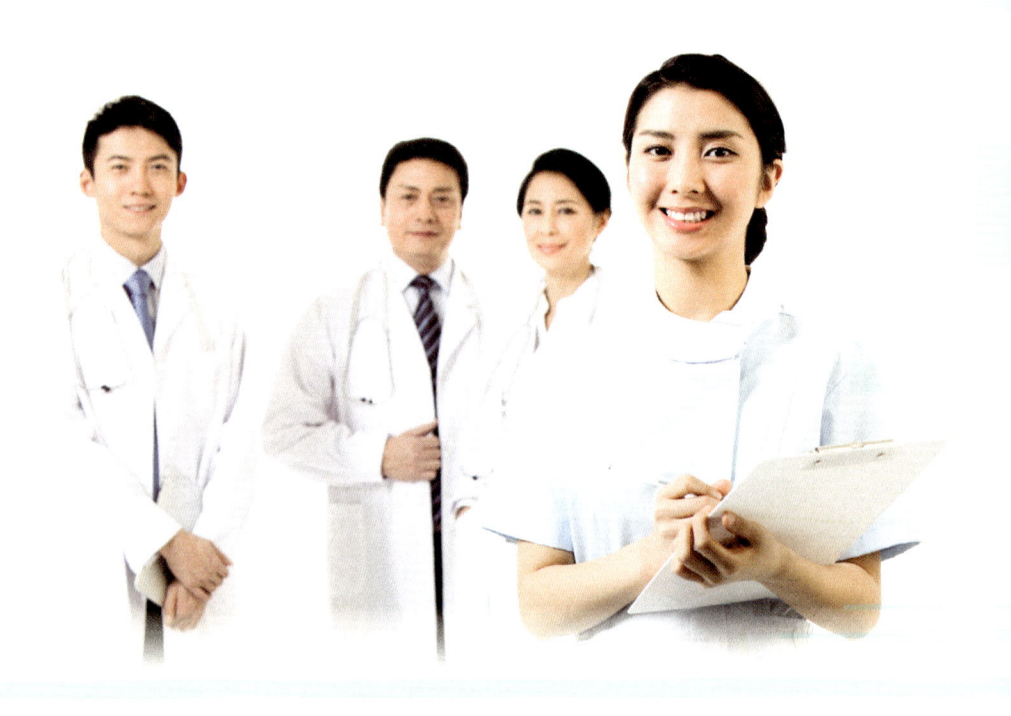

因此决定是否入住ICU主要还是要听从医生的建议，同时也要患者及家属根据自身的情况进行慎重考虑。

如果患者属于急性发病，并且经过积极治疗预后会比较好，且生活质量较高，那么入住ICU是非常明智的选择。如果患者属于老年慢性病进展至晚期、肿瘤晚期患者、救治无望或因某种原因放弃治疗的患者，则不属于ICU的收治范围，此种患者则没有入住ICU的必要。

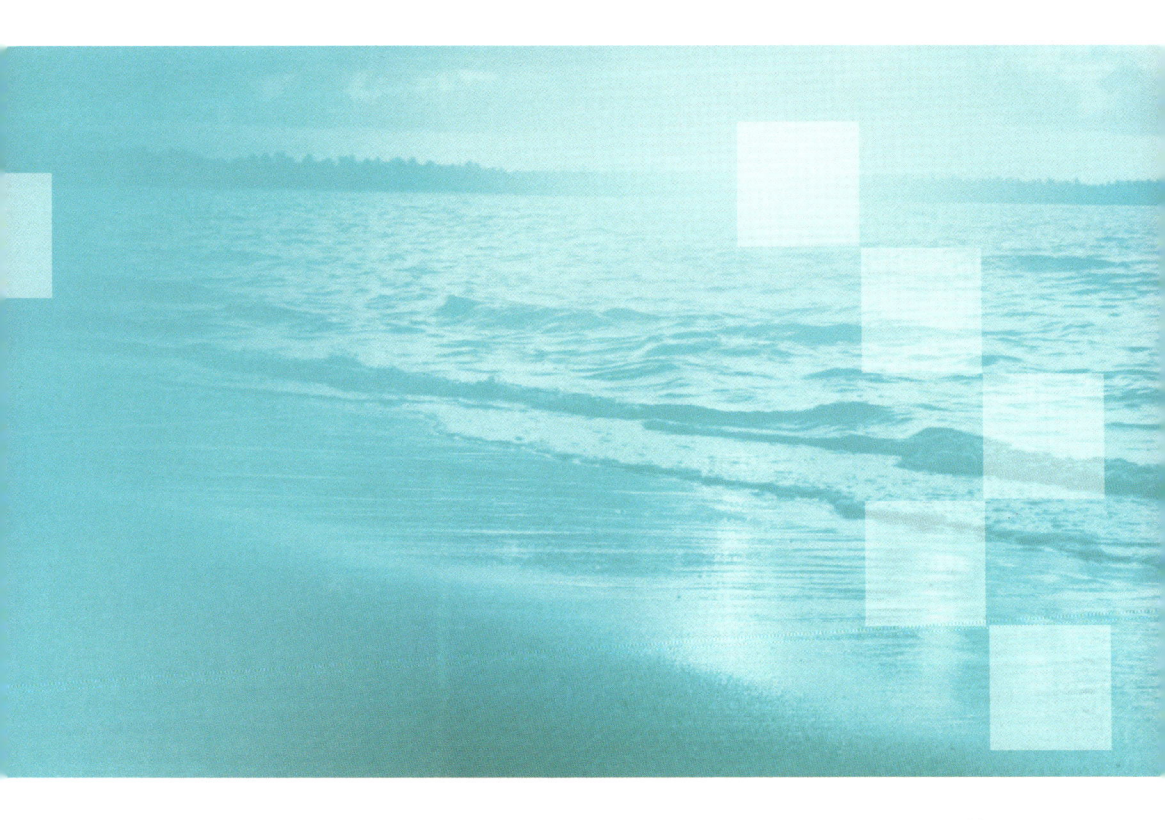

（本章编者：程芮　杨贵荣　杨钧　倪玲）

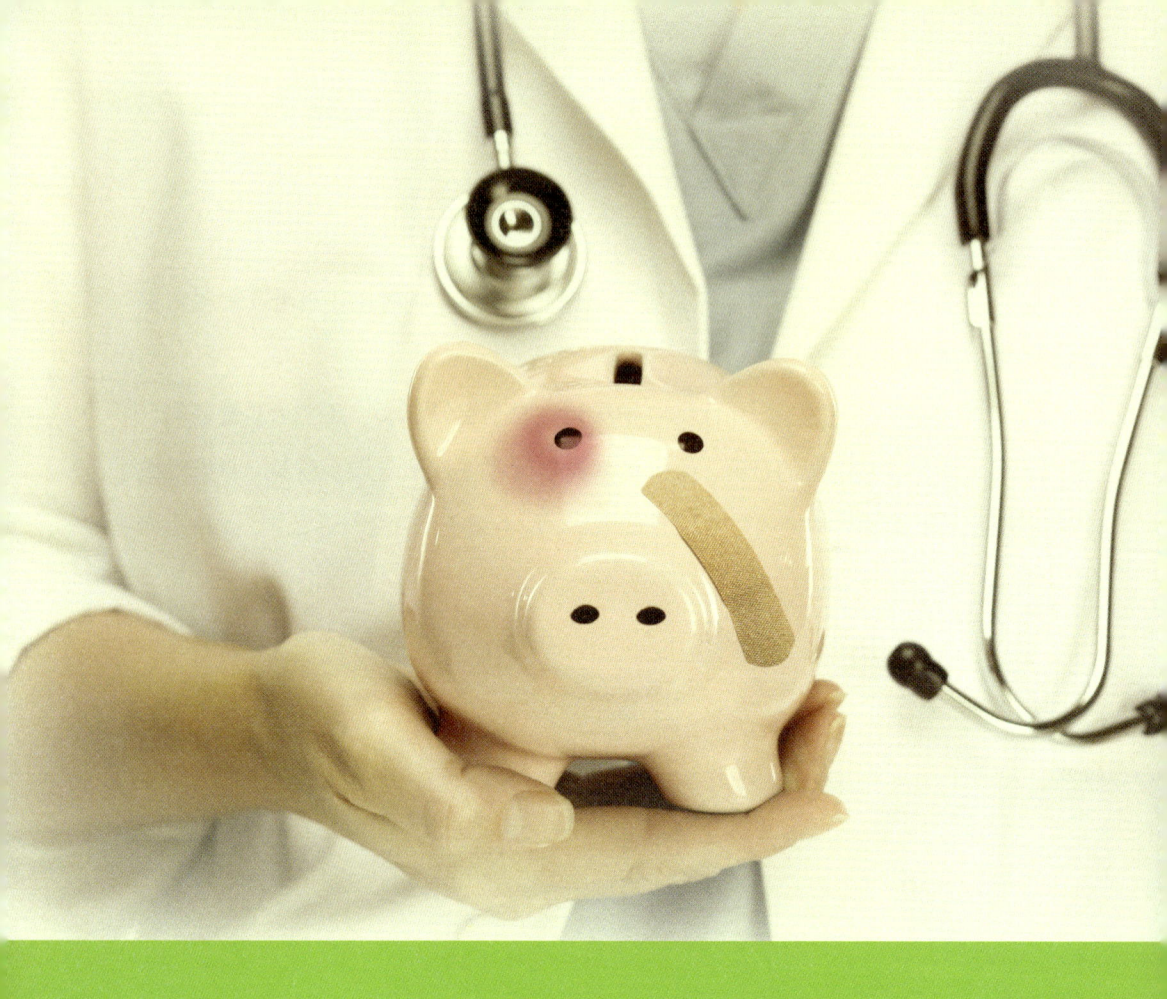

JIEDU SUOWEI DE "ANGGUI FEIYONG"

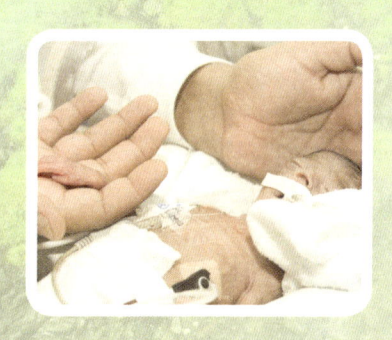

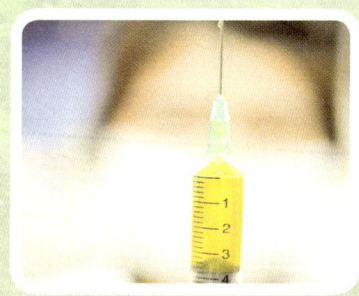

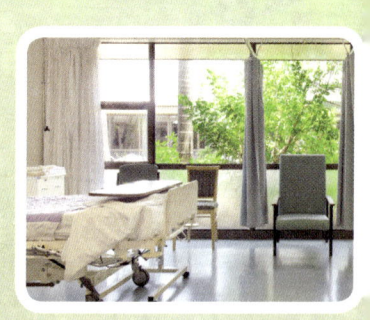

解读所谓的"昂贵费用"

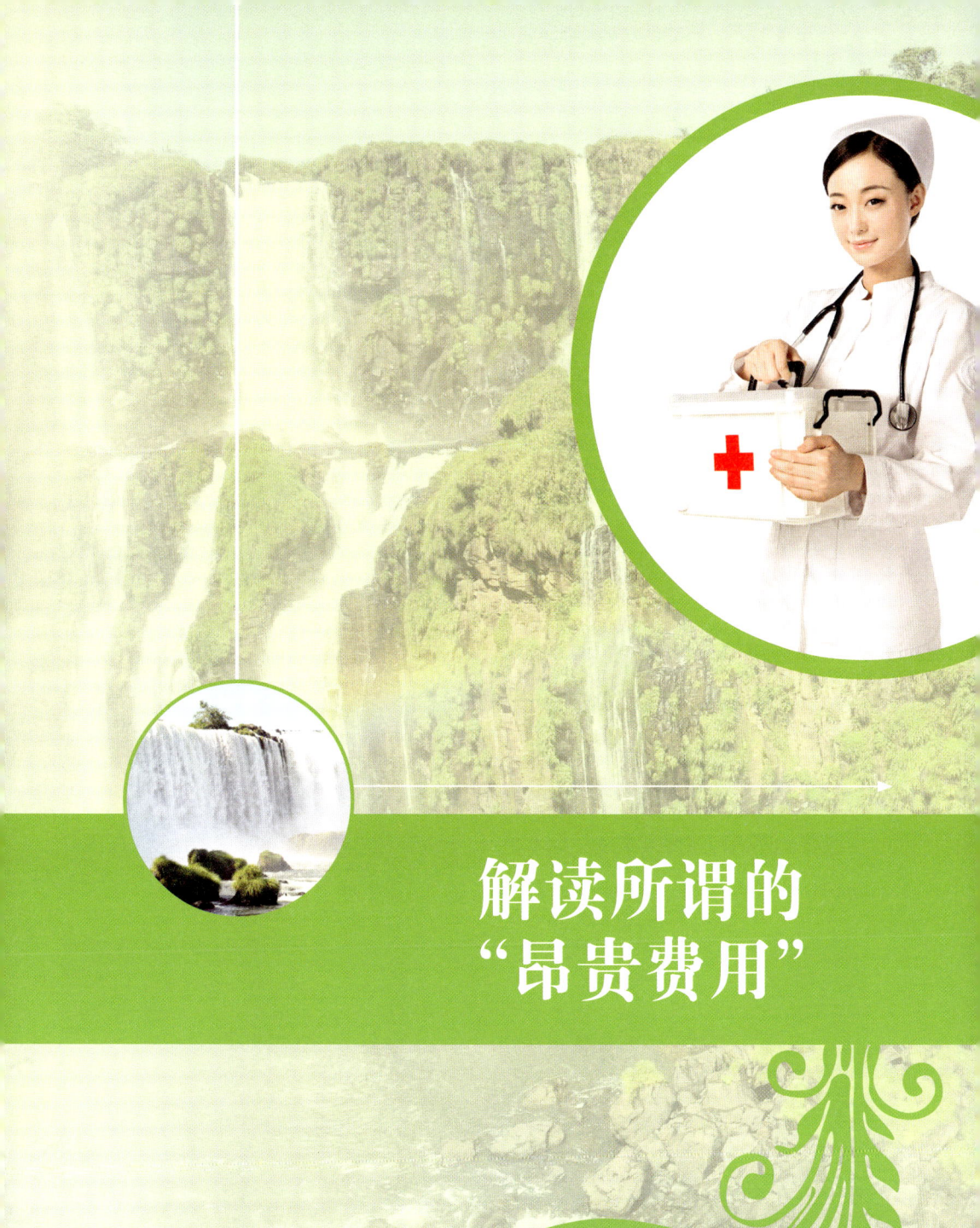

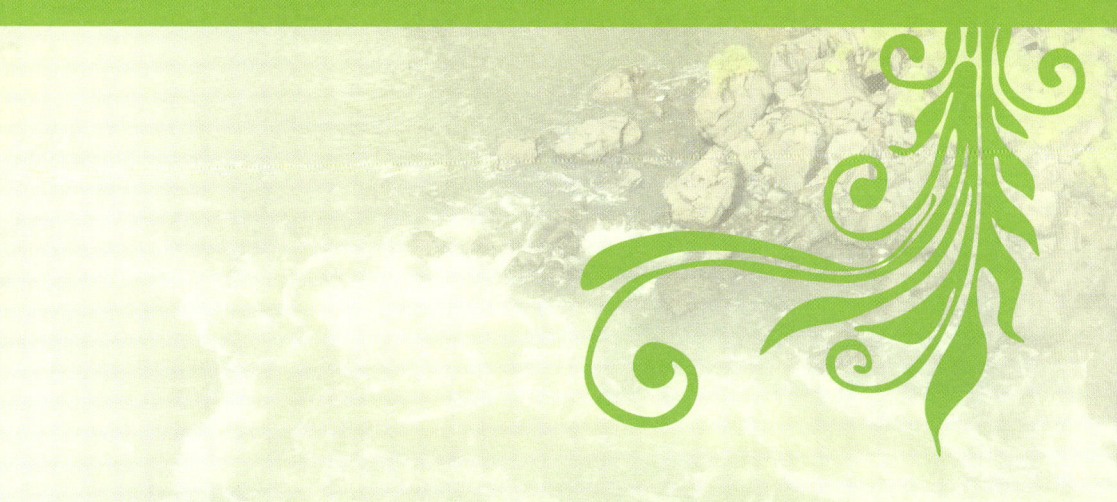

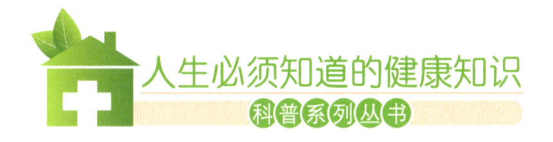

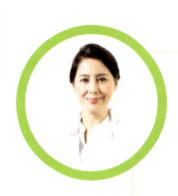

人生必须知道的健康知识 科普系列丛书

"花钱如流水"是怎么回事儿

入住ICU一般需要多少押金

入住ICU的患者病情均较重,通常需要多个脏器功能支持,因此医疗费用花费较高。但目前全民医保制度的健全,的确缓解了人们看病难看病贵的问题。医保患者入住ICU只需要跟普通患者一样缴纳起付线以及自费比例就可以了。在住院过程中收费及报销均按照国家统一标准执行,不存在额外收费及多收费的问题。如果自费药物较多的话可能花费就比较高,不过这个可以根据个体情况而定。

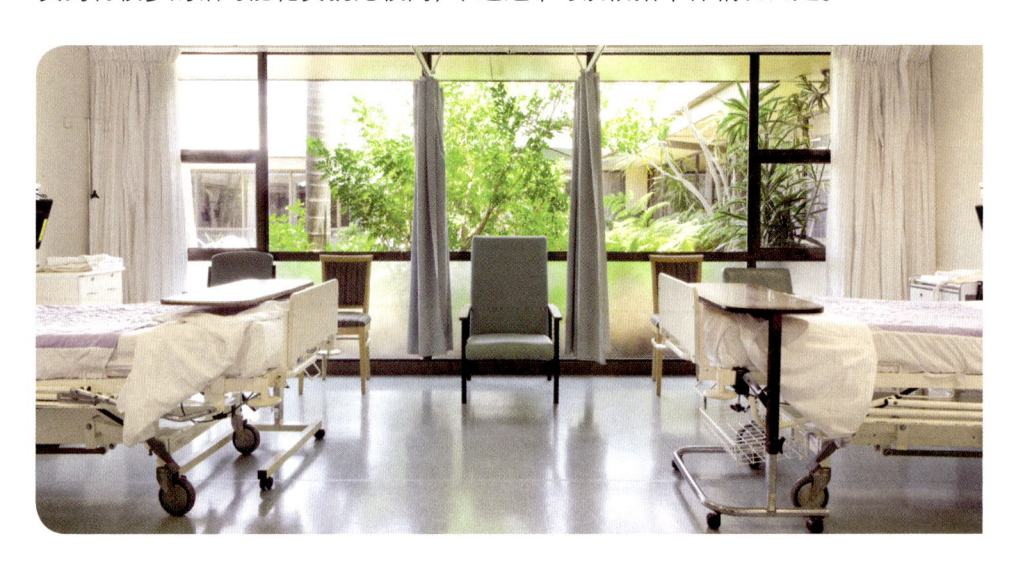

哪些属于医保报销范畴

在ICU中收费项目大概分以下几类：

（1）监护病房床位费。80元/日，可报销50元/日，自费30元/日。

（2）特级护理费。25元/日，有呼吸衰竭、心功能衰竭、肾功能衰竭等器官功能衰竭疾病时，前14天可全部报销。14天后报销7元/日，自费18元/日。如果没有器官功能衰竭，则需全部自费。

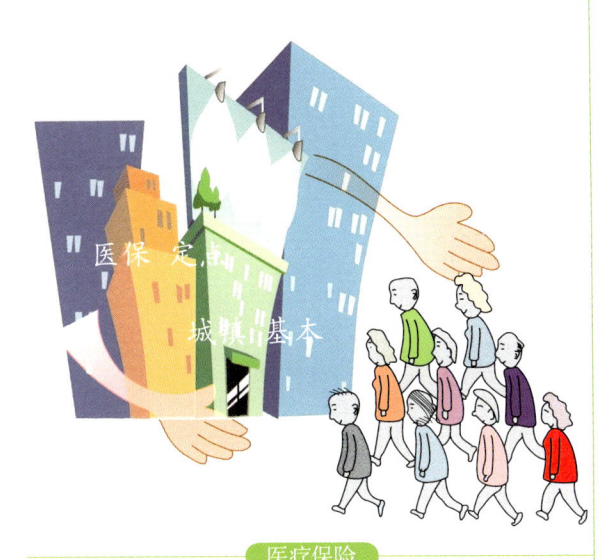

（3）治疗费用。静脉输液、肌肉注射、监护仪、呼吸机等均可报销。

（4）一次性耗材。分为医保范围内和医保范围外的。医保范围内的包括注射器、吸痰管等可全部报销。医保范围外的包括一次性血氧饱和度探头、尿垫、引流袋等，需患者自费。

（5）药品。大概分三类：①甲类药品全部可以报销；②乙类药品可报销90%，自费10%；③全自费药品指未进入医保药品目录的药物。

ICU通常每天要花多少钱

ICU的每日住院费用一般根据住院期间的耗材、药物以及是否需要使用呼吸机、血滤机、ECMO等治疗措施来决定，通常费用介于6000~12000元/天。如果患者不使用呼吸机、血滤机等。仅仅只是心电监护仪监护、监护床、护理费、治疗费、

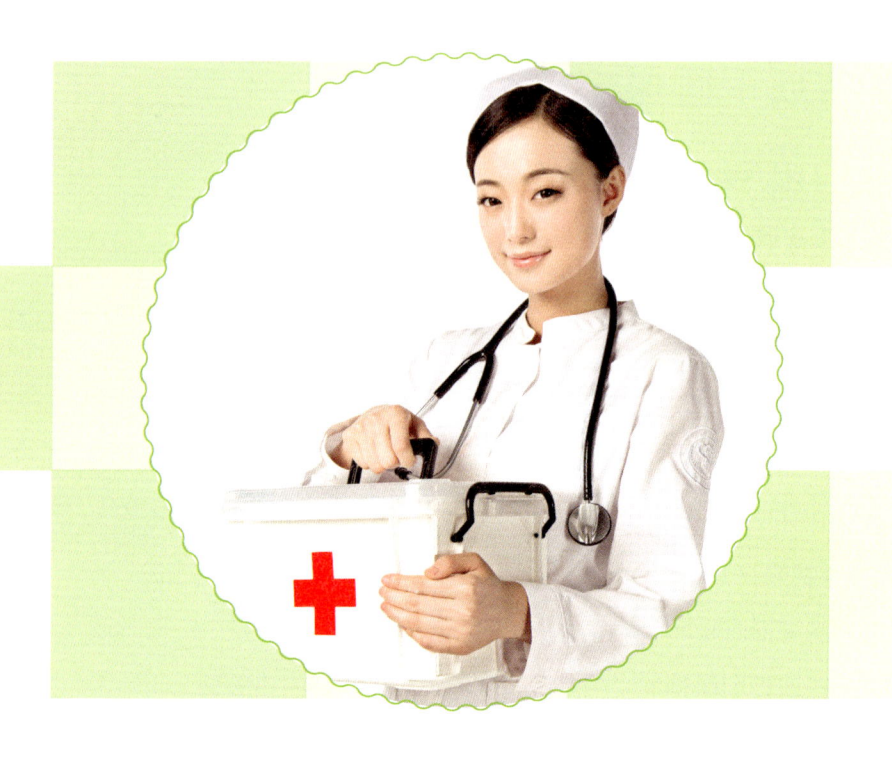

检查费及药物费用，一般6000元左右，不同医院、不同的ICU病房略有差异。

特别是危重患者如重症感染、多器官功能衰竭，大手术及严重创伤的患者随入住ICU时间的延长，各种贵重药品，甚至需要特殊设备维持脏器功能的，费用则会大大增加。

ICU的费用通常包括哪些，每项每天大概多少钱

ICU的费用通常包括：监护病房床位费、特级护理费、治疗费、检查费以及药品费，如果患者在住院期间有过手术治疗、输血治疗，那么还有手术费及输血费。监护患者床位费为80元/天，按住院天数计价。特级护理费为25元/天，按天数及小时计价，即如果为完整的自然日，则按实际住院天数计价，未达到一个自然日的时间，则

另外按小时计价纳入费用中。治疗费包括的项目比较多，包括住院期间所使用的医疗器械及耗材两个部分，医疗器械按小时计价收费，包括呼吸机、床旁血滤、吸氧、心电监护，呼吸机费用通常为20~25元/小时，床旁血滤为50~60元/小时，吸氧为20元/小时，心电监护为30元/天；耗材则指一次性血氧饱和度黏性探头、呼吸管路、呼吸过滤器、一次性引流袋、一次性尿垫、辅料等使用的相关医疗材料，按件数收费，即使用一件按一件的价钱收费，不同的耗材使用时间不等，根据具体情况决定，一天的耗材费用为150~200元。

据说ICU每天花费很高，治不好人财两空谁负责

随着医学科学的进步和先进仪器的不断运用，ICU患者的住院费用亦不断增长。ICU住院费用高主要存在下述四方面的原因：①大量一次性材料耗费：约占总费用的51.43%，是导致ICU费用增高的主要因素；②药品大量消耗：平均约占总费用的13.49%；③血和血制品的使用；④监护费用。尤为突出的是，近年来，药费所占比例不断攀高，在绝大多数综合性ICU已超过总费用的30%，ICU危重患者住院总费用已大大超出普通家庭的经济承受能力。近来，高昂ICU住院费用引起了社会各界广泛的关注。客观而言，一方面随着重症医学的快速发展，对复杂病症认识程度的不断提高（如SIRS、急性呼吸窘迫综合征、MODS等），新技术、新方法、新药物被临床逐步肯定，治疗费用随之显著升高；另一方面当今重症医学发展尚未达到全面、彻底阐明所有复杂临床病症发病机制并研究出切实有效的特异性干预措施的程度（如脓毒症），尤其在患者家属强烈要求"不惜一切代价积极抢救的前提下"，一些尚未有肯定结论的救治措施被应用，加剧了医疗费用的高涨，并由此引申到是否存在过度医疗问题，使高昂医疗费用矛盾社会化。更重要的是，

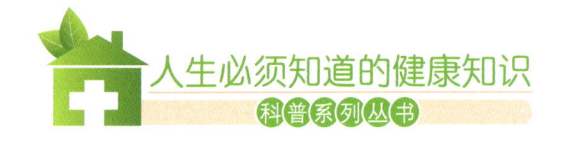

住院费用问题已成为ICU发展的重要障碍。国民收入与重症医学发展速度不相匹配，不同国家，甚至同一国家不同地区间经济发展不平衡，国民收入差别较大，发展中国家以及不发达地区大量可望治愈的危重患者因高昂的医疗费用而使治疗难以继续。在中国医疗体制改革还不成熟的今天，如何完善医疗体制，充分发挥医院（合理医疗，降低ICU费用）以及社会力量（医疗保险制度）的作用，通过患者本身、医院以及社会三方面共同努力，解决危重患者过重的经济负担，使其得到及时、合理的救治。切实做到既有效救治危重患者，又能降低ICU费用，是ICU发展中面临的重大课题之一。

ICU发生的费用，除药费外的其他费用是否属于医保或公费报销范畴

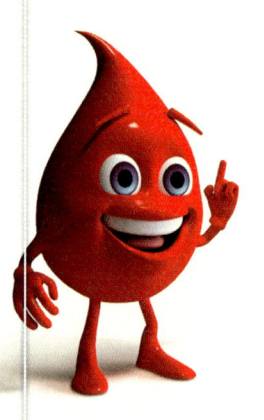

患者在ICU所发生的费用，大部分属于医保可报销范畴，譬如，床位费80元/天，医保可报销50元/天；护理费25元/天，如果存在脏器衰竭，14天内可全报销；检查费只有超过500元的项目才会由患者自行负担30%；而治疗费则是防褥疮气垫床、一次性耗材等才是自费的，其余都是医保可以报销的。ICU收费高的主要症结在于ICU的建设和管理需要规范化，包括在中国制定ICU的收治和转出指征规范，减少过度医疗和延迟医疗；积极配备ICU人力资源，提高监护质量，培训ICU专业医师上岗，掌握并运用专业知识施救，保证治疗的恰当性。允许恰当的家属陪护，对患者给予情感支持，或可降低镇静药物等的使用，缩短住院日；对于脑死亡、植物状态以及癌症晚期或其他晚期疾病的临终患者，提倡放弃治疗，避免无益救治造成卫生资源的浪费，对家属造成巨大的精神压力和经济负担。但是医生主动放弃治疗的决定尚需要政策的支持和法律的保障。

重症医学 监护生命

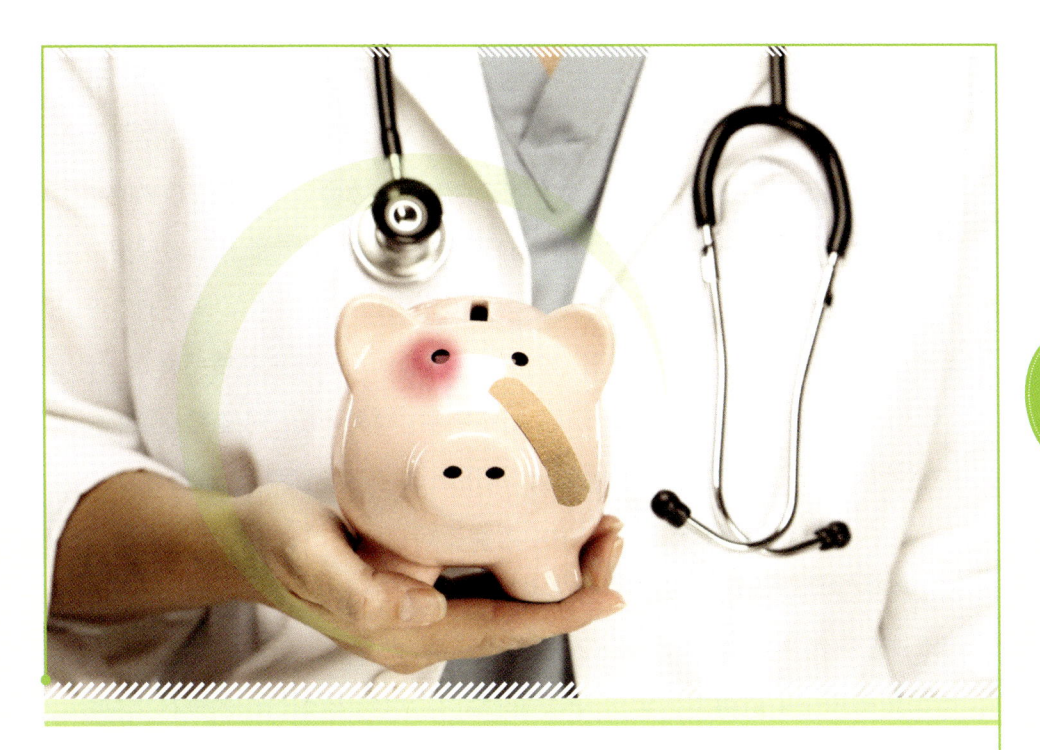

解读所谓的"昂贵费用"

花了那么多钱，患者的病情怎么越来越重了呢

ICU名称上的神秘性、空间安排上的封闭性、装备的复杂性和昂贵性、患者病情的危重，以及高的投入和管理成本及其使用昂贵药品和设备设施的密度，决定了目前ICU的费用高昂。毫无疑问，对危重症的救治所需要医疗资源的密集程度是要明显高于非危重症的救治，所以需要增加一些必要的诊疗费用。而进ICU治疗的患者包括：①急性、可逆、已经危及生命的脏器功能不全，经过严密监测和加强治疗短期内可能得到康复的患者；②存在各种高危因素，具有潜在生命危险，经过严密的监护和有效治疗可能减少死亡风险的患者；③在慢性脏器功能不全的基础上，出现急性加重且危及生命，经过严密监测和治疗可能恢复到原来状态的患者。所以就是说进ICU的患者都是危重者还没有脱离危险期

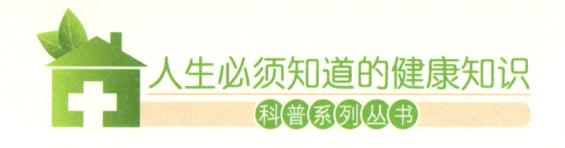

的，病情随时都是在变化中的。患者的病情越来越重一般主要有以下几个方面的原因：首先，是患者的病情在发展。住院后所使用的治疗药物不是马上就会起作用，而是要在组织内积累到一定的浓度后才会起效，这些药物的积累需要大致一到两周的时间。在入院到药物完全发挥作用前的这段时间里，患者的病情仍在继续发展，病情还会继续加重。其次，是住院后使用的治疗药物大部分都有程度不同的镇静作用。这种镇静作用常使患者情绪稳定、安静。但也使患者产生头晕、困乏无力，行走不稳，精神不振，嗜睡等症状。随着治疗的进行，患者会对药物的镇静作用逐渐适应，这些症状也就会逐渐消失。再次，是药物的副作用。有些治疗药物在初次服用后会引起体位性低血压，由卧位或坐、蹲位站起时，血压突然降低，出现头晕、眼前发黑，站立不稳，甚至突然跌到等症状。患者在初服药物后，站起时一定要慢，如觉头晕可扶物站立或重新蹲下一会儿，再站起时即可避免。随着治疗的进行，这些副作用会逐渐好转或消失。最后，不少患者住进ICU后，由于无法适应这个陌生、密闭而且与外界隔绝的环境，往往容易产生恐惧、焦虑甚至思维紊乱等一系列精神障碍现象，这种现象在医学界被称为"ICU综合征"。

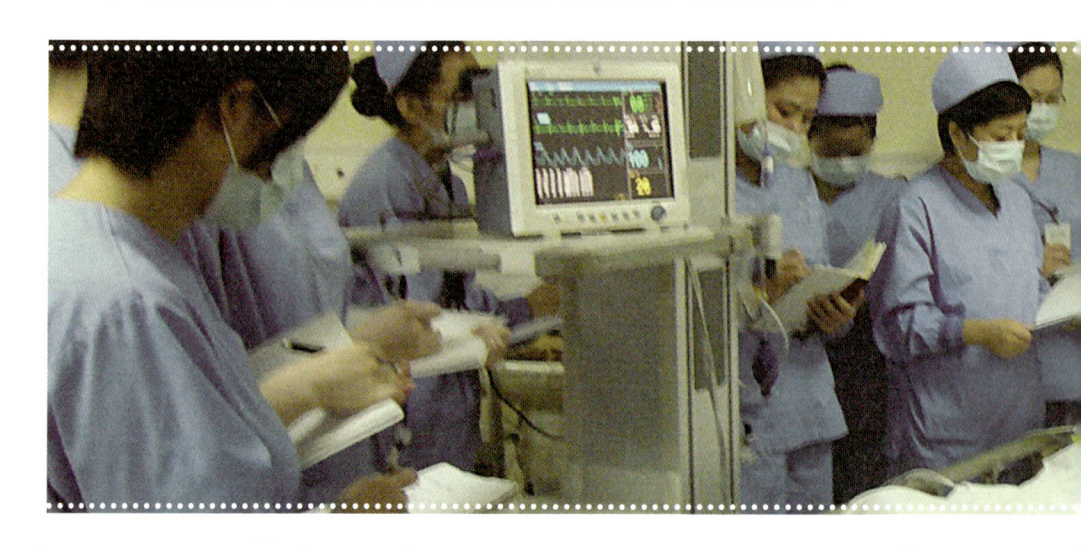

ICU可以先入住后付款吗

ICU交纳住院费用一般分为两种情况：

自费患者。自费患者一般需要提前付款，并在余额不足时及时补充费用，以免延误治疗，因中心药房受医院统一调配管理，故而欠费的情况下不能够取出药品。

医疗保险或企业保险的患者。可先交纳一部分住院费用，并按医保比例定期交纳部分住院费用，不需要一次性全部交纳住院费，出院时可一次性结算。

ICU患者欠费怎么办，家属实在交不起怎么办

因入住ICU的患者一般均为危重患者，病情相对较为复杂，并可能需要进行有创性操作以及各项指标的监护，故而费用相对较高，需要患者家属及时交纳费用，以免延误治疗。欠费后及时催费，并在科室条件允许下尽量给予必要的治疗。但患者家属若持续欠费，交不起住院费，长期下去可能会出现停止药物治疗的情况，因药房不受ICU支配，欠费后药房自动停止出药，可能直接影响患者的治疗。

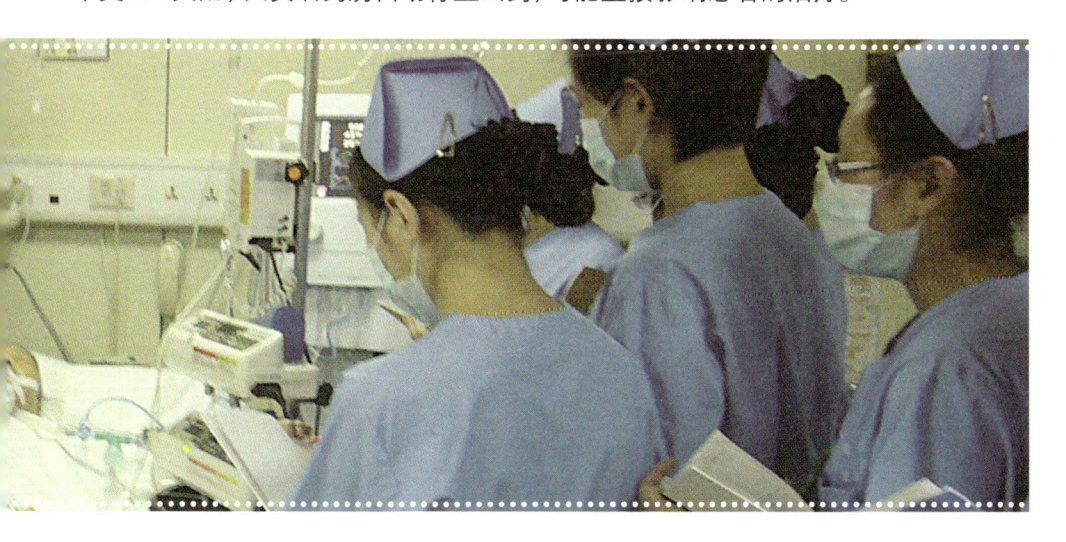

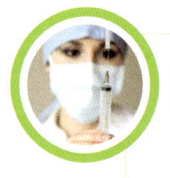

哪些药物是危重患者必需的

每天都有哪些常规用药，是必需的吗

ICU患者来自全院各个临床科室危重患者，由于各个病种不一样，用药治疗也存在不同，但各种疾病每天都常规用一些基本的共同药物，包括：

(1) 抗生素。入住ICU患者大多病情危重，不管是否存在感染，都需卧床治疗，可能产生坠积性肺炎，因此常规需要应用抗生素预防或治疗感染。

(2) 营养支持治疗药物。包括肠外营养及肠内营养制剂，如脂肪乳、氨基酸、葡萄糖、维生素、微量元素等。对危重患者来说营养起着至关重要作用，而危重患者或多或少存在胃肠功能障碍，或者本身胃肠道手术患者不能马上进行肠内营养，患者此时所需营养底物不能完全由胃肠道给予，为保证患者营养供应，需完全静脉或静

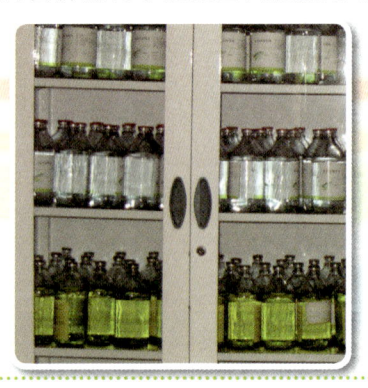

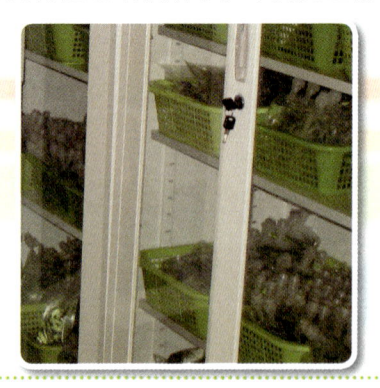

脉和胃肠道同时给予。

（3）祛痰药物。如静脉用盐酸氨溴索，口服复方鲜竹沥液、羧甲斯坦等。

（4）口腔、会阴护理用药。如碳酸氢钠、呋喃西林、苯扎氯铵等。这些基本药物对各类危重患者都是基础的、必需的治疗。

ICU为什么需要用药物镇静

据报道，ICU患者中约有70%的患者存在焦虑，50%的患者存在烦躁不安，对患者病情的顺利恢复极其不利。分析其原因，包括：①自身严重疾病的影响——自身伤病的疼痛，疾病本身如颅脑损伤导致不自主躁动、抽搐，各种诊治操作比如穿刺、抽血、检查，长期卧床导致的身体不适，药物的影响等；②环境因素——身处陌生的环境，灯光长明，昼夜不分，周围各种噪声（机器声、报警声），睡眠剥夺，邻床患者的抢救或去世……③对未来命运的忧虑——对疾病预后的担心，死亡的恐惧，对家人的思念与担心……这一切都使得患者感觉到极度的"无助"和"恐惧"，构成对患者的恶性刺激，增加着患者的痛苦，甚至使

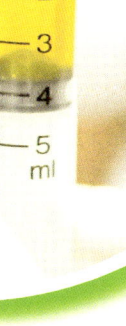

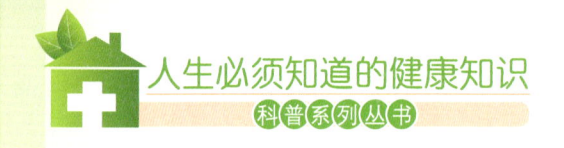

患者因为这种"无助与恐惧"而躁动挣扎，危及生命安全。

所以ICU医生会首先明确引起患者产生疼痛及焦虑躁动等症状的原因，对于昏迷患者的不自主躁动、抽搐，首先要积极治疗原发疾病；对于清醒患者先给予充分的心理疏导、稳定患者情绪，增强其战胜疾病的信心。若仍不能配合治疗或缓解紧张情绪，ICU医生会采取适当药物镇痛与镇静，以消除或减轻患者的疼痛及躯体不适感，帮助和改善患者的睡眠，减少或消除患者对其在ICU治疗期间病痛的记忆。防止患者因为挣扎、不配合等干扰治疗甚至自行拔出各种导管等危险行为，保护患者的生命安全。还可降低患者的代谢速率，减少患者因挣扎、兴奋而导致的身体氧耗氧需增加。

什么情况下用特殊药物，是不是费用会明显升高

除各个病种都用到的常规药物外，具体到某一个病种都有相应的针对性用药，如各科严重感染患者抗生素是必需的，包括抗真菌药；神经外科术后的一些神经营养、抗癫痫药物，如单唾液神经节苷脂、丙戊酸钠等；全身炎症反应综合征时需应用减轻炎症反应药物及脏器保护药物，如乌司他丁、血必净等，脏器移植后的一些免疫抑制剂应用，如甲强龙、晓悉等。这类特殊用药肯定会显著增加医疗费用，具体

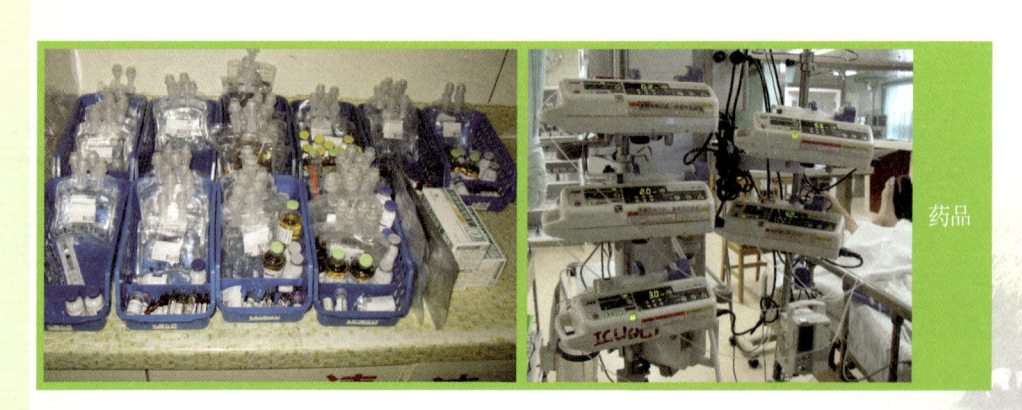

药品

增加多少费用不能一概而论,取决于药物种类、剂量,是否进口等;如常见的抗真菌药物科赛斯一支就近2000元,因此由于病情轻重不同,用药品种的不同,价格存在较大差距;有时即使是同一种药物,价格也因为是进口、国产可能相差很多,甚至同是一种国产药因为生产厂家不同也存在较大不同。

家属应该知道什么——知情同意书

知情同意书是患者表示自愿进行某些特殊医疗治疗的文件证明。知情同意书必须符合"完全告知"的原则,采用患者或家属能够理解的语言文字,使患者或家属能够"充分理解","自主选择"。近年来,医患矛盾突出,医患纠纷已成为社会关注的焦点,不仅严重干扰了医院正常的诊疗秩序,同时也成为影响社会和谐不稳定因素之一。在医疗纠纷案件中,多有因告知不足和病历书写缺陷的存在而判定医院承担赔偿责任。因此医疗知情同意书是作为诉讼的重要凭证。2010年7月1日起实施的《侵权责任法》第55条明确规定了医务人员的告知内容以及尊重患者知情权为医务人员的义务。临床医疗知情同意书包括一般性公共信息类、特殊检查、特殊治疗和手术知情同意书等。

一般性公共信息类包括:①入院宣教;②授权委托书;③病危病重通知书;④输血/血液制品治疗知情同意书;⑤使用自费药品和医用耗材告知同意书;⑥拒绝或放弃医学治疗告知书;⑦自动出院或转院告知书;⑧劝阻住院患者外出告知书;⑨尸体解剖告知书等。

(本章编者:公 静 张 杰 杨四平 丁翠翠)

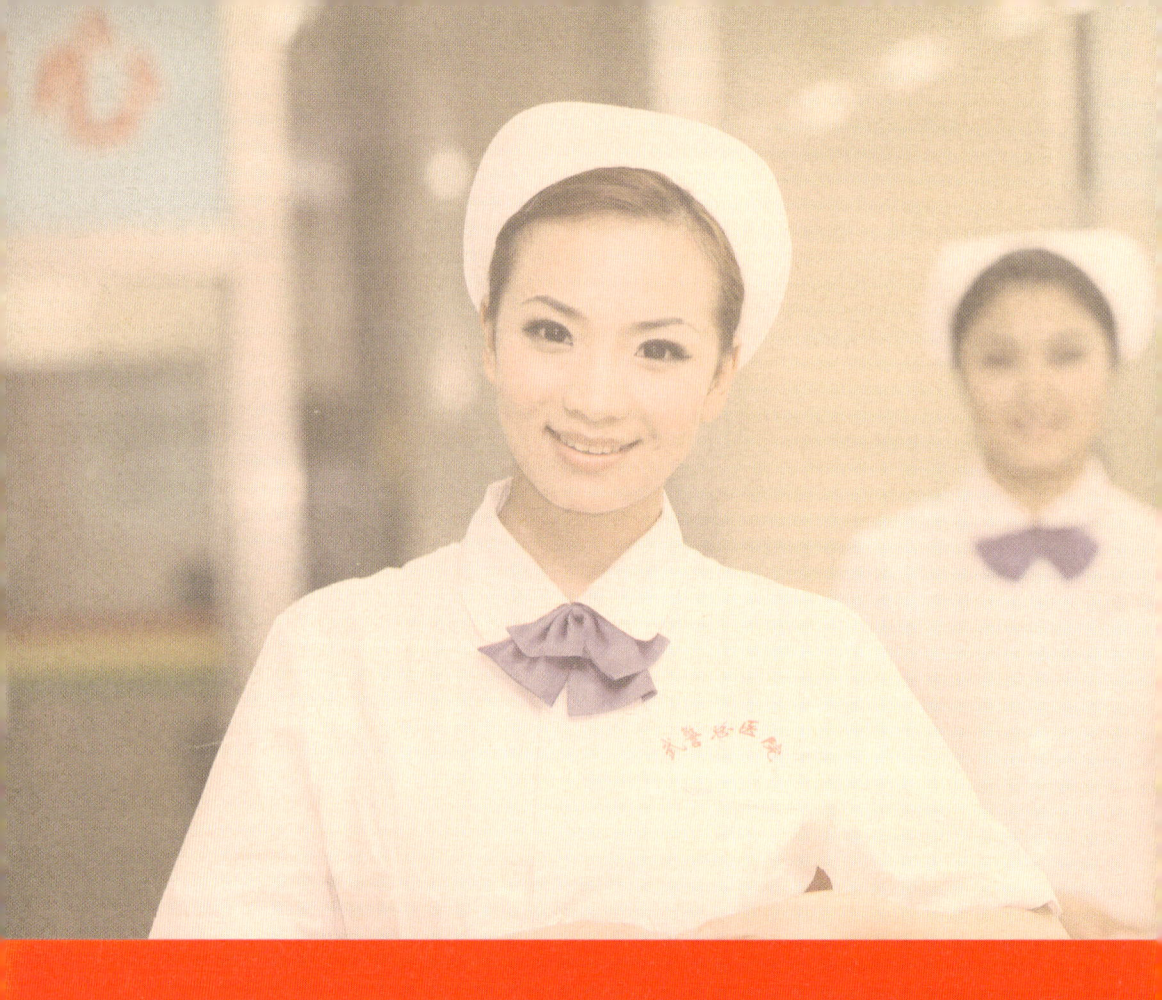

RUHE KANDAI ICU DE YOUGUAN GUIDING

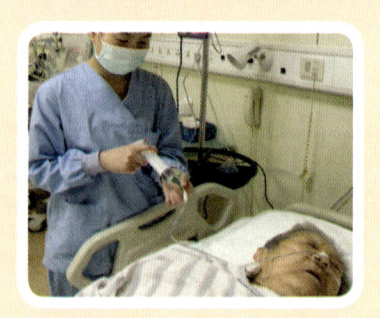

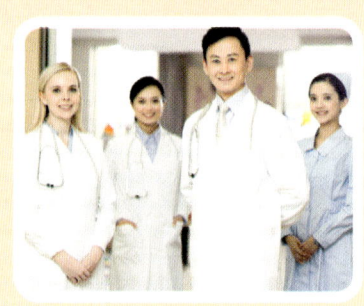

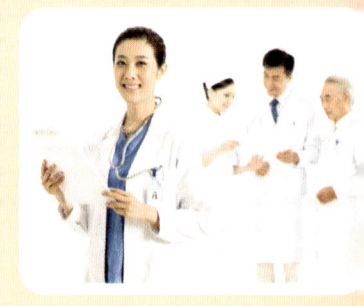

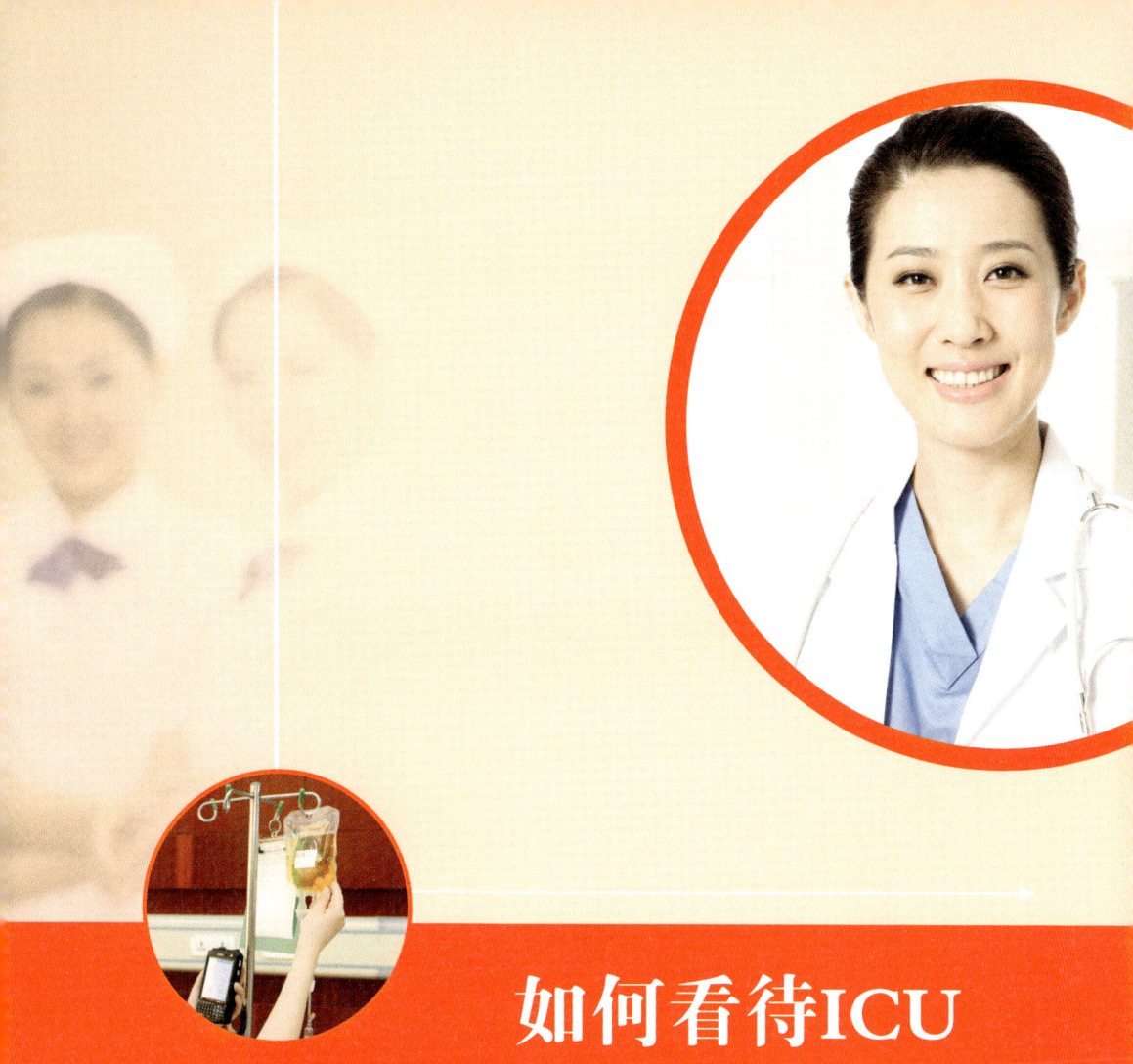

如何看待ICU的有关规定

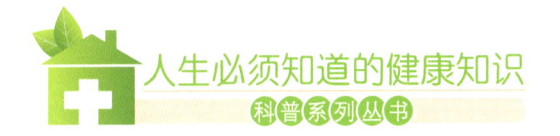

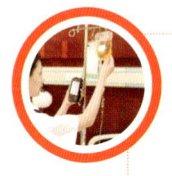

医患及家属顺畅沟通——共渡难关

ICU患者为什么不让家属陪护

ICU患者一般不让家属陪护。ICU收治的患者，在整个住院期间抵抗力最低，最容易产生并发症和严重感染，在这个时期患者最需要的是静养，而不是过多的交谈和诉说。因此从保护患者的角度出发，行业制订了严格的探视制度和消毒隔离制度，避免交叉感染。

另外，ICU是24小时监护，有专业的医生和护士全力负责，关于患者的病情，医生会第一时间向家属交代，这样家属也可以从繁重的陪护工作中解脱出来，只要留下一个随时能联系到您的电话号码，需要时医护人员会及时联系您。

ICU患者没有家属陪护，工作人员对患者好吗，谁来监督

ICU每一位工作人员都会对患者进行无微不至的照顾。

重症医学 | 监护生命

如何看待ICU的有关规定

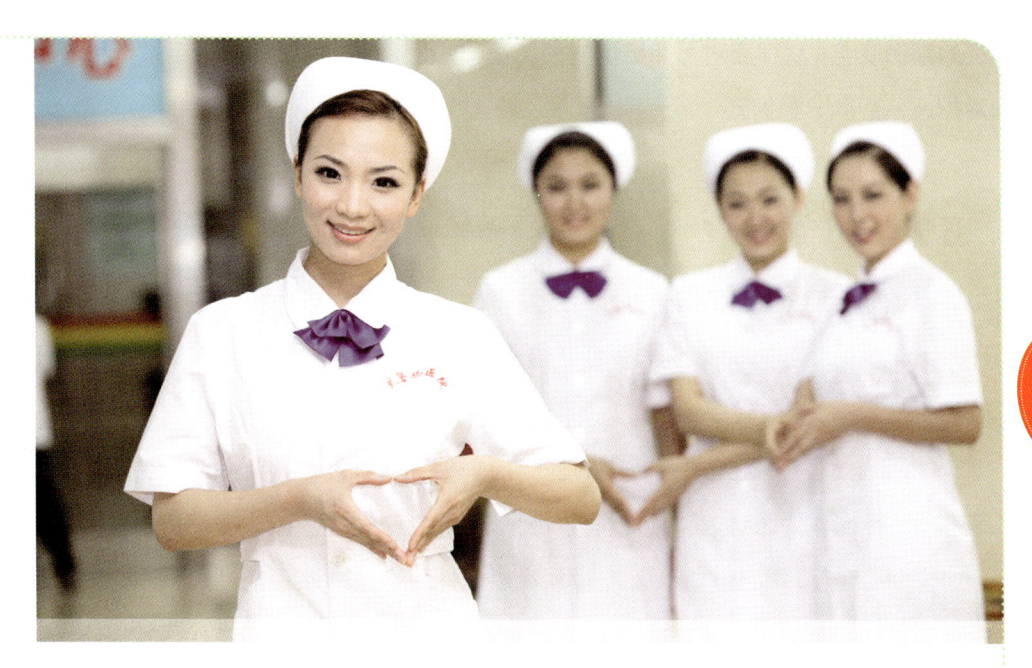

进入重症监护病房治疗的患者，都是急危重症患者和大手术之后的患者，病种多，病情复杂，所以对医疗及护理要求极高。护理人员不但要运用各种先进仪器对患者进行实时观察和严密监护，及时捕捉和判断患者生命体征的细微变化，从容应对可能出现的突发情况，还要对重症患者进行无微不至的生活护理，甚至心理诊疗。ICU有定时的探视时间，可以通过对患者的询问及患者的其他护理来判别。护士为患者翻身、叩背、接尿、吸痰、处理污秽，一天忙下来，腰酸背痛是家常便饭，只是希望患者家属能对医护人员的工作多一点理解和支持。

ICU能为患者提供哪些服务

ICU收治的对象都是重大手术后的患者或急危重的患者，医护人员的责任是为他们守护，竭尽全力延续他们的生命。如果您以为这里的护士只是简单地做着打针、换瓶的工作，那就错了。她们会小心翼翼地为患者翻身、叩背及康复锻炼，给患者接尿，吸痰，查看心率、血压及各项仪器运行状态，及时捕捉和判断患者生命体

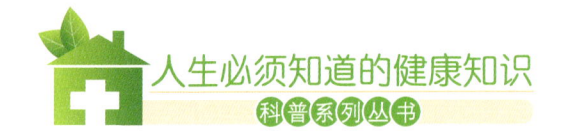

征的细微变化，从容应对可能出现的突发情况，还要对重症患者进行无微不至的生活护理，甚至心理诊疗。

ICU能为患者做什么，需要家属做什么

ICU的患者根据病情不同可分为三类：

(1) 急性可逆性疾病。例如急性呼吸衰竭、急性心功能衰竭等。ICU可以明显有效降低病死率，疗效较好。

(2) 高危患者。例如患有较重的基础疾病但又因其他原因需要进行穿刺、手术等有创伤性操作的患者。ICU可以有效地预防和治疗并发症，减少医疗费用。

(3) 慢性疾病的急性加重期患者。例如慢性阻塞性肺疾病急性加重，慢性肾功能衰竭急性加重。ICU可以帮助这类患者度过急性期，回到原来慢性疾病状态。

ICU中不同的患者治疗方案不同。首先，所有的患者均需进行监护，监护项目包括体温、呼吸、无创血压、心率、心电图、脉搏血氧饱和度、尿量、液体出入量、引流液性状、引流液量。每日或隔日监测血、尿、便常规、血生化、血糖、血气分析、肝功能、血肌酐、尿素氮、电解质及床旁胸片等。其次，对于脏器衰竭的患者，ICU给予相应的脏器功能支持。例如对于呼吸功能衰竭的患者，在ICU中给予翻身、叩背、吸痰等，同时

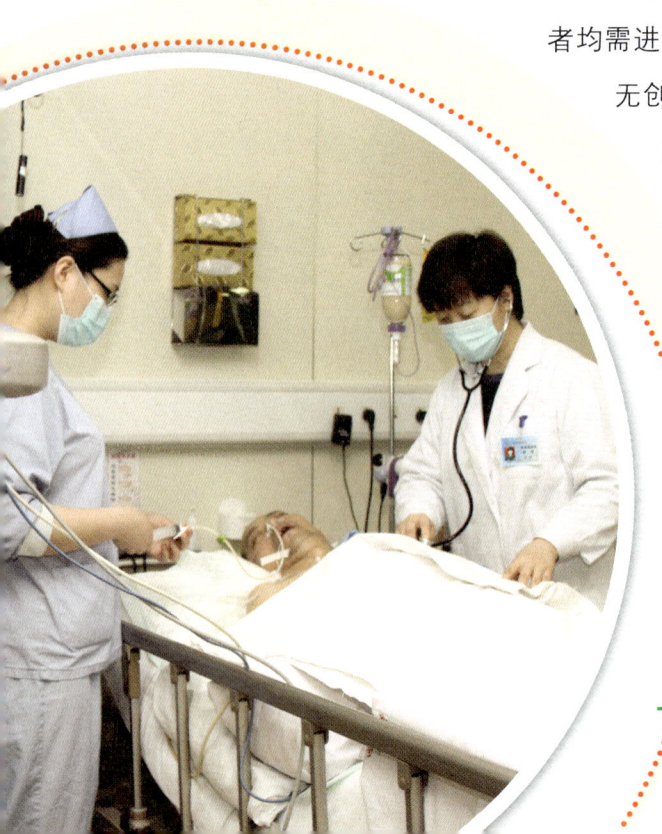

给予抗生素、化痰、雾化等，还可以给予无创或者有创呼吸机支持治疗。对于肾功能衰竭的患者，在ICU中可以进行连续性血液净化治疗。对于肝功能衰竭的患者，可以进行血浆置换、胆红素吸附等治疗。对于脑血管意外的患者，可以给予减轻脑水肿、改善脑供血等治疗，促进脑功能的恢复。

ICU患者不需要家属的陪护，探视时间也是固定的。家属可协助医生治疗的方面包括：①提供全面详细的病史及诊治经过，以利于医生对患者病情做出正确诊断及治疗；②及时缴纳费用，以免影响用药，耽误治疗；③与医生良好沟通，以利于定制下一步诊疗计划；④如患者病情较稳定，可按时提供合适的饮食。

为什么给患者放置胃管，保留胃管对患者有哪些影响

ICU的患者放置胃管作用如下：

(1) **鼻饲营养液**。很多危重患者不能经口进食，比如昏迷、需要经口气管插管接呼吸机的患者，通过胃管可以鼻饲营养液。

(2) **监测胃液**。危重患者由于遭受严重创伤、感染、大手术或脏器功能受损等情况，容易并发胃黏膜出血，特别是有基础胃部病变如胃溃疡、胃炎病史的患者，甚至有发生消化道大出血的风险。所以放置胃管后通过定时回抽胃液可以监测胃液的颜色、酸碱度的情况。若观察到胃液呈暗红色甚至红色，或送检胃液潜血试

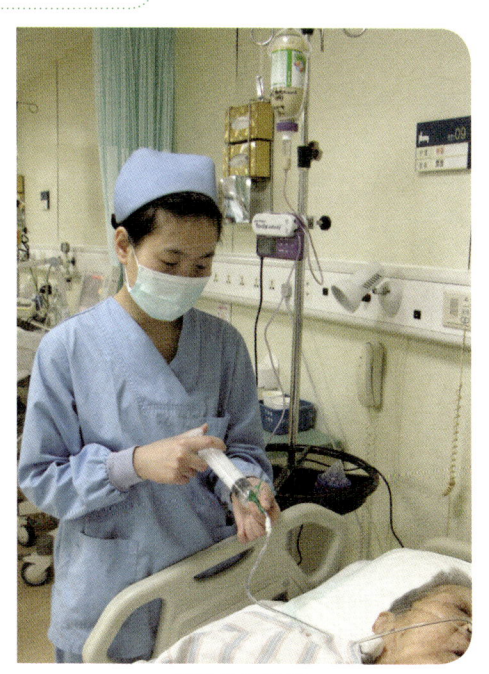

胃管鼻饲营养

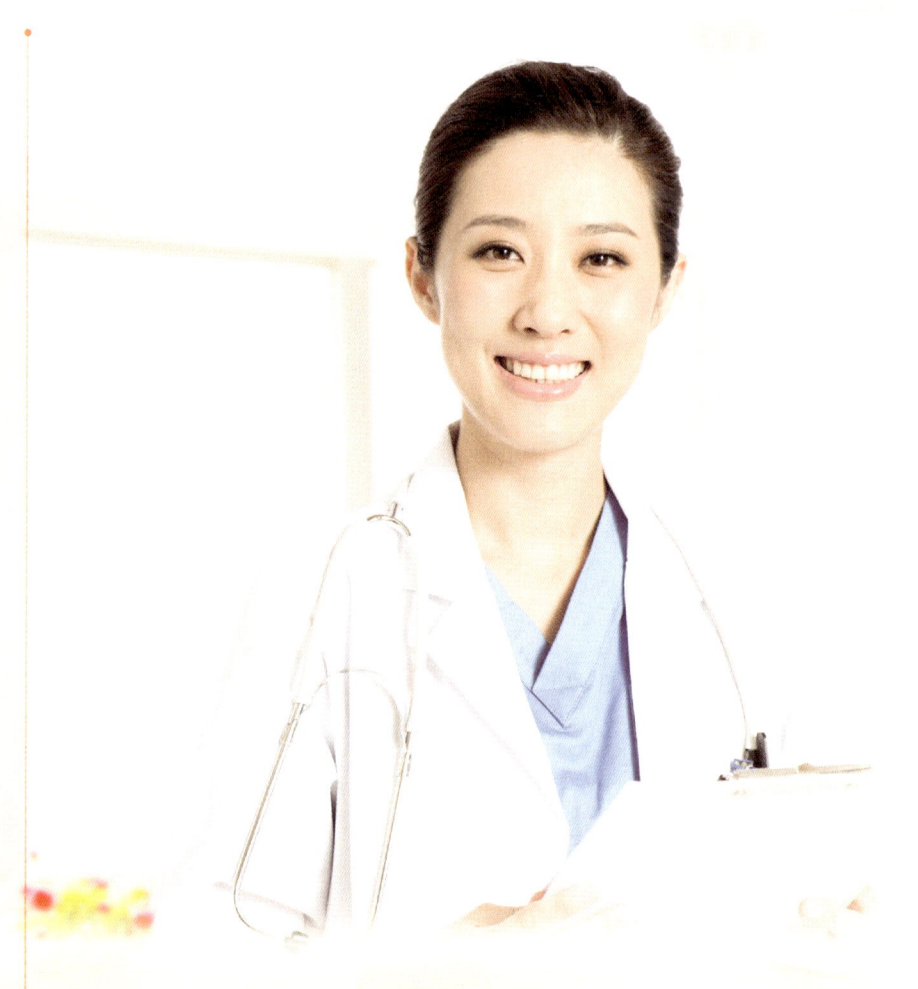

验呈阳性,提示有胃黏膜出血的倾向,可以及时进行针对性治疗,除静脉应用药物外还可通过胃管注药以进行胃内局部止血处理。

(3)防止误吸。危重患者由于长期卧床,胃蠕动差,胃肠胀气,吞咽能力下降,疾病本身如颅脑病变导致的高颅压、肝肾功能衰竭、消化系统疾病等致使患者恶心、呕吐,这时胃内容物容易反流呛入呼吸道,引发吸入性肺炎,甚至还可能直接引起窒息、死亡。通过定时回抽胃液观察胃液的量,可以评估患者的胃蠕动情况,指导鼻饲饮食的速度和量,在患者出现恶心、呕吐、胃内容物反流等情况前做出快速处置,预防误吸等不良事件的发生。

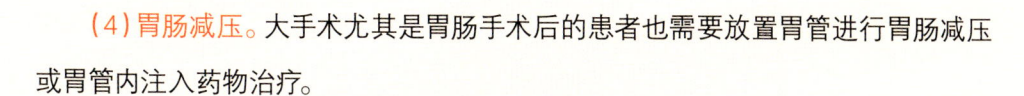

(4) 胃肠减压。 大手术尤其是胃肠手术后的患者也需要放置胃管进行胃肠减压或胃管内注入药物治疗。

长时间保留胃管可能会引发口鼻感染或损伤。因为鼻胃管不仅要经过鼻腔还要经过口腔，容易造成鼻腔和口腔的自我保护能力下降，引发鼻炎、咽炎。所以要加强口腔和鼻部的清洁护理，每日2次对其进行清洁和检查。一旦发生糜烂面要及时处理，防止继发感染。

为什么要给重症患者保留尿管

部分重症患者如需要经口带气管插管、神经系统病变导致语言功能丧失的患者，由于不能用语言表达要排尿的意愿，常常会将尿液排在床上。疾病原因如昏迷、高位截瘫、全麻手术后、并发糖尿病的危重患者由于中枢神经受损或植物神经紊乱等会导致患者存在尿潴留或尿失禁的情况。

重症患者通常免疫力低下，尿液反复浸泡会阴周围皮肤极易引发感染，若感染控制不佳可能会造成细菌入血、引起脓毒血症等严重全身感染的情况。

危重患者在严重感染、创伤、休克等疾病状况下，病情极不稳定，心率、血压的轻微变化就可能引起病情恶化危及生命。若发生尿潴留不能及时解决则会引起患者心率、血压的急剧变化，导致病情加重。长时间尿潴留还会影响患者的肾功能，甚至造成尿毒症等严重情况。

危重患者特别是休克患者，除监测心率、血压、呼吸等生命体征情况外，还需要准确记录每小时尿量和尿比重来指导患者的输液方案。

所以，通过留置导尿管导尿，既可防止尿潴留造成的不良影响，还可保持会阴周围清洁，同时可为危重、休克患者准确记录尿量和尿比重，为治疗和输液提供依据；对有泌尿系感染的患者可通过尿管做膀胱冲洗，还可收集无污染的尿标本，做细菌培养。

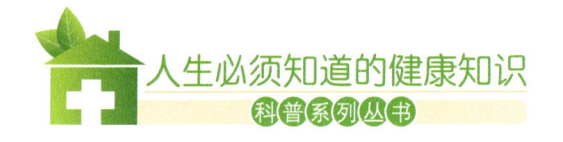

患者生病已经很难受了，为什么还要绑着他呢

ICU的患者都是危重患者，常有气管插管，各种引流管及大静脉或动脉内置管。神志恍惚的患者，甚至神志清醒的患者睡眠中都会有无意识的动作，意外拔管的机会大大增加，其中气管插管及大血管置管的意外拔出会危及生命，加重病情，甚至前功尽弃。

因此，为了保证患者安全，绝大多数医院的ICU通常会对患者进行必要的间断约束。

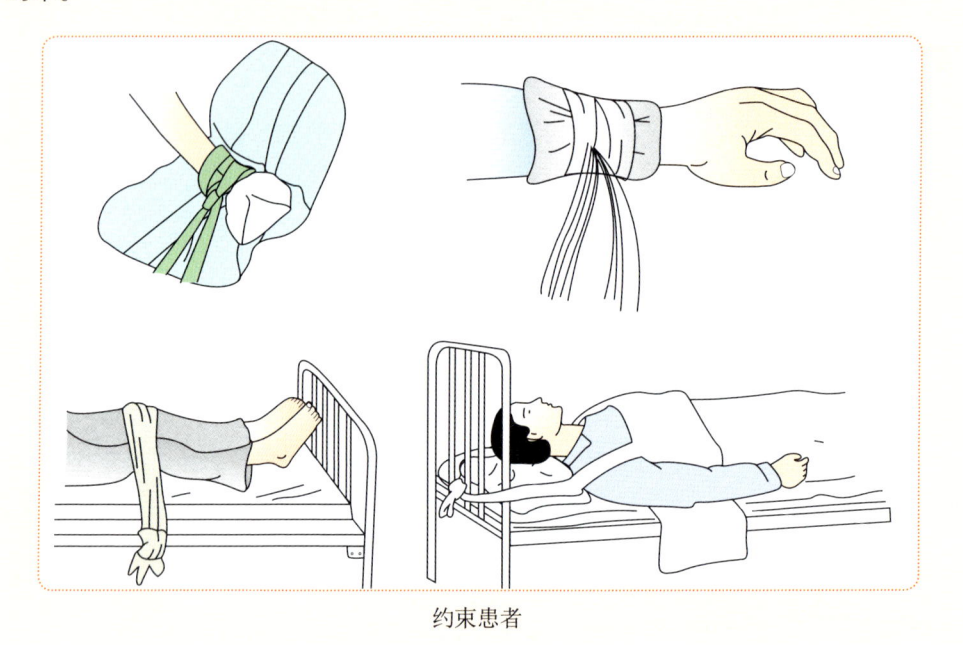

约束患者

手术后的患者为什么要进ICU

手术后的患者进ICU是因为他们存在潜在的器官衰竭风险。患者手术后如能被送进ICU，由专业的重症监护人员调整补液，及时进行术后止痛，保证患者呼吸

平顺、氧气供给正常、血压血糖稳定，那么患者术后恢复将明显加快，住院时间显著缩短。

患者住进ICU后，第一，密切观察病情，监测心电生理，监测体温变化，每秒都在监测。这个监测是由相关的仪器完成的，一旦超出异常范围仪器会自动报警，医护人员会第一时间到达患者的床旁，采取及时有效的救治措施；第二，患者刚做完手术，正是生命体征波动期，在ICU要完成生命体征从波动到平稳的过渡。比如失血以后的液体补充，术后拔掉气管插管后患者的气道通气情况，血氧饱和情况，二氧化碳的含量等，以期在ICU的监测期，患者的各项生命体征调整到接受手术之前的状态；第三，密切观察这个患者所属专科的情况，比如腹部手术的患者，就要观察腹腔的情况，是否有出血、有感染等。术后早期是最容易出现手术相关并发症的，越早发现这些变化越早做相应处理，患者术后恢复得就越好。

通过这三点的监测，术后第二天评估这个患者是否度过了危险期。如果没有度过危险期，发生了出血，或者相关的危险没有排除，继续留在ICU监测治疗。如果各项生命体征平稳，则转回普通病房。这些是ICU医生做的工作，在ICU里，护士还有很多对患者的照料，如帮助大小便、擦身、翻身、叩背等。

进ICU的患者都得吹呼吸机吗

吹呼吸机，就是医学术语上通常所说的机械通气，即指借助人工装置——呼吸机的力量，产生或帮助患者呼吸，达到增强和改善呼吸情况的一种治疗措施，它所针对的情况，也通常都是患者不能自主呼吸，或者感觉呼吸费力，给予药物不能改善，而且呈逐渐加重趋势，出现了包括心率、血压等生命体征不平稳的情况，给予呼吸机来改善患者的缺氧，促进恢复的一种措施。事实上，并非所有进入ICU的患者都需要吹呼吸机的，只有患者出现了上述情况，才会给予吹呼吸机的。

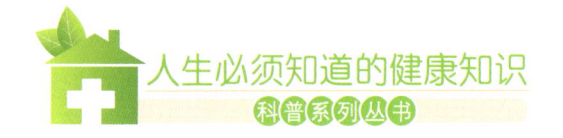

进ICU的患者都要插哪些管子

进入ICU后会根据患者的情况需要而决定插哪些管子，不同的置管针对有不同的目标。

静脉穿刺置管，包括外周静脉穿刺和深静脉穿刺，目的在于：①输液扩容和方便给药，尤其是在抢救过程中，需要快速给药，争分夺秒争取最快时间内起效；②获取静脉血用于化验检查，由于危重症患者需要常化验检查指标，反复地穿刺抽血一方面会给患者增加痛苦，另一方面也会耽误时间；③放置特殊的导管进行监测相关指标及临床治疗用，这项主要针对的是锁骨下静脉置管。

气管插管，是指将一特制的气管导管经过口腔、声门放入气道的措施，其目的在于：①保持气道通畅，防止气道出现阻塞导致窒息；②方便呼吸机给予辅助呼吸或吸氧，从而达到供氧的目的；③患者痰多，自己咳不出来时，可以方便气道管理，帮助患者把痰液及分泌物吸出，防止坠入气道内导致或者加重肺部的炎症。

动脉穿刺置管，指在手腕关节桡动脉穿刺、然后放置一导管，目的在于：①持续并且精确地监测血压，尤其指动脉压；②避免频繁的动脉穿刺做化验检查，从而减少患者的痛苦和损伤。

膀胱留置导尿管，指将一特制的导管通过尿道口，然后经尿道放入膀胱内，以引流尿液的方法。目的在于：①方便不能自己排尿，出现尿潴留和尿失禁的患者，引流尿液；②休克和危重患者常常需准确记录和观察尿量多少、变化及尿液的性状、成分变化，放置尿管可以更方便观察。

留置胃管，指将一特制的导管通过鼻腔、咽腔及口腔，经过食道最终放入胃部，目的在于：①患者出现呕吐、意识不清的时候，可以将胃里面的内容物引流出来防止出现误吸到气道里面；②昏迷的患者，通常不能自己进食，因此可以将营养液通过胃管进入消化道来给予营养。

重症医学 监护生命

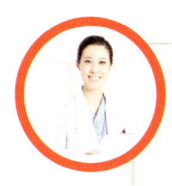

危重患者的探视
——及时了解亲人的情况

如何看待ICU的有关规定

ICU如何探视

ICU是集合全院的危重患者进行集中管理的特殊场所，ICU患者大多病情危重，免疫力低下，易遭受获得性感染，需要加强监护治疗、休息，但考虑到患者及家属的迫切心理需求，我们仍从紧张的工作中抽出一定的时间让家属进行探视。因为ICU患者及科室的特殊性，家属应在规定的时间进行探视。家属在进行探视时需注意：①感冒或其他感染性疾病的家属患病期间不要来院探视；②探视时不要大声喧

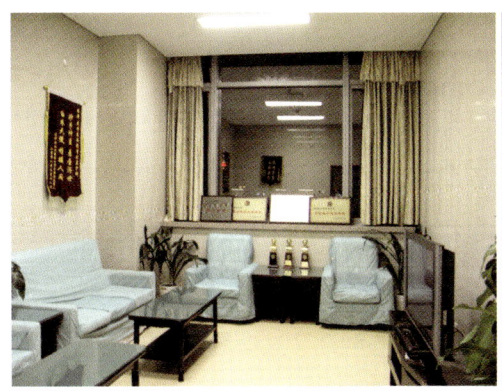

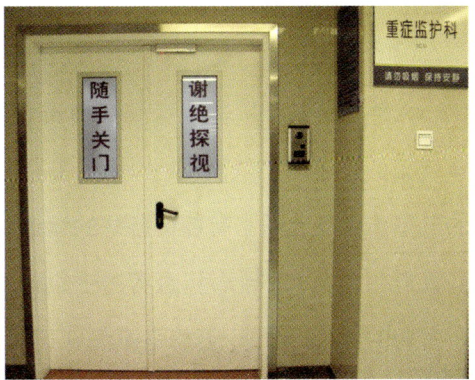

97

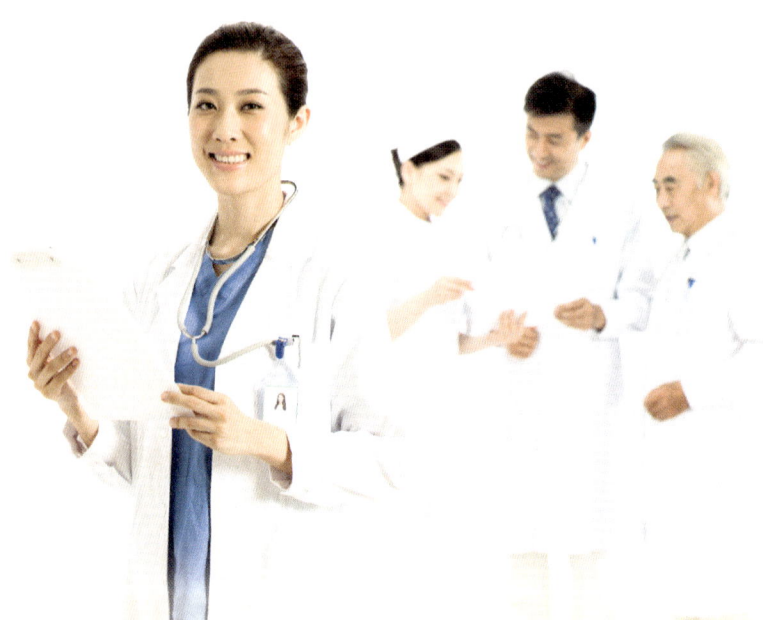

哗，保持环境安静、整洁；③探视时不得触摸床旁的各种仪器和药品；④探视时不要带鲜花入ICU内摆放；⑤入室前请关闭手机，以免干扰仪器正常运转；⑥每次只能进一名家属，特殊情况（行动不便的老人、儿童）需要家属陪伴，每次探视人数最好不要超过2人。由于各家医院具体条件不同，探视采取床旁探视或ICU探视对讲系统。多数医院的ICU目前采取固定时间床旁探视，每次限制探视时间在15～30分钟，特殊情况下也可采用探视对讲系统。

为什么不能每天床旁探视

入住ICU患者是住院期间病情最危重、抵抗力最低下，最容易发生并发症和严重感染的患者，在这个时期的患者最需要得到家人的陪同和安慰。但是收住在ICU的危重患者身上通常有各种各样的管道和电极，床旁布满了各种抢救仪器、设备，这些管道、仪器设备等都和患者的生命息息相关。必须有经过专门训练的医护人员进行密切的监视、管理，若患者家属在床旁可能不小心触动了这些管道、电极、仪器和设备，就可能会对患者的生命造成威胁；另外患者抵抗力降低，家属每天过多探视会增加患者感染的可能，一旦合并了感染，不但会加重病情、延长病程，同时也会增加患者的痛苦、加重家属的经济负担。另外禁止陪护并限制探视时间，有利于医护人员有更多时间集中精力进行诊治和抢救，提高工作效率。所以目前国内大多数医院的ICU不能每天进行床旁探视。

不让探视，患者去世怎么办

ICU是医院危重患者集中救治的地方，由于患者病情危重、多变，随时有可能进行抢救。因为在对患者抢救时，由于抢救人员、设备多及床旁空间的相对狭小，家属此时床旁探视会影响到医护人员的抢救工作，同时患者的抢救情景可能在家属中留下永远难忘的不良记忆，因此在抢救时医生不允许患者家属在床旁。因为ICU患者病情的特殊性、危重性及突发性，时常有患者经抢救无效死亡而患者家属又不在医院的情况发生，这需要患者家属的理解。在对患者进行抢救中，医护人员会同时通知家属到ICU病房外等候，若患者因抢救无效死亡，在患者生命最后一刻，一切在以不影响抢救前提下，医生从情理上允许家属到床旁探视，作最后告别。

怎样询问病情

ICU是医院危重患者集中救治的地方，医护人员经常处于超负荷工作状态之中，上午是治疗时间，没有特殊情况，医生一般不接受家属病情

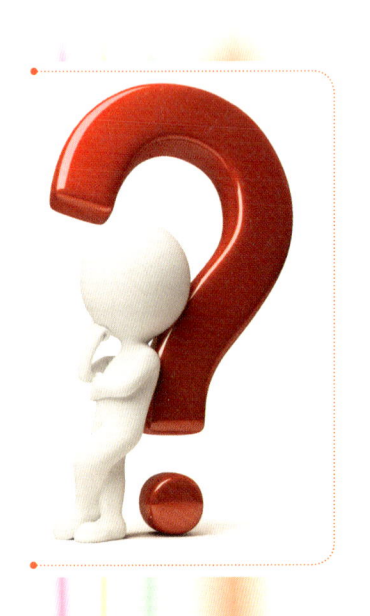

询问，但考虑到患者家属对患者病情急切知道的心情，医院还是专门安排医生在下午特定时间内探视完集中解释患者的病情变化。由于ICU医生要面对整个病房的患者家属，因此不可能有那么多时间像普通科室医生那样慢慢详尽告知患者家属一切病情问题，只能告之一些主要的病情变化情况，这就要求家属事先把要询问的病情内容想好，在面对医生时集中询问。当然若要全面了解患者的病情变化、治疗措施、病情转归等，最好问患者的主治医师。

如何第一时间了解病情

一般来说入住ICU的患者年龄都较大，既往基础疾病多，存在病情重且复杂，因此在住院期间病情随时可能发生新的变化，尤其是刚入ICU需要随时抢救的患者，对此类患者我们通常要求患者家属一定在医院附近，若不在的情况下ICU医生会在抢救处理的同时电话通知家属，因此家属在患者入住ICU期间，要留好确切的联系方式，尽量多留两个电话号码，同时一定要保持通讯通畅，家属的手机24小时不关机。这样就会在第一时间了解到患者病情变化的情况。

重症医学 | 监护生命

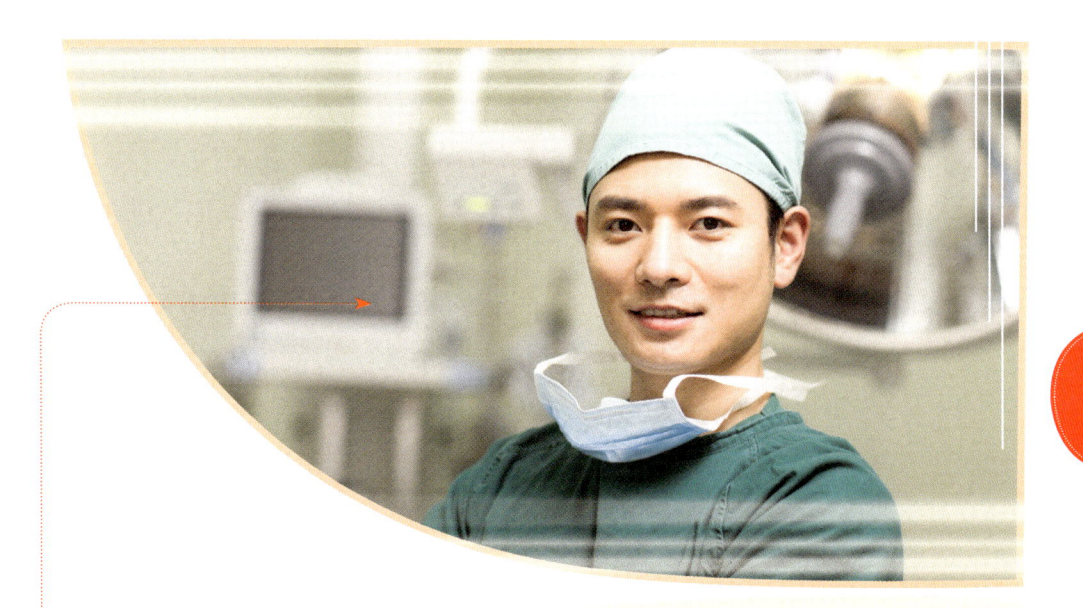

如何看待ICU的有关规定

如果过了病情通告时间，想了解病情怎么办

　　ICU患者病情危重、复杂多变，医护人员常处在紧张繁忙的临床抢救治疗中，时间宝贵，考虑到患者家属的需要，科室安排专门医生在下午特定时间内集中向患者家属介绍患者的病情变化。若错过了病情询问时间，可先向已来过的家属了解病情，若没有其他家属可问，可在ICU医生没有抢救治疗任务情况下说明情况，医生通常会热情向家属介绍患者病情变化。

为什么医生不能随时交代病情

　　ICU是医院危重患者集中救治的地方，由于患者病情危重、多变，医护人员相对不足，经常处于紧张繁忙的临床治疗工作中，还随时准备着新的抢救任务；一天上班后交接班、查房、下医嘱、病情讨论、病历书写等常占据一上午时间，因此上午是

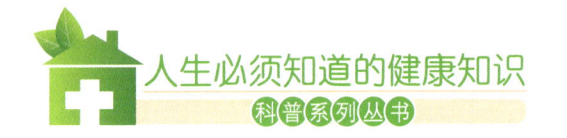

治疗时间；中午午餐后医生短暂休息，下午又要投入到紧张临床工作中，因此ICU医生不可能有那么多时间随时告知患者家属病情变化。

医护人员如何和家属沟通

医患沟通是医务人员在日常诊疗过程中与患者家属就病情变化、诊疗及相关因素（如费用等）进行的沟通交流。在医患关系日益紧张的今天，加强与患者家属的沟通，充分尊重患者家属的知情权、选择权，能使患者家属积极支持、配合医疗工作，减少不必要医患纠纷的发生。因此医患沟通有着重要作用，它有助于增加医生与患者家属之间的相互了解、信任，减少不必要的麻烦发生。医患沟通不同于一般的人际沟通，家属对医护人员的语言、表情、动作、行为方式更加关注、更加敏感，这就要求我们医务人员将心比心，多站在病患的立场上思考和处理问题，在进行沟通时应多听家属说几句，多向家属说几句，对家属要尊重，具有同情心和耐心。沟通时需留意对方的情绪状态、教育程度及对沟通的感受，同时留意自身的情绪反应，学会自我控制；避免强求对方及时接受事实；医生还需避免过多使用专业词汇，避免刻意改变和压抑对方情绪。通常在患者入住ICU后由管床二线医师对患者病情情况、预后及费用作初步沟通，一旦有病情变化，值班医师会及时通知家属到院或电话告之相应的病情情况，及时进行沟通。家属注意保持24小时通信通畅。

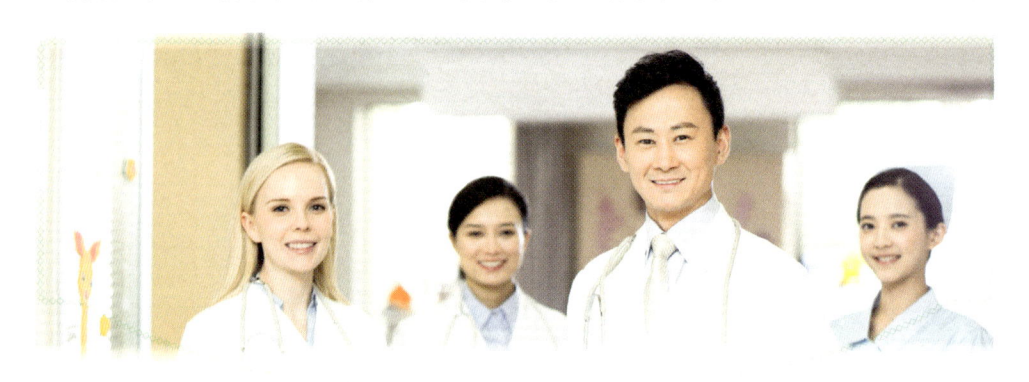

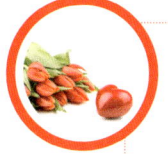

危重患者的转入及转出——合理利用抢救资源，及时走出"恐怖环境"，让生命重新起航

如何看待ICU的有关规定

普通病房的患者怎样避免病情加重进入ICU

每个人都不可避免生病，而各种疾病进一步发展都可能会出现心肺等功能障碍而导致病情恶化。避免病情加重，就需要积极治疗原发病，不要讳疾忌医，早诊断早治疗才是解决问题的根本办法。

在办理住院手续后，除向医生详细介绍患者的发病过程，发病后精神、饮食、睡眠以及大小便情况外，还应介绍患者既往的一般健康状况，既往疾病的诊断依据、治疗情况、疗效、目前情况及治疗时间。同时据实说明既往有无外伤、手术、输血以及药物或食物过敏等。同时对于患者的出生地、经历地以及日常生活习惯、特殊嗜好、职业、婚育情况、家族性遗传性疾病等也应一并讲明。如患者是儿童则需

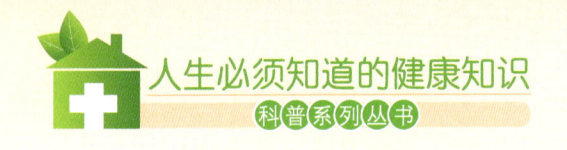

要介绍出生、喂养及生长发育情况，有无先天性疾病及母亲孕期情况。

在患者住院后家属除了配合医护人员对患者的治疗，还要注意对患者的观察。早期的病情变化可以通过呼吸、心率、皮肤、出汗情况等表现出来，而越早发现这些情况就会越有可能避免病情加重而进入ICU。因此作为患者家属，每日陪在患者身边，可以详细了解病情变化，为医生的治疗提供参考。下面就介绍一些简便的观察方法：

(1) 皮肤情况。注意有无皮肤发干、皮肤皱褶增加及眼窝凹陷等，这些可提示存在脱水。如大量出汗可能是低血压的首要表现。体温测定一般均为腋窝温度，正常腋温为36.3~37.3摄氏度，体温升高或降低都会恶化心肺功能。双足发凉或皮肤出现花斑则可能是外周循环差的表现。监测外周循环状态可以按压局部皮肤，如果苍白区消失时间小于3秒则可能为异常。

(2) 脉搏。触及桡动脉搏动后观察节律是不是规律，速率以及强弱。心率增快可能是血容量不足或心脏严重损害时的表现，此外运动、发热、疼痛、忧郁等也常见心率增快。老年人心率相对缓慢，儿童心率相对较快。

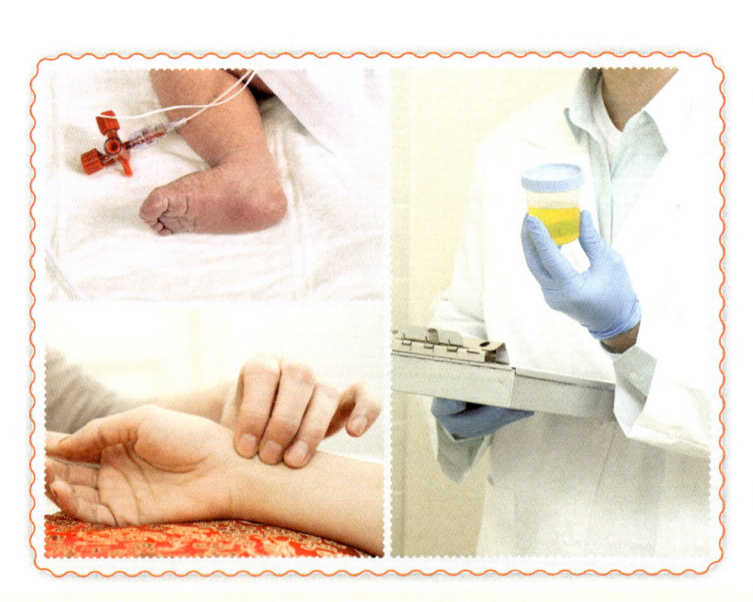

(3) 尿量。尿量的多少及颜色有助于了解肾脏情况。

患者的病情变化以及治疗，仍应以医生的诊断及治疗为主，家属应如实提供信息，尊重并听从医生的建议。

重症医学 | 监护生命

住进ICU的一般都是什么患者

ICU的收治对象来自各临床科室的危重患者,即存在呼吸、循环等重要脏器功能严重障碍或衰竭,随时有生命危险或严重代谢障碍的患者。常表现为血压、心率、呼吸、体温、神志等生命体征不稳定,但经过ICU综合救治后有希望恢复。

主要收治范围:

(1) 术后因麻醉药物作用未恢复清醒或未恢复自主呼吸的患者。

(2) 因手术时间长、出血量多以及重大复杂手术后需加强监护治疗的患者。

(3) 有严重心脏病,如心力衰竭或伴有严重心律失常、心肌缺血等行非心脏手术的患者。

(4) 各种类型的休克,主要表现为顽固难以纠正的低血压。

(5) 脏器移植术后患者。

(6) 重症肌无力患者出现呼吸肌无力致呼吸衰竭或行手术后。

(7) 急性肾功能障碍或衰竭需透析的患者。

(8) 急性药物中毒、一氧化碳中毒者。

(9) 术后意识障碍尤其是伴有频发痉挛的患者。

(10) 心跳、呼吸骤停的患者。

(11) 车祸或摔伤、刀伤、烧伤、溺水等导致的多个部位或器官损伤的患者。

非主要收治范围:

(1) 脑死亡患者。

(2) 急性传染病患者。

(3) 无急性恶化的慢性病患者。

(4) 恶性肿瘤终末期。

(5) 老龄自然死亡过程。

(6) 其他救治无望或因某种原因放弃治疗的患者。

如何看待ICU的有关规定

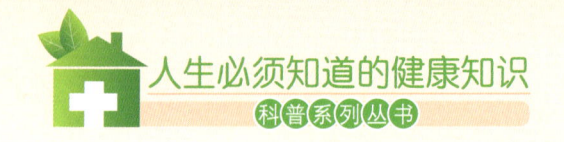

所有拟转入ICU的患者，均由ICU医生看患者后决定，对救治预后差或不属于ICU收治范围的患者，原则上不应收入ICU。

是不是ICU特别可怕，进去就出不来

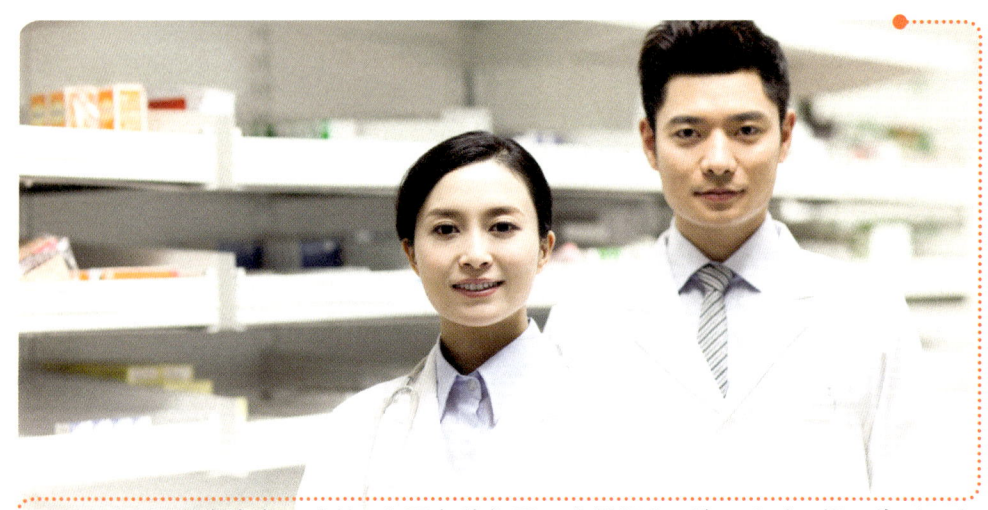

因为ICU不允许家属陪护，应用多种仪器及监护设备，并且随时可能面临对于危重患者的抢救，因此入住ICU的患者会因为对于自身病情的担忧以及周围环境的不熟悉而感觉紧张、压抑、焦虑，甚至不配合治疗。对此，家属应配合医护人员做好患者的心理疏导工作。

住进ICU是为了抢救危重患者的生命，ICU具有最先进的医疗监测和治疗手段，同时有经验丰富的医生护士进行床边观察病情，随时处理患者的各种突发情况，并对危重患者进行各器官的功能支持。

ICU收治的患者都是因为有救治价值且治愈后有极高生活质量的，所有患者都会得到精心的治疗及护理。普通病房不具备应对突发情况及抢救的条件，对于危重患者来说，进入ICU治疗是最积极而恰当的治疗方案，可以在很大程度上改善预后。

因此患者应有与病痛斗争的信心和决心，相信经过积极、高效、优秀的团队治疗会使病情得到缓解。

进入ICU的患者有多少会死亡，活着出来的概率有多大

ICU患者的疾病往往涉及多个脏器，有时对各个脏器的治疗原则可能是相互矛盾的，其治疗难度可想而知。但ICU的治疗就是针对危重患者的，这里的医护人员具备丰富的脏器系统功能支持治疗经验，并且对于原发病的控制及并发症的预防方面具有良好的思维、相当的经验和较高的临床判断力。

多年以来，人们总想能有方法准确判断患者预后，目前已出现多种危重疾病严重程度及脏器功能状态的评分方法，在ICU中这些评分可以在很大程度上提示疾病严重程度及预后，动态的评价疾病能够及早发现并发症的先兆或早期并发症，便于预防并发症的发生和发展，可判断病情变化、药物疗效、医护措施效果，以努力救治可预防性死亡。

评分指标只是作为参考指标以及了解病情的变化趋势。每个人都不一样，每个人的病情也不一样，要想用几个表格、几个评分就来推算出这个人的生存时间以及预后情况未免有些不太现实。

患者的年龄、既往身体状况、脏器功能衰竭的数量及程度等都会影响患者的生存时间。年龄越大、既往身体状况越差，存在脏器功能衰竭的数量越多、程度越重，预后就会越差，病死率就会越高，从ICU活着出来的概率也就越小。这只是相对而言，并不是绝对的。比如，每天煅练的老年人可能就比不锻炼又生活不规律的年轻人体质好。

总而言之，平常注意生活规律、控制饮食、经常煅练身体，保持好的身体状况就会少得病，一旦得病治愈率也会高。不要等到身体亮起了红灯才想起身体是革命的本钱，平时注意维护才是最重要的。

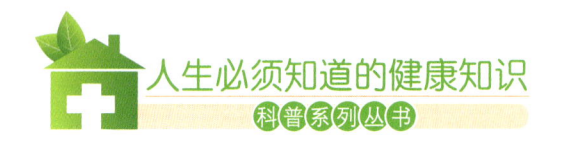

住进ICU后病情加重怎么办

住进ICU的患者由于病情重、病种复杂，治疗后没有及时缓解，甚至病情加重出现呼吸、心跳停止的可能性也是随时存在的。

先进的监测和治疗手段强化了对患者的监测、诊断与治疗，同时医护人员在床边24小时不间断的病情观察以及对监测资料的分析、判断，可以指导医护人员在患者发生病情变化的第一时间及时发现，同时进行治疗，并进行再监测、再分析、再判断并修正治疗方案，这个过程是提高一个危重患者抢救成功率的重要过程，是普通病房、普通治疗条件、普通医护人员不能做到的。

ICU医生负责对患者的全面监测和治疗，调控循环、呼吸等重要脏器功能，维持患者内环境稳定，实施营养支持及防治并发症等。患者每日情况都会在晨间查房时由医生共商定，或经主任查房后决定。但因涉及多学科知识，故需得到专科医师的会诊并协助紧急处理，同时可组织全院多科专家会诊，以及联系外院权威专家会诊，便于患者得到最好的救治。

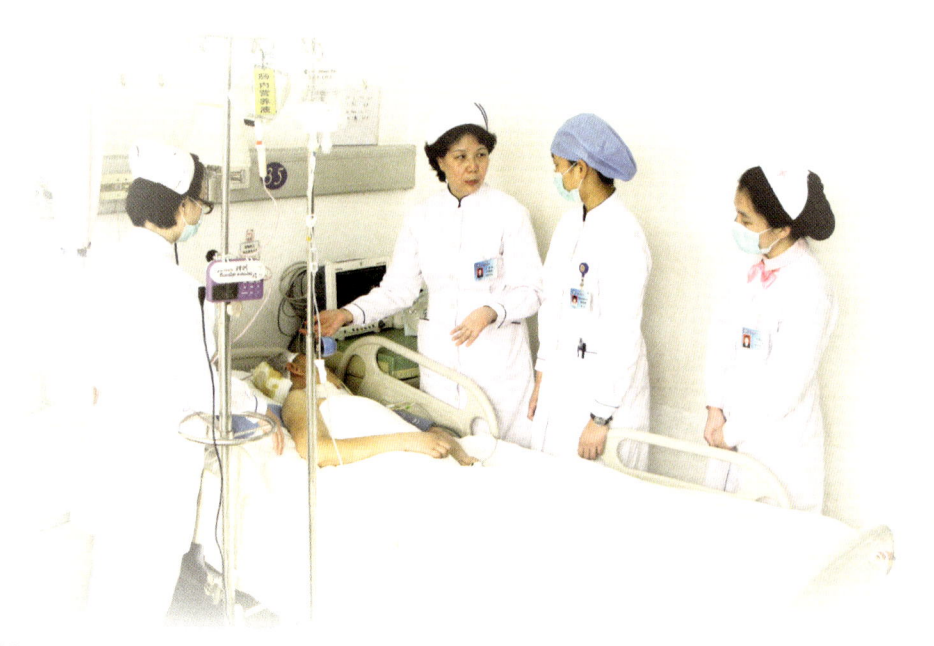

病情好转后如何转出，去哪儿

心跳骤停患者经积极治疗后患者心跳、血压正常，自主呼吸平稳，原发病好转，严重并发症基本控制，不再需要对呼吸、循环等各项参数进行监测，也不需要进行机械通气治疗。

休克患者休克得以纠正，原发病病情基本控制，无严重并发症。

急性呼吸功能不全患者不需要机械通气治疗。

急性心功能不全患者心功能显著改善，呼吸困难等症状缓解，血压平稳，停用静脉用药，不需要进行血流动力学及呼吸功能监测，观察72小时病情稳定。

急性肾功能不全患者尿量增多，血钾、肌酐、尿素氮等指标趋于正常。生命体征平稳，但肾功能衰竭难以恢复，需长期透析治疗。

患者原发疾病控制，重要器官功能恢复，生命体征稳定，则可转出。转出时需经ICU主治医师以上医师决定。应与疾病相关的专科医师会诊后，决定是否转入相关科室继续治疗，必要时可经医务部门协助进行。

进了ICU多久能出来

进入ICU后经积极救治病情稳定、符合转出条件即可转入普通病房继续治疗。

因患者本身情况不同、病种及程度不同，故ICU的入住时间也不尽相同。

患者不需要机械通气且生命体征稳定后即可转入普通病房，但存在心肺功能减低患者则可能入住的时间较长，如符合转出条件后即可转入普通病房。

(本章编者：王牧坤　李华　张丽鑫　喻慧敏　张磊)

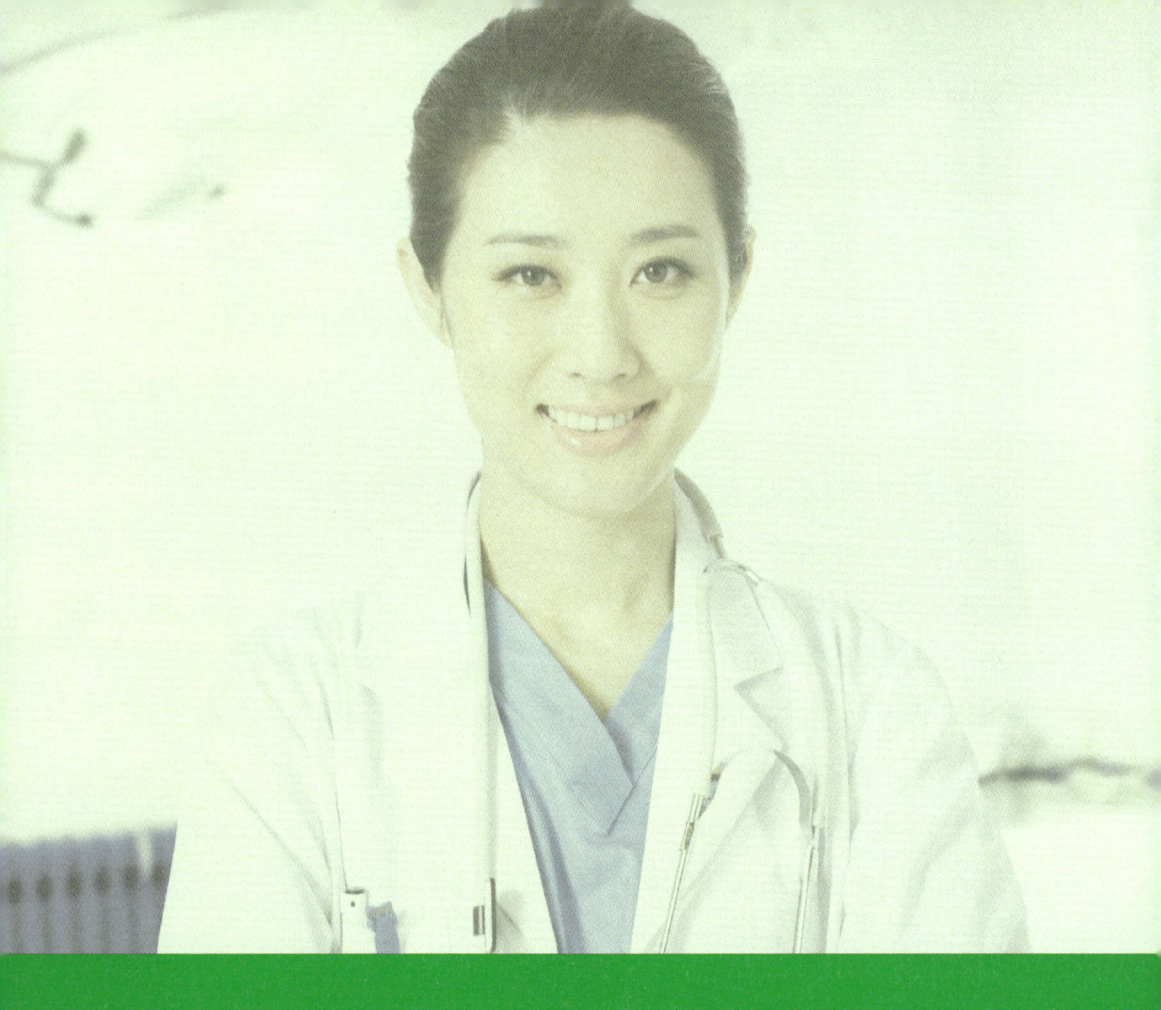

TANJIU HUANZHE SHENTI SHANGDE "GUANLU"

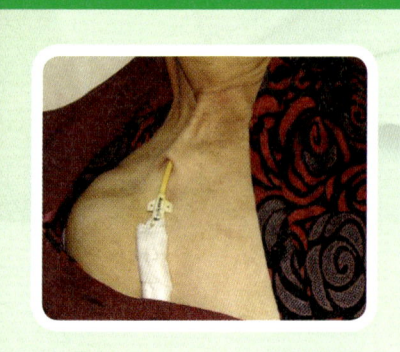

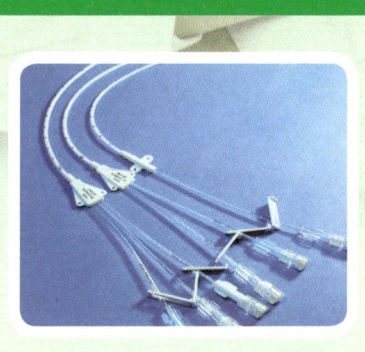

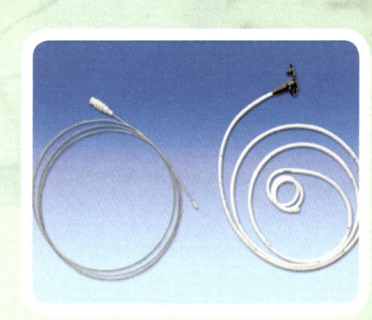

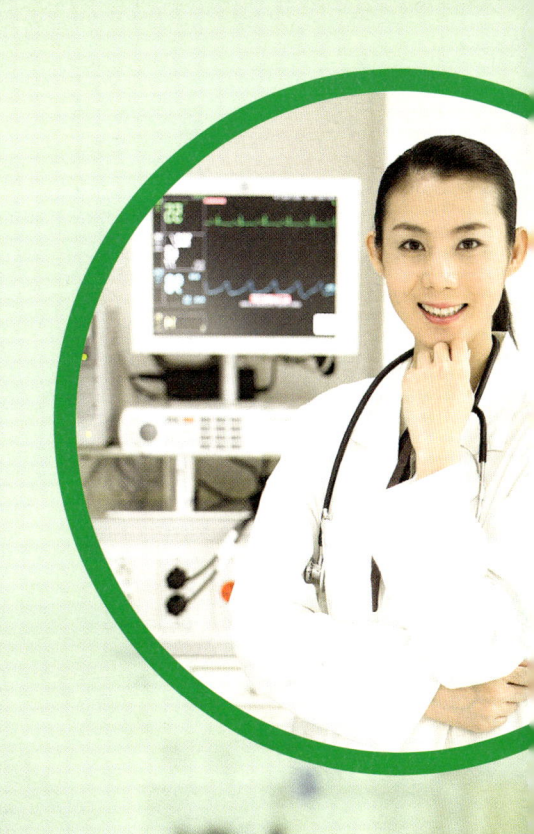

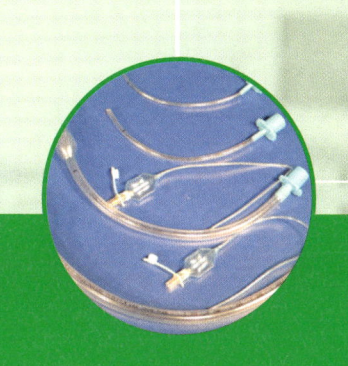

探究患者身体上的"管路"

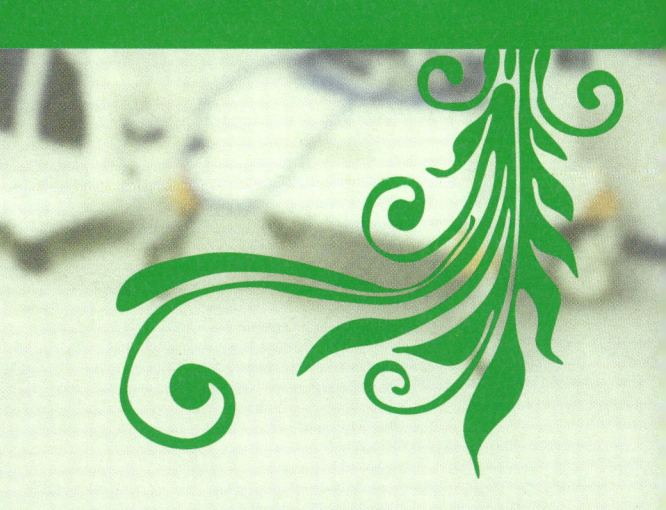

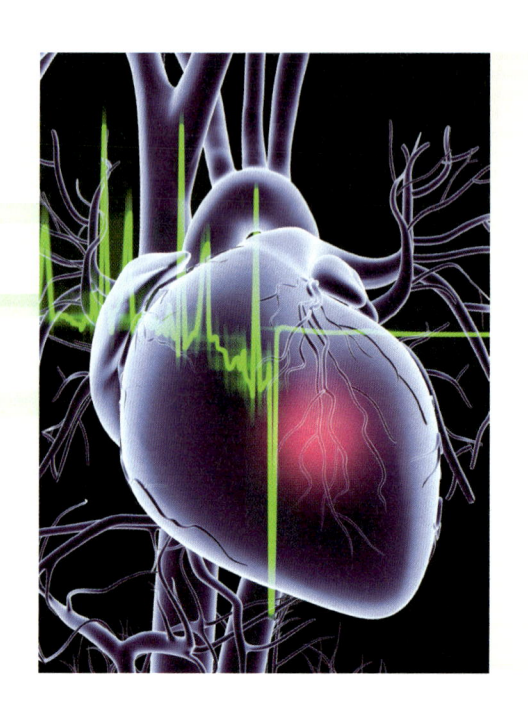

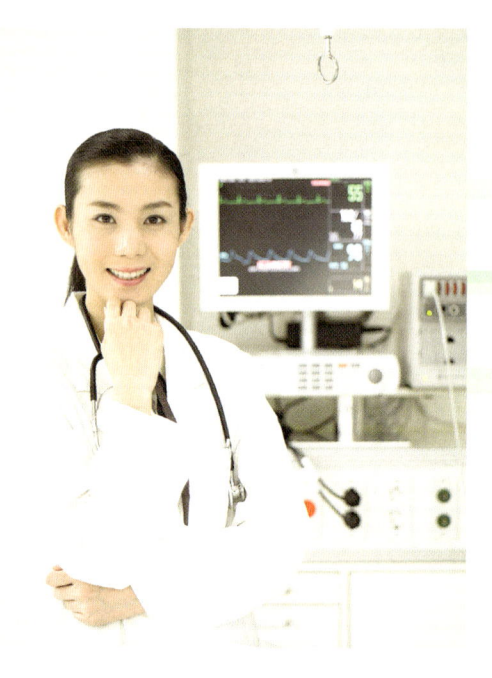

心电监护是怎么回事，有什么作用

心电监护是用心电监护仪对患者的心脏电活动进行实时无创监测的方式。心脏节律性的收缩、舒张是血液在血管中循环的动力，心肌的机械收缩是以心肌细胞的电生理活动为基础的。一般情况下，监测心肌的心电信号就可以反映心脏机械收缩的规律。心电信号可以通过人体组织传到体表，在体表利用电极监测这种信号并进行描记，就是平时所见的心电图。普通心电图只能描记心脏当时短暂的心电活动情况，而心电监护仪监测的是心脏实时、长程的电活动，反映了心脏的工作状态。通过心电监护仪可提供可靠的有价值的心电活动指标如当前心率、心律、无创血压及平均动脉压的变化。目前的监护仪由于还可以同时监测血氧饱和度、呼吸频率、体温等指标，能够更全面地反映患者的全身情况，以便及时采取措施。

危重患者通过心电监护，可以随时全面了解循环和呼吸情况，为医生治疗提供有价值的信息，因此心电监护成为危重患者最重要、最基本的监测手段。

重症医学 | 监护生命

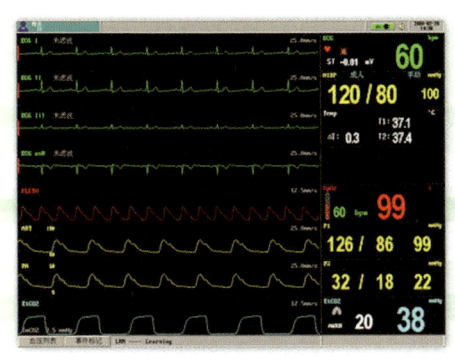

心电监护仪面板

什么是脉搏血氧饱和度

氧是维持生命的重要物质，人体组织细胞进行新陈代谢所需要的氧是从血液中获取的。当血液在心脏泵的推动下流经肺部时，从肺泡获取氧，然后经动脉进入毛细血管，在那里释放氧，维持生命活动。血液所携带的氧，只有大约2%是溶解在血浆中的，其余98%是与血红蛋白(Hb)

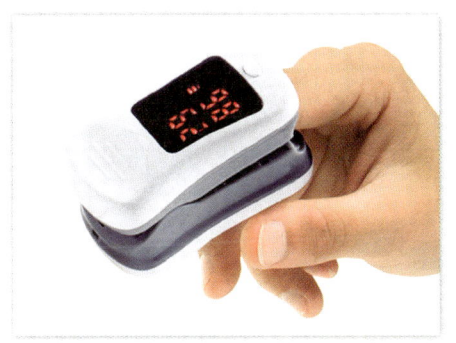

脉搏血氧仪

结合成氧合血红蛋白(HbO_2)后进入组织的。血红蛋白在任一时刻所含的氧气量被称为血氧饱和度，血氧饱和度是反映人体呼吸功能及氧含量是否正常的重要生理参数，它是显示我们人体各组织是否健康的一个重要生理参数。精确的血氧饱和度需取动脉血用仪器来测量。现在也可以用脉搏血氧仪(Pulse Oximetr)，使用光电技术，在不取血的情况下连续测量动脉血中的血氧饱和度，这种方法测出的血氧饱和度通常称为脉搏血氧饱和度(SpO_2)。

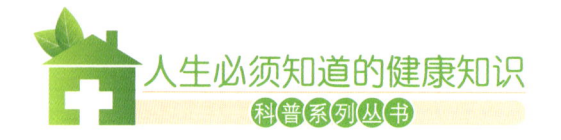

脉搏血氧仪提供了以无创方式测量血氧饱和度或动脉血红蛋白饱和度的方法。脉搏血氧仪还可以检测动脉脉动,因此也可以计算并告知患者的心率。脉搏血氧仪是测量患者动脉血液中氧气含量的一种医疗设备。

脉搏血氧仪是以氧合血红蛋白和还原血红蛋白对不同波长的光吸收性能不同而设计的。脉搏血氧仪的探头套在手指上,上壁固定了两个并列放置的发光二极管,发出波长为660纳米的红光和940纳米的红外光。下壁有一个光电检测器,将透射过手指动脉血管的红光和红外光转换成电信号,由于皮肤、肌肉等对这两种光的吸收系数是恒定的,因此只受氧合血红蛋白和还原血红蛋白量的影响。光电检测器监测的电信号经过放大和滤波后,分别由模/数转换器转换成数字,这就是脉搏血氧饱和度。光电信号的波动规律是和心脏的搏动一致的,因此检测出信号的重复周期,还能确定出脉率。

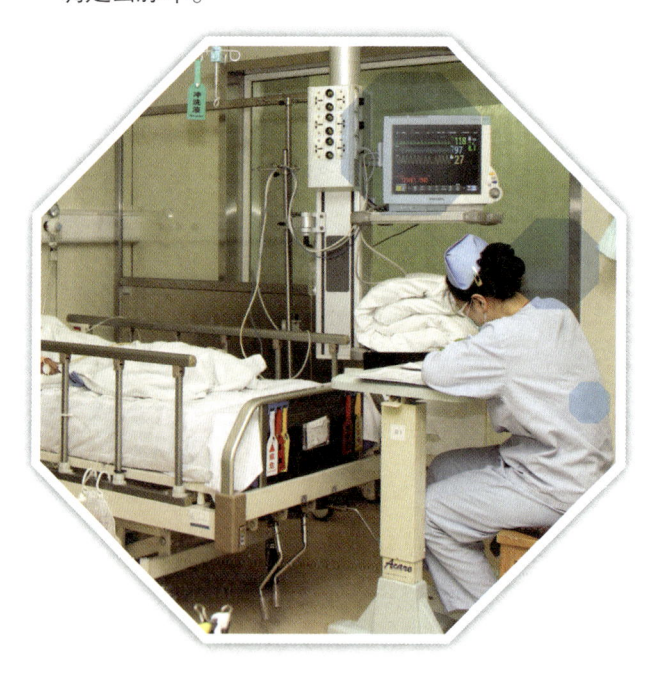

脉搏血氧饱和度属于无创监测的一种,受影响因素较多。血压过低、严重贫血、体温过低、周围光线过强、涂指甲油等会影响测量结果的准确性。核磁共振或CT设备、医用高频信号的干扰、静脉有节奏的跳动也会引起错误的读数。血氧仪对患者诊断只起辅助作用,需医生根据情况作出判断。

为什么要留置中心静脉导管

相信生活中每个人都有生病去医院输液的经历，护士会娴熟地在患者的手上扎上一根细细的针，液体顺着这个通路进入患者的血液内，扎针的这个血管就是我们平常所说的"小静脉"，一般的患者有这根小静脉输液就足够了。中心静脉我们也称为"大静脉"，中心静脉导管就是放置在人体的大静脉内的。我们体内相对比较表浅又容易穿刺到的有锁骨上、下静脉，颈内静脉和股静脉等。因此这些静脉也成为留置中心静脉导管时最优先考虑的位置。

为什么患者一旦进入ICU，医生就会要求留置中心静脉导管呢？

首先重症患者需要通过静脉而不是口服用药，需要建立输液通路，为反复输液建立良好的通道，保留时间长，避免反复穿刺造成痛苦。小静脉输液的速度是受限制的，而中心静脉能满足大量快速静脉输液的要求，如休克的患者或失血量较大的手术患者，有了中心静脉，就能在短时间内输入大量的液体，而外周小静脉满足不了这些要求。具有刺激性的液体，经外周静脉输注时会产生静脉炎，而中心静脉就可以避免。经中心静脉输注的药物能够达到全身起效的时间要明显快于外周小静脉，所以还可以为抢救赢得时间。肿瘤患者化疗时应用中心静脉能防止化学性静脉炎的发生，防止药液外渗。中心静脉还有一个特点是能够满足长时间输液的要求，因此成为长期肠外营养，长期抗生素注射，长期止痛药注射的给予途径。

中心静脉置管的另一个重要作用是实现监测的途径，这是外周小静脉根本无法做到的。中心静脉导管的尖端放置在上腔静脉和右心房交界处，通过中心静脉导管的远端测得的压力称为中心静脉压，反映右心房的压力，是用于评估循环的重要生理参数，用于判断右心功能和体内有效循环血容量的多少。

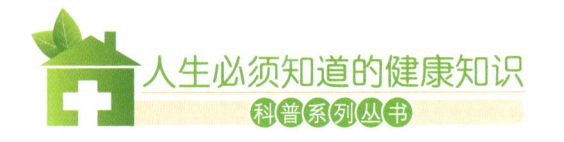

中心静脉导管是什么样子的，可以留置在哪里

中心静脉导管就是一种特殊的留置于血管内的导管，有不同的规格和型号。根据用途的不同，可以给患者放置单腔、双腔、三腔或四腔中心静脉导管。导管的粗细不同，一般来说，腔数越多，管径就越粗。导管的长度也不相同，小儿的中心静脉导管比成年人的要短。按材料来区分，有硅胶导管和PU导管。

将中心静脉导管放置在体内的过程叫中心静脉置管，这是ICU医生必须掌握的一项操作技术之一。这项操作，选择不同的穿刺部位，对患者的危险性是不同的，例如，股静脉由于周围只有动脉、肌肉和神经，而且体表可以压迫，因此穿刺时发生出血的危险性要小于颈内静脉和锁骨下静脉，并且不会发生气胸。但是由于靠近会阴部，发生感染的机会要多于上述部位，影响患者下床活动，长期放置发生下肢深静脉血栓的机会也大。颈内静脉和锁骨下静脉相比，都可以发生气胸、出血等并发症，但是颈内静脉还会影响头部的活动，所以，对大部分ICU的患者来说，锁骨下静脉是我们最常选用的位置。穿刺过程应用的麻醉药物虽然也有导致患者过敏的可能，但是能避免疼痛。视患者病情，导管留置在体内的时间也不同，一般可以保留30天左右，有的可保留半年以上，这需要护士的精心保护才能实现。

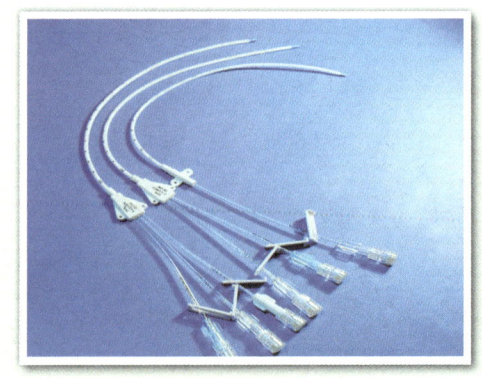

中心静脉导管

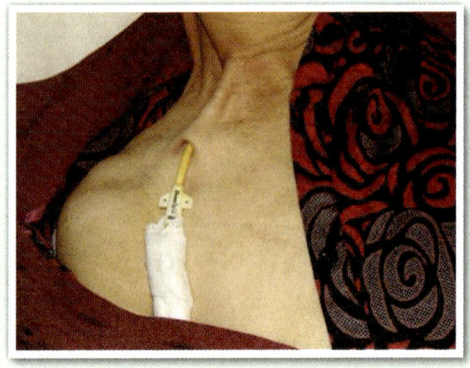

放有颈内静脉导管的患者

什么是经外周中心静脉置管

经外周中心静脉置管（peripherally inserted central catheter, PICC）又称为PICC，是从外周手臂的静脉进行穿刺，导管直达靠近心脏的大静脉，避免化疗药物与手臂静脉的直接接触，加上大静脉的血流速度很快，可以迅速冲稀化疗药物，防止药物对血管的刺激，因此能够有效保护上肢静脉，减少静脉炎的发生，减轻疼痛，提高患者的生活质量。

穿刺时，PICC一般选择肱静脉或贵要静脉，消毒，穿刺成功后用导丝将导管放置大静脉内。由于导管在X光下显影，所以可通过X光片进行定位。同中心静脉置管一样，导管尖端位于上腔静脉和右心房交界处。相比中心静脉导管，PICC导管长，管径细，不具有中心静脉导管的测量中心静脉压的功能，但是保留时间长，适合病情相对稳定的危重患者和化疗患者。

如果患者使用了PICC，那么在使用期间要注意手臂活动幅度不能过大或太剧烈，防止导管脱落或断裂。另外，护士每星期进行一次冲管和换膜。患者洗澡尽量使用淋浴，薄膜松动要及时更换，以防止导管阻塞或置管处皮肤血管的感染。如果PICC维护得好的话，一般可以使用长达1年以上。

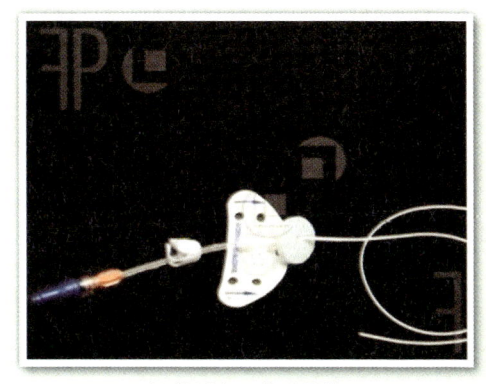

经外周中心静脉导管 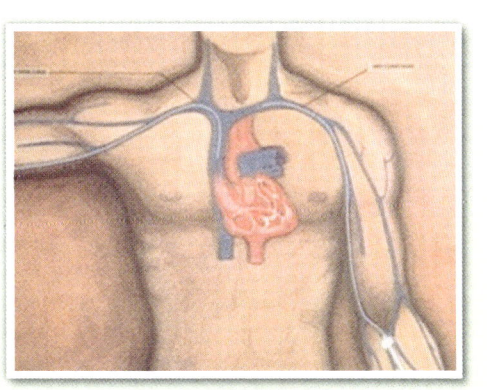　　　　　　PICC放置示意图

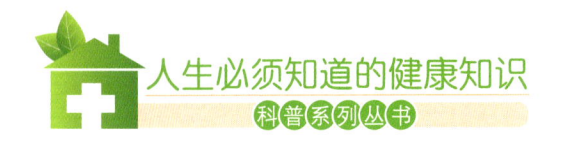

什么是留置针，都有哪些型号

　　细心的家属去监护室探望患者的时候会发现，连患者输液用的输液针也和平时偶尔输液时所用的不同。这种软软的可以较长时间留置的输液针就是静脉留置针，又称"套管针"。这种新型的输液针比平时输完液后需要立即拔掉的金属头皮针有很多优点。它可以减少血管穿刺次数，比金属头皮针对血管的刺激性小，不易脱出血管。不仅对患者手臂的活动限制较小，还能减少液体外渗，减少患者对输液的心理压力。有了套管针，可随时进行输液治疗，有利于危重患者的抢救和提高护理工作效率，减轻护士的工作量。现在许多医院都将静脉留置针作为临床输液治疗的主要工具。

　　留置针的材质和型号是不同的，以满足不同患者的需要。针的材质不仅要有一定的强度易于穿刺，还要具有抗打折能力让导管打折或扭曲后能迅速复原，同时导管表面要光滑，不易形成血栓，从而减少细菌定植带来的感染风险，更要具有不透X光功能确保导管在静脉中被清晰定位，这在发生导管断裂等罕见并发症时显得尤为重要。护士会根据用途选用不同型号的留置针，需要大量快速输液时就会选择直径粗的，小儿就会选用比较细的留置针。不同粗细的留置针颜色是不同的，便于区分。

　　留置针留置时间成人一般不超过3~4天，这期间除了要求固定牢固，避免脱出外，还要严格消毒，防止感染，同时用完后要用具有抗凝作用的肝素封管，避免套管内血液凝固，造成堵塞。同金属头皮针一样，留置的套管针也会发生渗出、坏死和静脉炎等并发症。

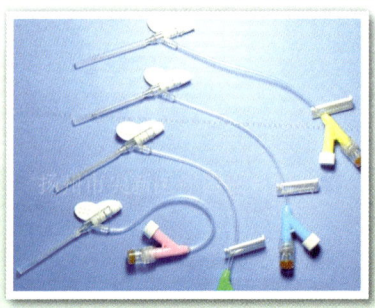

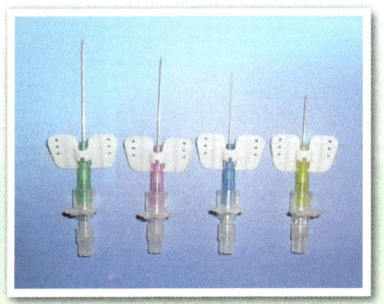

静脉留置针

什么是有创动脉压，什么情况下需要测量有创动脉血压

血压是生命的一个重要指标，平时所说的高血压、低血压一般是指无创血压，就是通过台式血压计测量得来的。为什么有些危重患者需要监测有创动脉压呢？无创血压测量是一种间接测量人体血压的方法，用各种无创测量血压方法所测量出的血压与人体真正的血压值是有一定差距的。

对危重患者来说，无创动脉压不能准确地、动态地反映血压的实际水平。无创血压计测量血压时有一定的范围限制，血压过高或过低时无创血压就有很大的误差，不能真实反映患者的实际血压情况，也无法连续显示瞬间的血压变化，因此，对于血压不稳定及失血性休克的危重患者，有创血压的监测尤为重要，与无创血压监测相比，有创血压可以提供连续、可靠、准确的监测数据，为医生的治疗提供更多的信息。

与无创动脉压相对应的是有创动脉压，就是用有创伤的方法直接测量的血压。它的原理是首先将导管通过穿刺，置于被测部位的血管内，导管的外端直接与压力传感器相连接，由于流体具有压力传递作用，血管内的压力将通过导管内的液体传递到外部的压力传感器上，压力传感器与心电监护仪相连接，就可获得血管内实时压力变化的动态波形，可获得被测部位血管的收缩压、舒张压和平均动脉压。临床一般测量桡动脉、肱动脉、足背动脉和股动脉等处的有创动脉压，有创动脉压可以及时和准确地反映患者的血压变化。直接动脉压力监测为持续的动态变化过程，不受人工加压、袖带宽度及松紧度影响，准确可靠，随时取值。一般来说，有创血压测压值比无创测压值高0~5毫米汞柱。

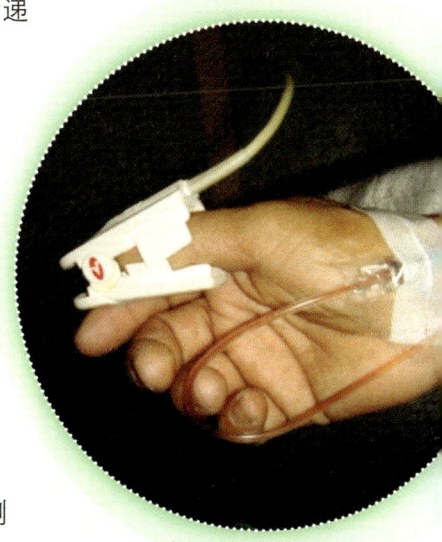

有创动脉压测压监测

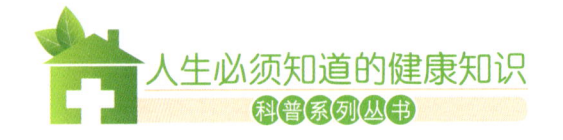

什么是气管插管，为什么要给患者气管插管

由于呼吸道疾病或其他原因导致呼吸困难的患者进入ICU后，医生首先要家属签字的知情同意书恐怕就是气管插管了。面对医生急切而又焦急的眼神，家属更是六神无主：为什么要气管插管？插管的过程痛苦吗？保留这根管子患者遭罪吗？

气管插管是一种特制的管子，医生通过口腔或鼻腔，穿过声门，将它放置在气管内的过程称为气管插管术，这是一项救命的技术，是呼吸道管理中应用最广泛、最有效、最快捷的手段之一，是医务人员必须熟练掌握的基本技能，对抢救患者生命、降低病死率起到至关重要的作用。通过这根管道，护士能及时吸出气管内分泌物、痰液或异物，防止异物进入呼吸道，保持呼吸道通畅。如果患者需要使用呼吸机，气管插管还是连接患者和呼吸机之间的桥梁，也就是说，呼吸机送出的氧气和人体呼出的二氧化碳都要通过这根管子。

住ICU患者的气管插管一般都是紧急气管插管，这主要见于以下几种情况：①患者突然呼吸停止；②由于供氧或通气不足需要连接呼吸机机械通气者；③咳嗽力量弱，不能自行清除呼吸道分泌物、胃内容物反流或出血，有可能误吸者；④呼吸道损伤、狭窄、阻塞，气管食管瘘等影响正常呼吸者；⑤由于呼吸肌的病变，导致无法正常呼吸者。

插管时，医生会采用轻柔的手法，避免损伤牙齿和声带等组织。清醒的患者，大多烦躁不安难以耐受，医生会给予适当的镇静，让患者保持舒适，直到可以拔除气管插管。

有效的人工或机械通气可防止患者缺氧和二氧化碳潴留。气管插管是否及时，直接关系着抢救成功与否、患者能否安全转运及患者的预后情况。

气管插管都有哪些型号，怎样气管插管

为适应不同人群的需要，气管插管有各种不同的型号，其管径粗细和导管长度都是不同的，以满足从刚出生的婴儿到成年人的需要。气管插管虽然是一项急救的措施，但气管插管的过程也是有一定风险的。气管插管时，尤其是在挑起会厌时，由于迷走神经反射，有可能造成患者的呼吸、心跳骤停，特别是生命垂危或原有严重缺氧、心功能不全的患者就更容易发生了。因此插管前应向患者的家属交代清楚，取得理解和配合。插管时应充分吸氧，并进行监测，备好急救药和器械。对于插管困难的，有时还需要应用纤维支气管镜引导。最近用于临床的可视喉镜，也为医生带来了很多方便。

经口气管插管的使用快速而方便，在呼吸、心跳骤停抢救时较常使用，但经口气管插管固定困难，大多数患者意识恢复初期，可因烦躁不安或难以耐受，导致过早拔管撤机。对这类患者予以适当的镇静或改变插管方式，可保证适时撤机。经鼻气管插管有效方便，对于清醒患者也能耐受，且易固定，不影响口腔护理和进食，不致因较长时间使用引起营养不良和电解质紊乱，为一无创伤的方法。但经鼻气管插管气道死腔大，容易导致痰液引流不畅、痰栓形成，甚至阻塞管腔。相比之下，气管切开死腔小，固定良好，患者能耐受，痰液易吸出，不影响进食和口腔护理，并发症少，是理想的通气方式。需要较长时间机械通气或昏迷者，及痰液较多排痰不畅者，以气管切开为宜。

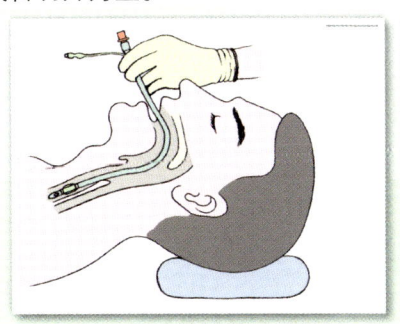

经口气管插管示意图 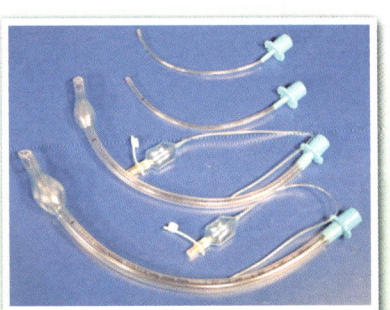　　　　不同型号的气管插管

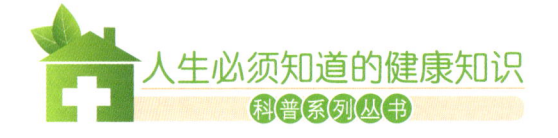

什么是气切套管，为什么要做气管切开

在ICU，您会发现很多带有气切套管的患者。都已经气管插管了，为什么医生又让进行气管切开呢？无论是经口或是经鼻气管插管，由于气管插管的管腔较长，呼吸时阻力很大，患者容易呼吸费力。气管插管经过口腔进入气管，不利于保持口腔的卫生，成为诱发肺部感染的一个诱因。对于清醒的患者带有气管插管时舒适度很差。因此，虽然气管切开较气管插管创伤大，手术的过程也有并发症，但气管切开对患者总体来讲还是利大于弊的。

气管切开是ICU最常见的一个手术，是切开颈段气管，放入塑料或金属气管套管，建立人工气道的一种方法。气管切开的原因同气管插管基本上是一样的，解除喉

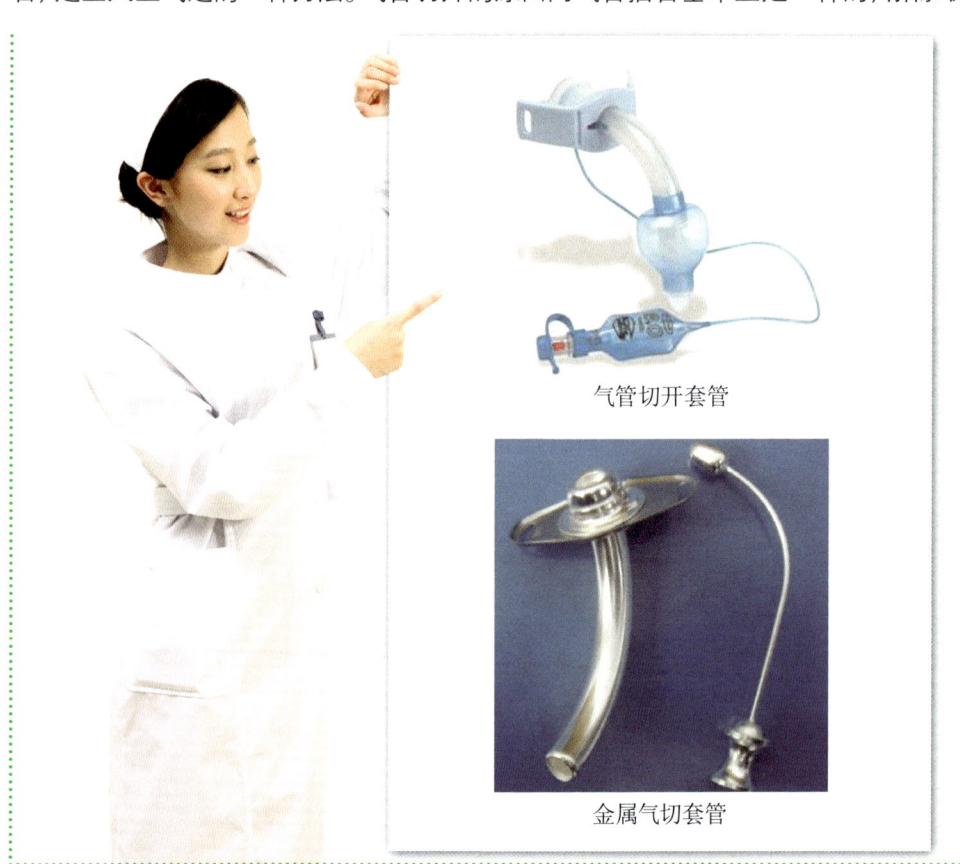

气管切开套管

金属气切套管

头梗阻、呼吸肌功能失常和呼吸道潴留所引起的呼吸困难。与气管插管相比，气管切开放入气切套管后，吸入的空气不再经过咽、喉部，减少了呼吸道死腔，改善了肺部气体交换，也有利于肺功能的恢复。此外，气管切开后也为使用呼吸机提供了方便。

塑料气管套管和金属气管套管不太一样，如果需要呼吸机，则必须使用塑料气管套管，因为塑料气管套管有球囊，起到封闭气道的作用。气管套管也分为不同的型号，型号越大，管径越粗。使用可以调节长度的气管套管，用于特殊的患者。

常用的气管切开术有传统的气管切开到微创气管切开两种方法。传统的气管切开就是局部麻醉后，选取甲状软骨下缘与胸骨上窝之间作为气管切开的位置，用手术刀依次切开皮肤、皮下组织、肌肉后，暴露气管，在第3~4气管环处，挑开2个气管环，插入气管套管。气管套管上的袋子系于颈部，打死结以牢固固定，最后用一块开口纱布垫于伤口与套管之间。

经皮微创气管切开时患者的体位、消毒、麻醉与手术部位都与传统的气管切开相同。微创器械包括成套的气管穿刺针和扩张器。用穿刺针成功穿刺气管后，采用扩张器扩张穿刺孔至合适的直径后放入气管套管。较之传统的气管切开术，微创气管切开创伤小，出血少，操作快。

为什么要给患者留置尿管，尿管都有哪些种类

危重患者常常留有尿管，主要有以下几方面的原因：①需要准确记录单位时间尿量，保持24小时出入量平衡。危重患者需要严密监测脏器功能并保持液体出量和入量的平衡，尿量是反映肾脏功能的简单、易行的指标，保留尿管可以准确记录每小时的尿

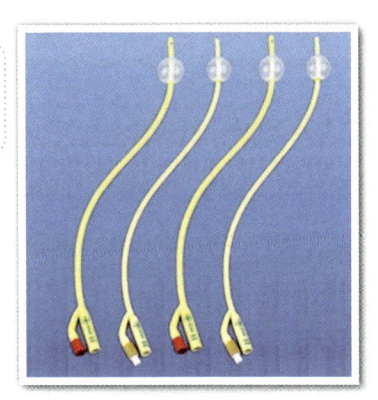

常用的水囊型导尿管

人生必须知道的健康知识
科普系列丛书

量,间接监测肾脏功能。心力衰竭的患者不能耐受体内液体过多,而休克的患者需要大量补液,作为人体出量的最大部分尿量的精确测量就显得尤为必要,只有留置尿管,才能保障出量计算的准确性;②解决各种原因引起的排尿障碍,如昏迷患者的尿失禁;③为尿潴留患者引流出尿液以减轻痛苦,如麻醉手术后的膀胱平滑肌麻痹;④诊断的需要。如肾盂肾炎的患者需要留取未受污染的尿标本做细菌培养;⑤特定手术的需要,如腹腔和妇科等手术,留置导尿管可以导出尿液排空膀胱,避免膀胱在手术中受到损伤。泌尿道手术时留置尿管是手术的需要。

尿管也分为很多种类,根据目的不同可以选择不同材质、不同形状和型号的导尿管。①普通导尿管:用于一次性非留置性导尿;②菌状导尿管:耻骨上膀胱造瘘,盲肠造瘘;③尖头导尿管:前列腺肥大;④金属导尿管:尿道口狭窄,普通导尿失败;⑤气囊、水囊导尿管:这是ICU最常用的,适合于大多数患者。

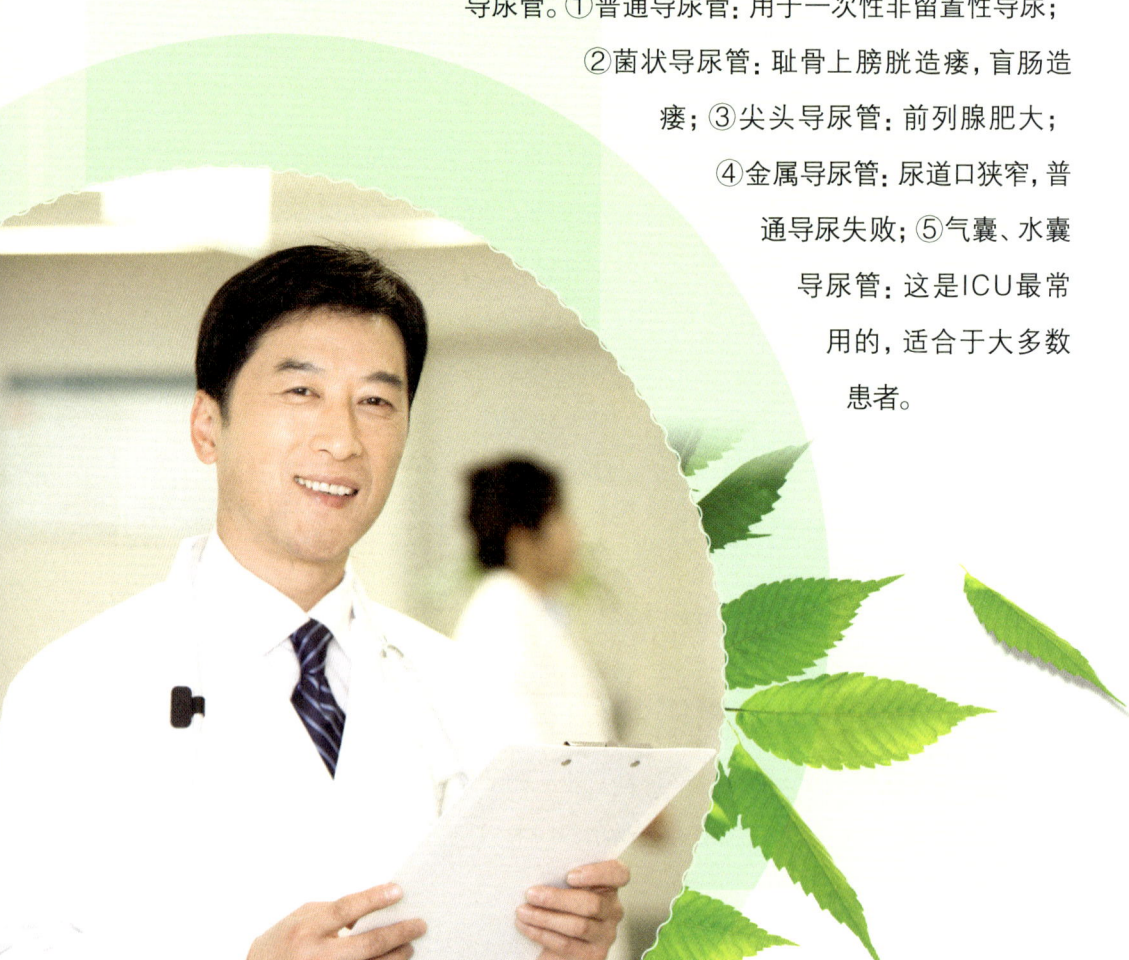

为什么要给患者留置胃管或鼻肠管，两者有什么不同

胃管是用来从胃里抽液或输送营养液的专用软管，在患者无法经口进食、拒绝进食或由于手术等其他原因不能进食时，将食物送到胃里的通道。胃管一般长约45~55厘米。使用时，由鼻孔插入，经由咽部，通过食管到达胃部。

鼻肠管又称螺旋形鼻肠管，是一种不透X光的聚氨脂管，X光下可见，长度145厘米。鼻肠管也由鼻孔插入，经由咽部，通过食管、胃部，最后放置在十二指肠内。胃病患者和危重患者无法进食或者胃瘫、胃麻痹不耐受食物时，就可以通过鼻肠管来输送必需的营养物质。利用鼻肠管可以将营养液或者一些药物直接送到肠道，从而保证患者的营养供应，防止患者营养缺乏。用鼻肠管给患者输送药液有助于减少药物对胃的刺激，减少胃液反流和误吸，还能保证一些容易被胃液破坏药物的疗效。

使用时需根据患者的具体情况选择胃管还是鼻肠管。如果患者的胃功能正常而只是由于其他原因不能通过口进食，那么就可以使用胃管。如果患者胃功能有问题或由于手术等原因胃不能消化食物时，就使用鼻肠管。一般胃管比鼻肠管要短、粗，适于向胃里输送液体营养物质或乳状食物，而鼻肠管细、长，可以向肠道输送液体，但是一般不用鼻肠管输送乳状食物，因为输送乳状物容易堵塞管腔。胃管不能用于直接向肠道提供营养物质，它的下端不容易进入幽门，而鼻肠管的下端呈螺旋状，而且比较软，鼻肠管可以通过胃的正常蠕动进入肠道。使用时，为了判断鼻肠管是否到达预定位置，需要借助内窥镜或X射线显影来观察鼻肠管所在的位置。胃管和鼻肠管放置后要妥善固定，避免脱出和打折，要定时冲洗，保持管路通畅。胃管和鼻肠管在患者体内放置的时间是不同的，带导丝的胃管更换时间为25~30天；鼻肠管更换时间为42天。

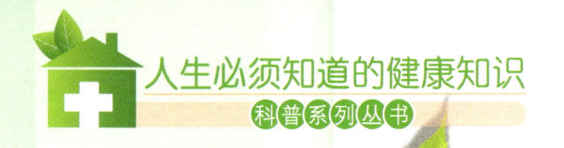

肠道在人生命中的意义越来越受到重视,重症患者不能经口进食时,通过胃管或鼻肠管进行鼻饲是最符合人体生理功能的一种营养供给方式,因此胃管和鼻肠管的作用不容忽视。营养物质经胃管或鼻肠管给予,有助于促进肠道运动,维护肠道完整性,减少感染的发生率,调控免疫、内分泌等功能,有利于患者的康复。

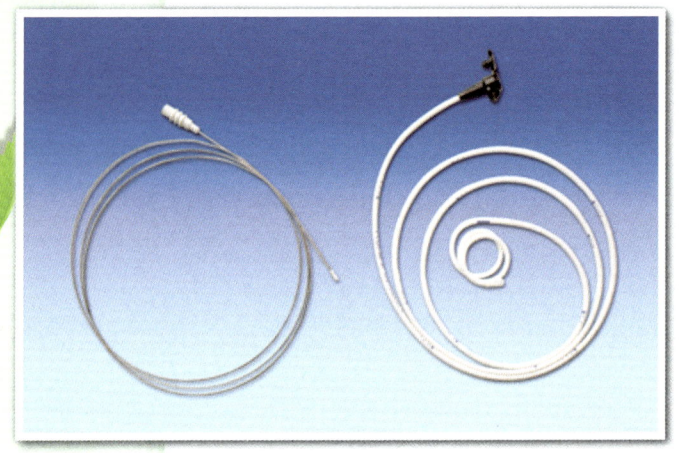

鼻肠管

为什么手术后的患者身上会带一些引流管

大手术之后的一些患者也会被送进监护室监护、观察。一种情况是因为患者手术复杂、创伤大,手术后的一段时间内存在风险。另一种情况是患者原来有一些具有潜在危险的慢性疾病比如冠心病、肺气肿等,这些慢性疾病有可能因为手术而加重,因此也需要在术后进入监护室严密监护。

大手术后的患者身上常常带有一根或几根引流管,这是医生观察手术区情况的窗口。引流管的一端为进液口,另一端设有密封装置——引流袋、引流瓶或者负压吸引球等。根据手术部位的不同,引流管可能放置在腹腔、胸腔、盆腔甚至是大脑内。每种引流管的材料和形状可能不同,体外连接的密封装置用于贮存引流液,便于计量。对于手术后进入ICU的患者，监护室的护士和医生会交接引流管，护士将其妥善固定，避免脱落，并仔细看护这些管路，观察引流管是否通畅，引流液的颜色、性状和引流量，发现异常后，会告知手术医生，采取相应的措施。

　　引流液是观察手术区情况的窗口。引流液由暗红转为鲜红，且引流量过多，提示有出血现象。如果过少就要观察是否有引流管受压、扭曲、漏气发生。例如，做肝脏部分切除的患者会在肝脏周围留置一根腹腔引流管，正常情况下引流液的量会每小时逐步减少，颜色逐渐变淡，当每天的量少到一定程度后，医生就会将其拔除。如果引流液的量突然增加，或者变淡的引流液突然颜色转红，就要警惕手术区出血，要及时告知手术医生，进一步采取措施，或使用一些止血药物，或返回手术室进行手术止血。

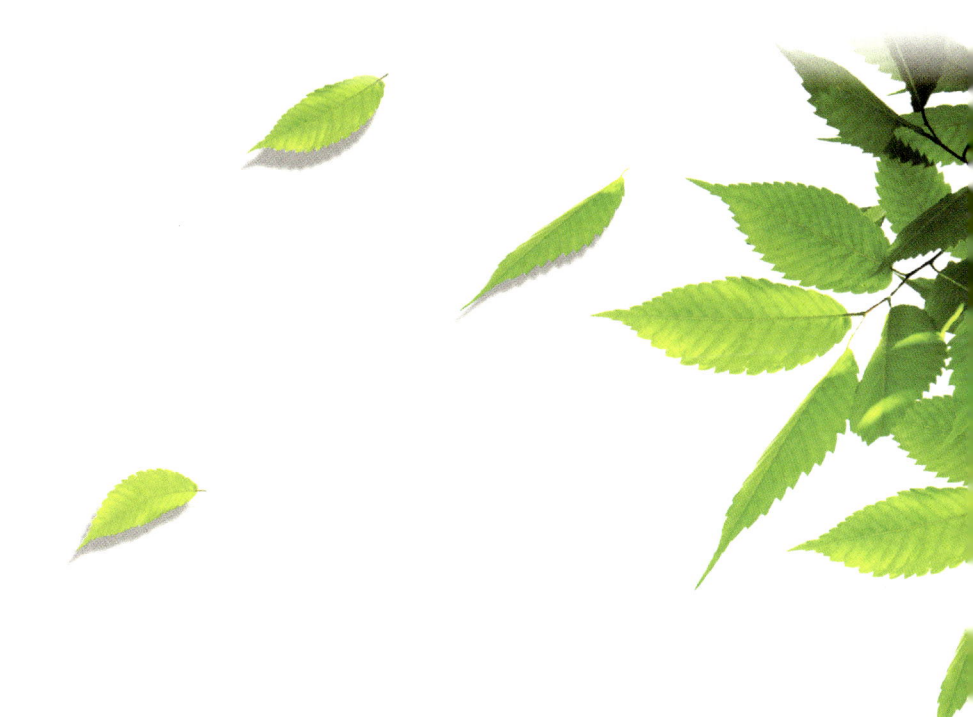

（本章编者：程 芮　杨贵荣　喻慧敏）

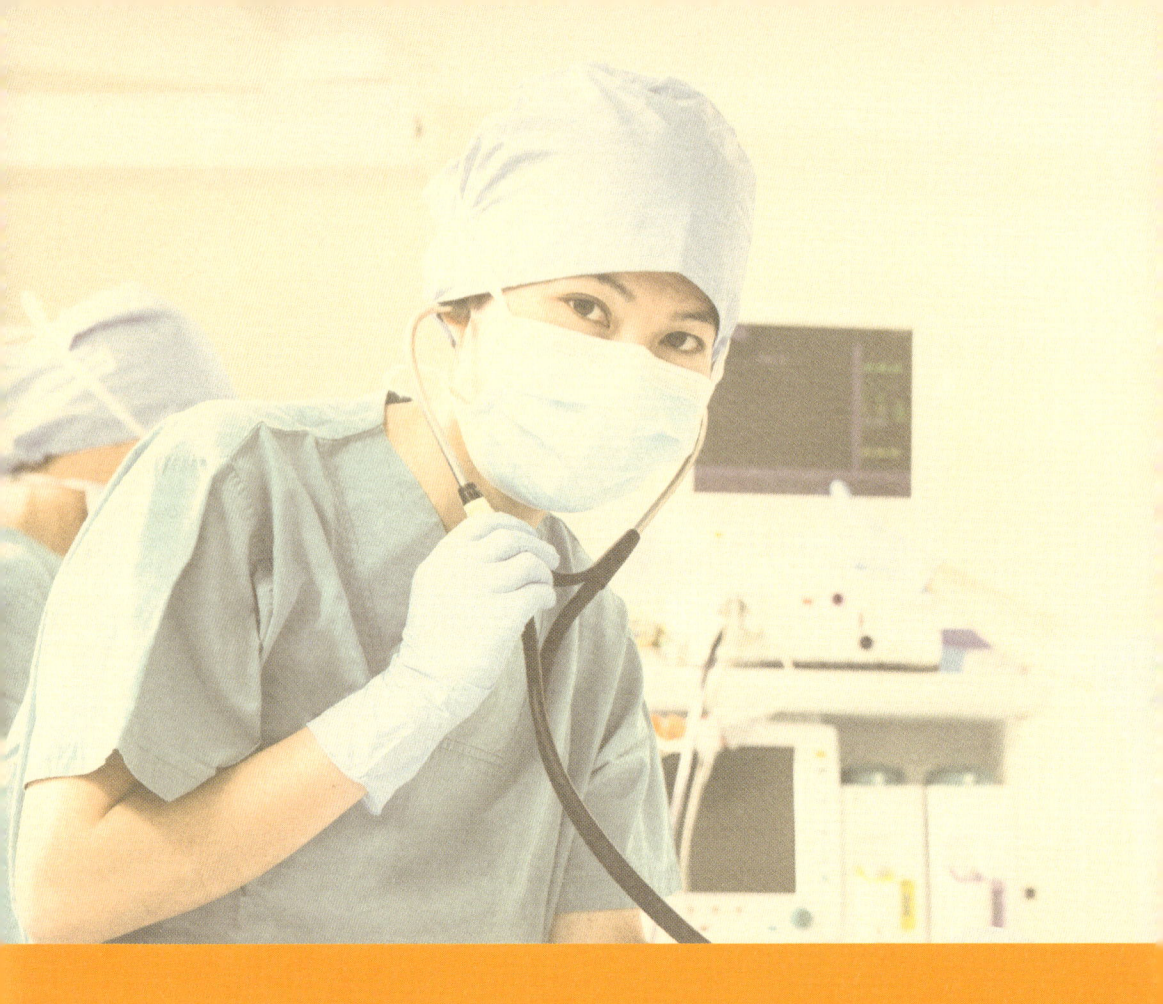

LIAOJIE ICU BINGFANG DE JIANHU YIQI

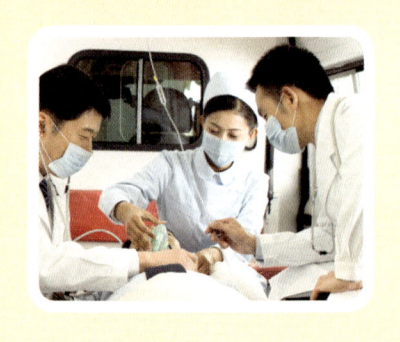

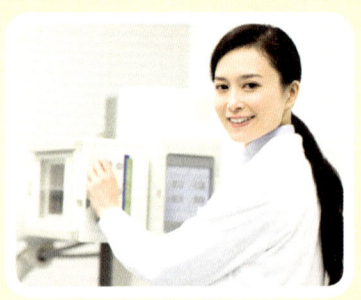

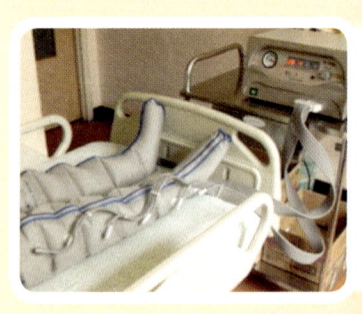

了解ICU病房的监护仪器

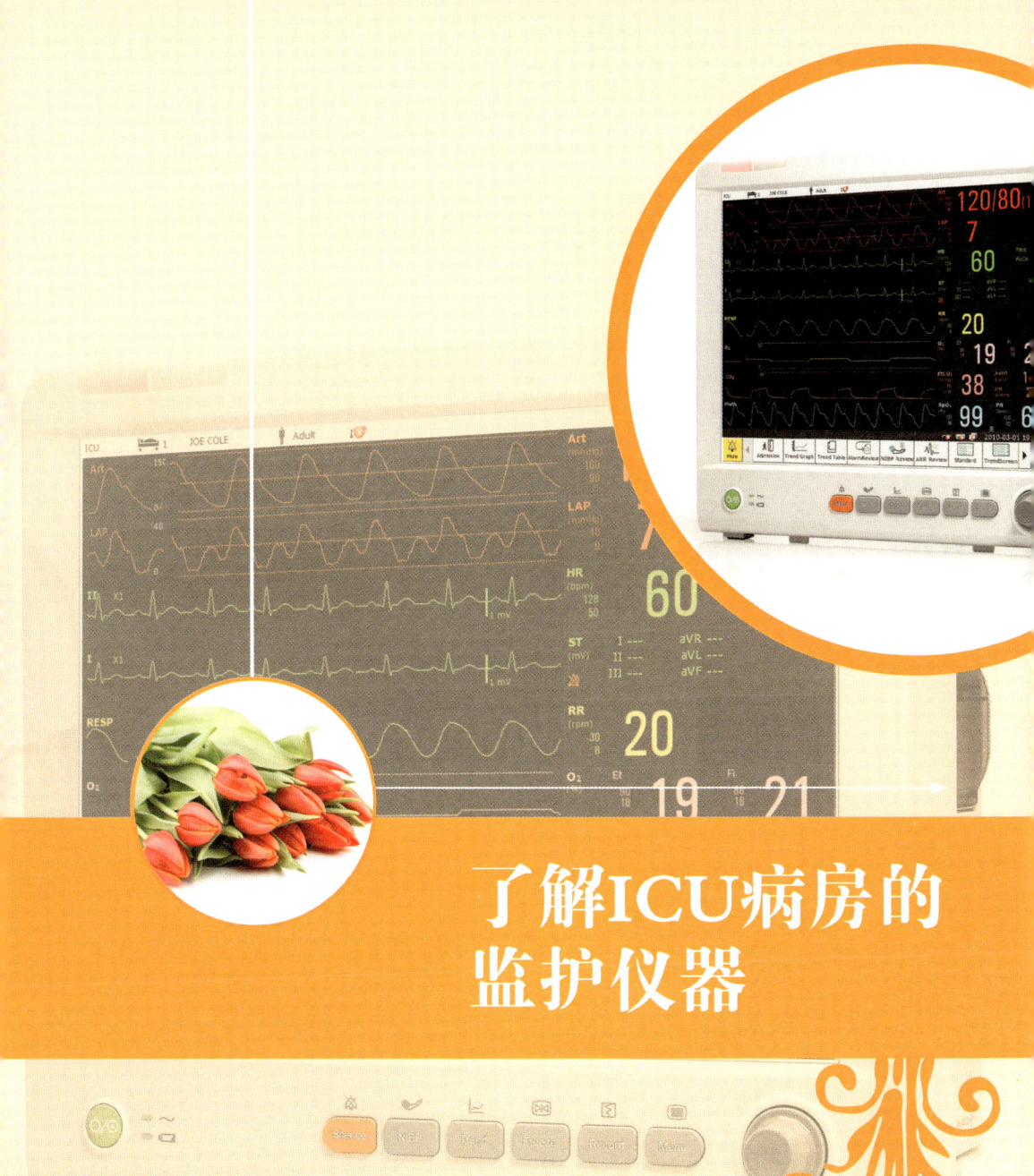

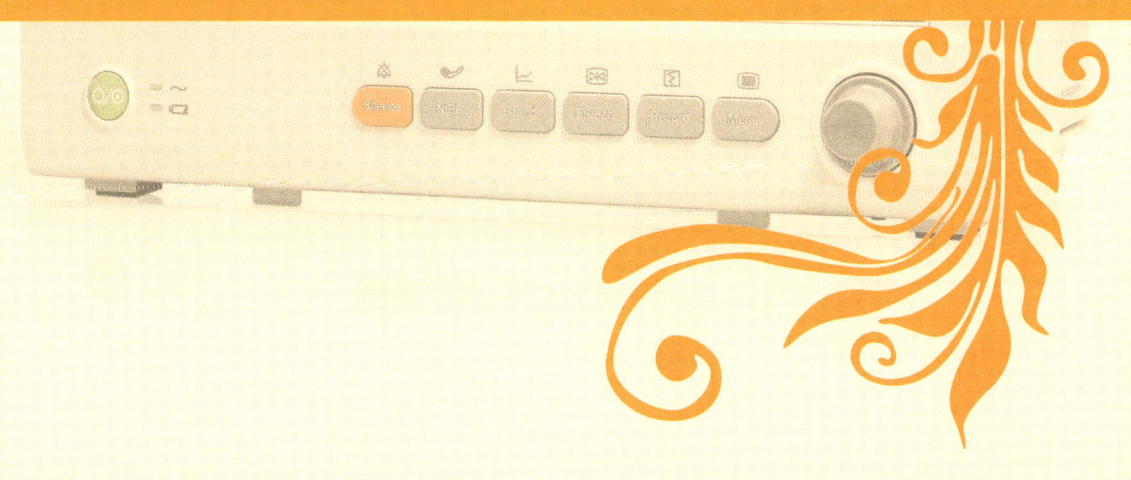

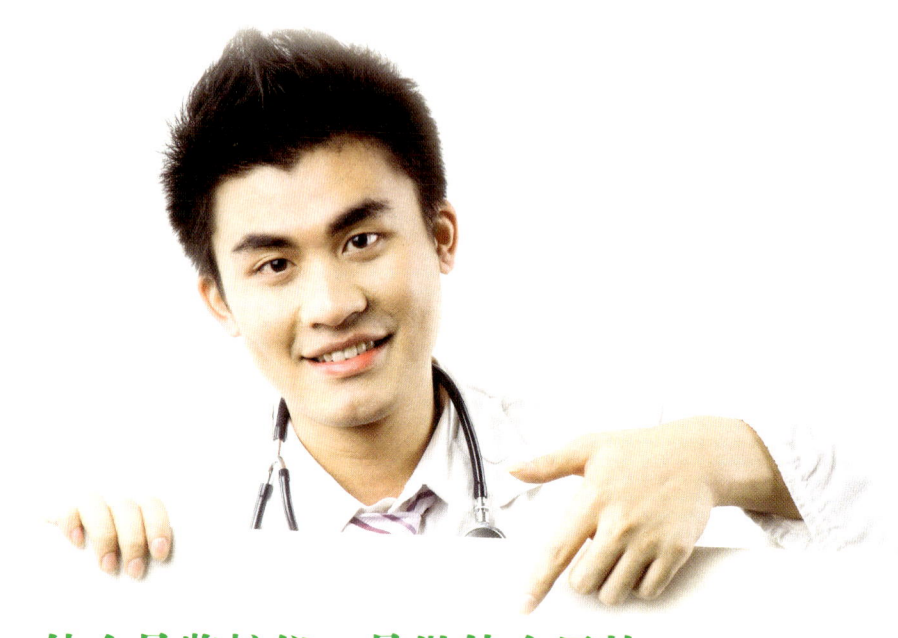

什么是监护仪，是做什么用的

监护仪是医院最实用的精密医学仪器，能同时监护患者的动态心电图形、呼吸、体温、血压（包括无创和有创血压）、血氧饱和度、脉率等生理参数。心电监护仪是结合心电监测技术与移动计算技术，对心电异常变化进行实时动态监测预警的辅助性诊断设备。该设备具有心电信息的采集、存储、智能分析预警等功能。并具备精准监测、触屏操控、简单便捷等特点。目前的多功能心电监护仪采用高清晰度彩色液晶，内置长效高能充电电池，交直流两用，便于携带和移动使用。

使用时，将电极导线与粘贴于患者身上的电极片相连，电极导线的另一端插头沿箭头方向正确插入监测设备，开启监测

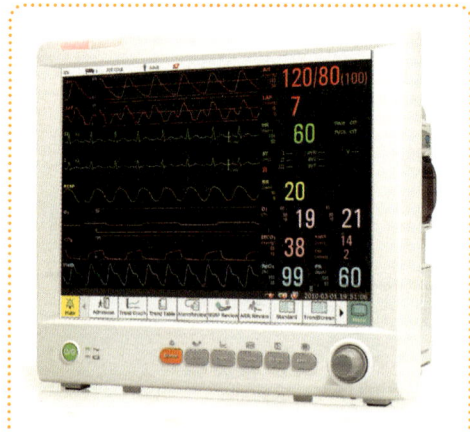

多功能心电监护仪

重症医学 监护生命

设备便可进行心电监测。监测的生理参数以图形或数值的方式显示出来,并可与已知设定值进行比较,如果出现超标可发出警报。心电监护仪能24小时连续监测和记录心电数据,跟踪捕捉动态变化数据并自动存储,检出变化趋势,报告危急情况,供医生应急处理和作为治疗依据。

　　计算机的飞速发展,不但使多种生理参数的监测成为可能,还可通过客户端软件、远程数据中心分析系统对所存储数据进行回顾性分析,以便于多层次、多角度分析判断病情。心电监护仪可以有效屏蔽肌电信号、电磁信号干扰,保证了心电数据的精准性和分析的有效性。

　　先进的监护仪除上述提及的监测参数外,还可以监测呼吸末二氧化碳、呼吸力学、麻醉气体、心输出量(有创和无创)、脑电双频指数等参数,功能越来越强大,而体积越来越小巧。根据用途不同,还有其他一些专用监护仪,如胎儿监护仪,便携监护仪等。

了解ICU病房的监护仪器

什么是呼吸机,它是怎样工作的

　　如果您有机会进入ICU,就会发现里面相当多的患者是连着呼吸机的。如果您的亲属住在ICU,医生也可能根据病情,向您解释您的亲属需要用呼吸机的必要性。呼吸机不仅20世纪早期在脊髓灰质炎流行的年代挽救了许多人的生命,今天依然是挽救急危重患者生命最关键的手段之一。

　　什么是呼吸机呢?通俗地讲,呼吸机是一个肺通气装置,控制系统通过对气体流向的控制而完成辅助通气的功能。呼吸机能代替、控制或改变人的正常生理呼吸,增加肺通气量,改善呼吸功能,减轻呼吸功消耗,节约心脏储备能力。但它只能起到将气体送到肺内和排出肺外的作用,并没有参与全部的呼吸过程,它并不能代替肺的全部功能(如换气功能),所以将呼吸机称为通气机或许更确切。这也是为什么呼吸机只能解决呼吸功能不好患者的部分问题的原因。

131

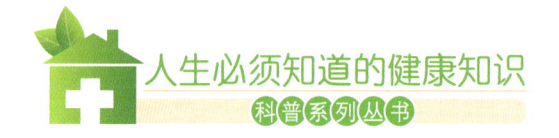

人自然呼吸时，吸气动作产生胸腔负压，肺被动扩张出现肺泡和气道负压，从而构成了气道口与肺泡之间的压力差而完成吸气；吸气后胸廓及肺弹性回缩，产生相反的压力差完成呼气。因此，正常呼吸是由于机体通过呼吸动作产生肺泡与气道口"主动性负压差"而完成吸气；吸气后的胸廓及肺弹性回缩产生肺泡与气道口"被动性正压差"而完成呼气。而呼吸机通气是由体外机械驱动使气道口和肺泡产生正压力差，而呼气是在撤去体外机械驱动压后胸廓及肺弹性回缩产生肺泡与气道口被动性正压力差而呼气，即呼吸周期均存在"被动性正压力差"而完成呼吸。呼吸机必须具备四个基本功能，即向肺充气、吸气向呼气转换，排出肺泡气以及呼气向吸气转换，依次循环往复。理解了呼吸机的工作原理就很容易理解什么情况下需要使用呼吸机了。当人的自然呼吸不能满足机体需要时就需要使用呼吸机。如急性肺损伤、慢性阻塞性肺疾病或者手术麻醉之时等。

近20年来，呼吸机的发展非常迅速，新一代呼吸机的性能较以往有很大改善，力求使患者更加舒适。可以预测，未来的呼吸机性能会更完善，为挽救生命做出更大的贡献。

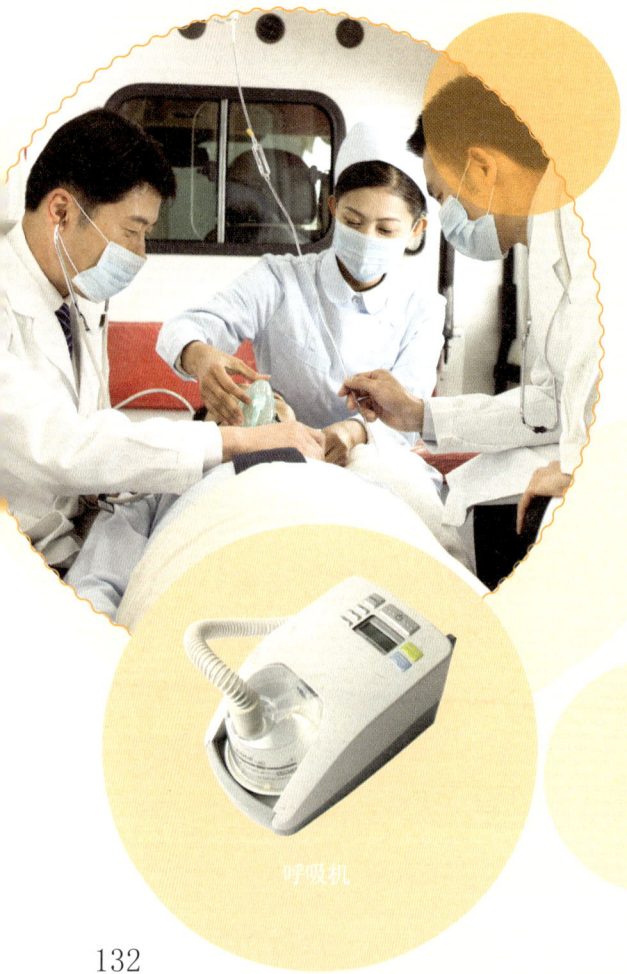

呼吸机

有创呼吸机和无创呼吸机在哪些方面不同

顾名思义，有创就是有损伤的意思。无创呼吸机指不需要对身体进行创伤的呼吸机，使用面罩或鼻塞进行通气，起到呼吸辅助作用。有创呼吸机通过气管插管或气管切开将管子放置在气管内，把呼吸机接到这根管上为患者提供通气支持。这种方法是有创伤的，所以又称有创呼吸。在呼吸机的发展历史中，先有有创呼吸机。所以有创呼吸机和无创呼吸机是根据呼吸机与患者连接方式的不同区分的，也是相对的。无创呼吸机通过面罩与患者连接，而有创呼吸机通过气管插管连接到患者。

有创呼吸机和无创呼吸机的区别

	无创呼吸机	有创呼吸机
呼吸机的区别	体积小，操作简单	体积较大，操作复杂
呼吸机连接方式	经口鼻面罩、鼻罩或全面罩连接	经口、鼻气管插管或气管切开方式连接
通气量	较少	较多
使用人员	轻中度呼吸衰竭或睡眠呼吸暂停	严重的呼吸衰竭患者
适用范围	监护室、普通病房或家庭	监护室
优点	保留正常生理功能（能够说话、咳嗽、进食） 痛苦小、耐受性好 可以避免有创呼吸机的并发症 费用相对较低	改善呼吸的效果好 人机配合好 可以准确设置吸入氧气浓度 呼吸机参数和报警设置完善，容易及时发现问题
缺点	气道密闭性差，容易漏气 监测报警设置过于简单 无法精确计算设置的吸入氧气浓度 不利于气道分泌物的排出 气体加温、加湿不充分 死腔较大 容易导致腹胀和面部损伤	管路连接复杂，机器笨重 无法保留患者的生理功能 耐受性差，甚至需要用镇静或肌松药物 有呼吸机相关性的并发症 容易呼吸机依赖 医疗费用昂贵

应该强调的是，患者适用有创呼吸机和无创呼吸机也是相对的。在监护室里，对于病情较轻，意识清楚的患者，医生可能先给予无创呼吸机维持呼吸，当病情加

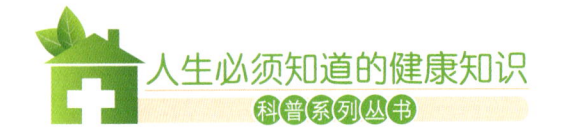

重，无创呼吸机不能满足要求时，医生会给予气管插管使用有创呼吸机。当病情好转，可以停用有创呼吸机再使用无创呼吸机巩固治疗一段时间，直至患者能够彻底恢复自主呼吸。

目前都有哪些品牌的呼吸机在临床应用

目前在临床应用的有创呼吸机有：①德国德格尔（Dräger）呼吸机。②澳大利亚瑞思迈（Resmed）。③德国迈柯唯呼吸机。④瑞士伽利略呼吸机。

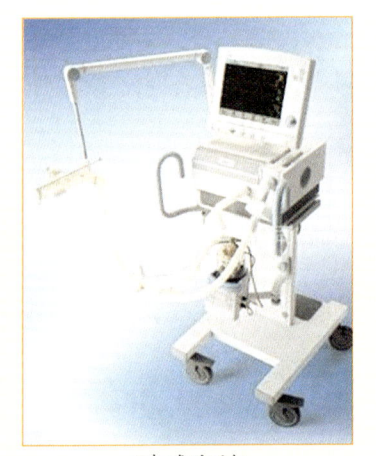

迈柯唯呼吸机

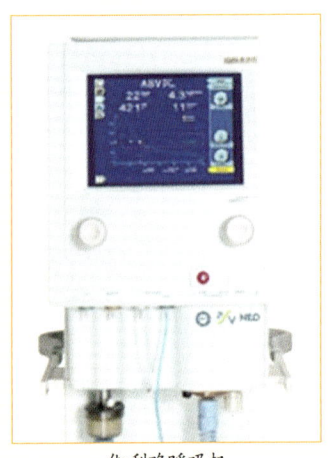

伽利略呼吸机

常用无创呼吸机的生产企业有：

美国伟康公司（是迄今最先进和配置最高的专用无创通气呼吸机）。

美国泰科公司（Tyco）

德国杰富瑞公司（Hoffrichter）。

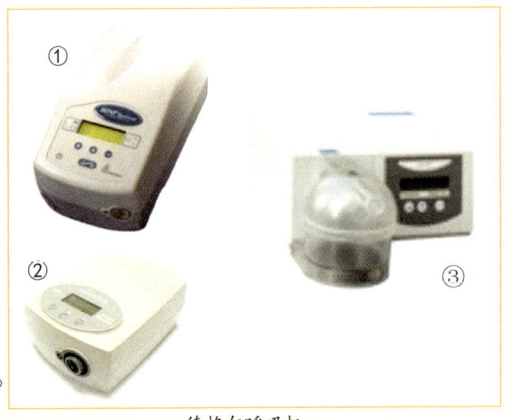

德格尔呼吸机

雾化器有什么作用，什么样的患者需要空气雾化器进行雾化治疗

为了维持呼吸道的正常生理功能，气道内必须处于体温饱和湿度状态。某些疾病影响呼吸道的湿化及加温，雾化器的作用就是通过人工的方法维持呼吸道的这些功能，并能通过药物雾化对局部病变进行治疗。在吸入寒冷而干燥的气体、高热、过度通气、建立人工气道或患有呼吸道疾病时，正常的呼吸道加温和湿化功能损害严重，因此常规需要雾化治疗。

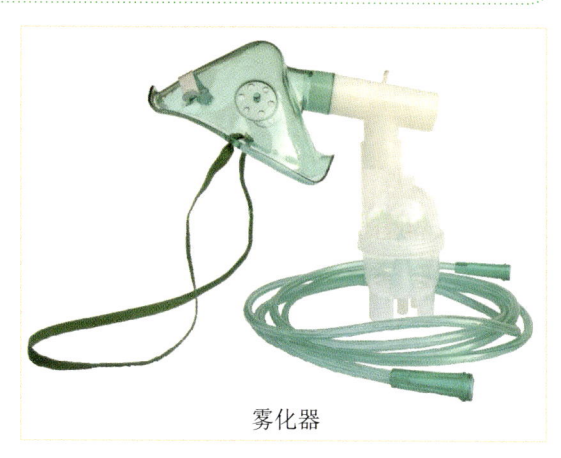

雾化器

雾化时看到的"小水滴"就是气溶胶，雾化治疗主要指气溶胶吸入疗法。根据气溶胶产生方式的不同，将常用的雾化器分为超声雾化器和压缩式空气雾化器两种。超声雾化是用超声的原理，把药液打成小的颗粒，吸入到咽部及呼吸道，从而达到治病的目的，超声雾化需要稀释药液，只能满足上呼吸道病变，且易坏，使用寿命短，但价格相对便宜。压缩式空气雾化是应用压缩空气直接把药液打成颗粒，比超声雾化颗粒更小，能同时满足下呼吸道病变，耐用，寿命长，价格稍贵。

空气雾化器能使药物迅速直接到达患病部位，并与病变组织直接接触，免除了药物口服或注射时通过血液吸收的时间，因而起效快。压缩式空气能使最小剂量的药物达到最佳疗效，避免或减少了全身用药，降低了全身用药的副作用，这对儿童和老人尤为重要。

雾化器主要适用于：咽炎、哮喘、慢性支气管炎、支气管扩张、急性上呼吸道感染、无力咳痰或人工气道需要湿化者。

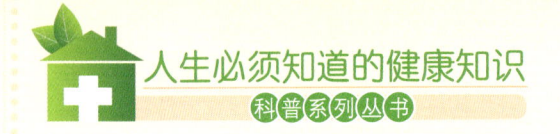

排痰仪在什么情况下应用

排痰仪是为患者做排痰引流而设计的专用仪器,相比传统的人工叩背排痰,能减轻患者痛苦,减低痰液阻塞气道的风险。当患者呼吸道中有痰阻塞而呼吸不畅,自己又排痰困难的情况下,使用排痰仪辅助排痰能将痰液排至大气道,然后患者自行或通过人工吸痰将痰液排至体外,使患者转危为安。

多功能排痰仪具有下列特点:

(1)采用综合叩击、震颤和挤推三种功能进行定向体位引流,提高了使用范围和排痰治疗效果。

(2)深穿透性,产生的治疗力可穿透皮层、肌肉、组织和体液,对于深部的痰液排出效果更加明显。

(3)治疗力持续稳定,可缩短治疗时间,不易受操作人员情绪、疲劳、经验等因素的影响。

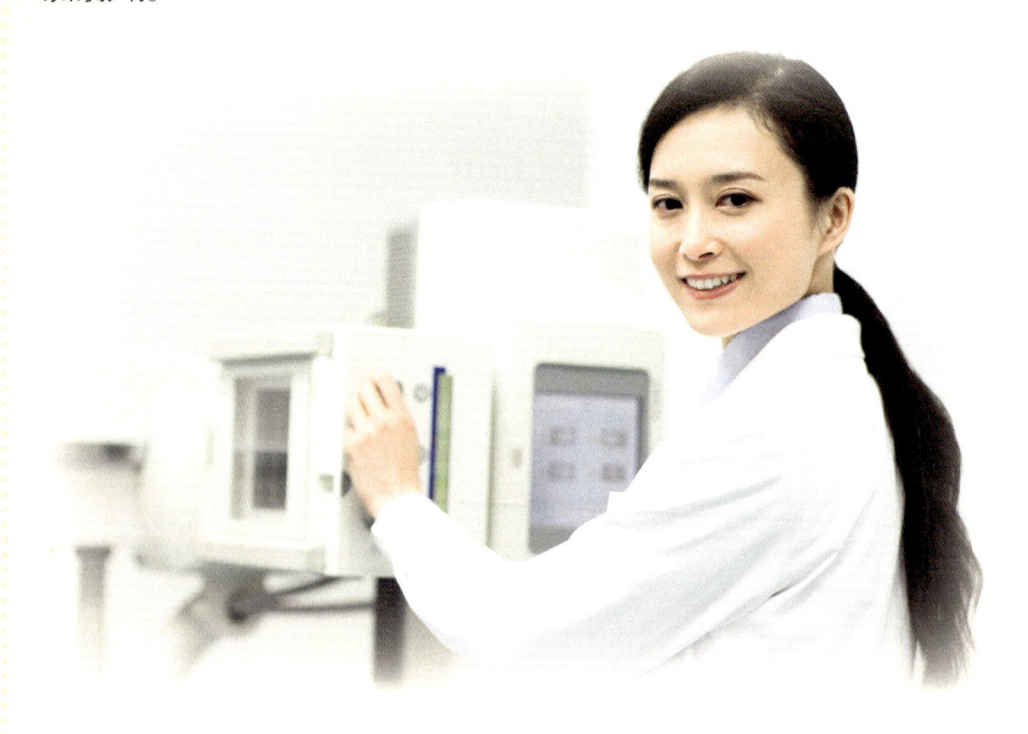

（4）治疗力变化较为缓和，患者舒适感增强，尤其是耐受力较差的危重患者。

（5）配有多种叩击头，可满足患者处于多种体位时的要求。国产排痰仪有三种适合中国人体型特征的智能工作程序可供选择，治疗效果更理想。

（6）使用方便，简单易学，不影响其他监测设备的运行。

（7）加强排痰效果能减少抗生素使用，加快疾病的治愈过程。

由于排痰仪具有上述特点，使它在手术室、急诊室和ICU中的应用非常广泛，普通病房痰多、排痰困难的患者也可使用。排痰仪能做到时间、频率、幅度、位置的可调节控制，比起人工排痰方便有效。排痰仪的应用在降低护理强度，增强治疗效果方面的优势使其成为护士护理工作的一种得力的工具。

冰毯机在什么情况下应用

危重患者的高热不仅是病情重的一种表现，还会由于体温过高而对患者造成附加损害，因此使发热的患者体温恢复正常是ICU的医生几乎每天都要面对的问题。低热通过温水或酒精擦浴就会解决，中度发热可能需要配合降温药物。高热患者通过上述物理和药物方法无法退热时，冰毯机就派上用场了。

冰毯机是利用内部循环水流制冷，通过传导散热达到给患者降温的新型仪器。将高热的患者置于冰毯上，由于降温面积大、降温迅速，克服了传统物理降温中降温速度和效果无法控制的缺点。冰毯机采用计算机控制，降温毯的毯面温度可以调节，患者不易发生寒颤，感觉舒适。同时具有操作简单、安全性能高、节省时间的优点，大大降低了医护人员的劳动强度，减少了护理所需时限，克服了冰袋冷敷、酒精拭浴中降温效果不稳定的缺点。

颅脑损伤和心肺复苏等特殊患者需同时使用冰帽，达到亚低温的目的，这有助于减轻脑组织损伤，最大限度地进行脑保护。

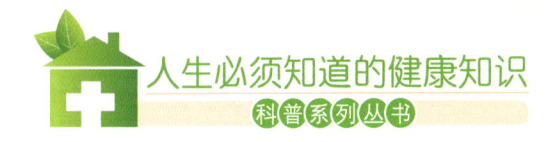

微量泵和容量泵都用于什么情况

重症患者的液体管理是治疗的一个重要部分，而有些药物必须精确给予才能达到治疗效果，所以在ICU里，微量泵和容量泵应用非常广泛。

微量泵又叫微量注射泵，是一种新型泵力仪器，能将少量药液精确、微量、均匀、持续地泵入患者体内，使药物在体内持续保持有效血药浓度以抢救危重患者。微量泵主要适用于要求给药精确、总量很小、给药速度缓慢或长时间均匀给药的情况。如休克的患者血压很低，需要使用升压药物维持，升压药物是根据体重以每分钟的微克量持续给予的，使用微量泵就特别合适。

容量泵的原理和微量泵类似，也可以均匀持续地将液体泵入体内。与微量泵的不同之处在于容量泵主要用于给患者泵入营养液，可将容量较大的营养液实现24小时匀速给予。容量泵经常用于泵入胃肠内营养液和胃肠外营养液。容量泵中的鼻饲泵可通过鼻饲管，鼻肠管等输入水、营养液和自制的一定浓度的饭乳。容量泵中的输液泵可通过中心静脉置管、PICC等输入根据患者情况配制的一定浓度的胃肠外营养液，具有间歇式、连续式等工作模式，还具有输完报警和快排、反轴等功能。

有了微量泵和容量泵，可以实现精确剂量，精确给药，护理工作得心应手，医生方便，实用。

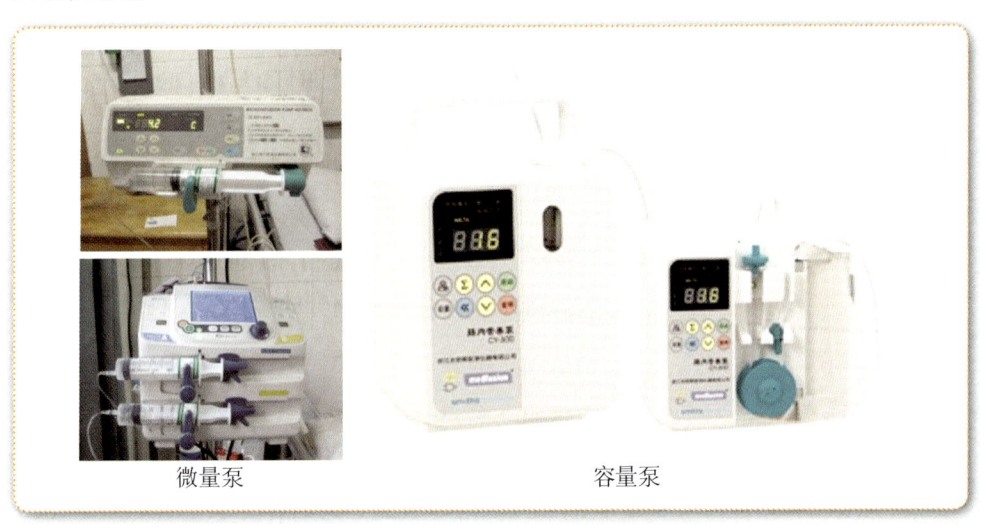

微量泵　　　　　　　　　　　容量泵

气压式循环驱动泵有什么作用

气压式循环驱动泵医学名称是气压式肢体血液循环治疗仪,通过由远心端至近心端依次充气过程,将淤积的淋巴液推回血循环中,加速肢体静脉血流速度,消除水肿,促进淤血静脉排空及肢体动脉灌注,预防凝血因子的聚集及对血管内膜的粘附,防止血栓形成。无论正常人或有静脉血栓的患者,使用该仪器后能增强内源性纤维蛋白溶解活性,加速新陈代谢,改善病变部位的血液循环,提高人体体温。气囊充气时,在套筒的横截面上产生全方位、柔和的空气压迫力。穿上腿套,依次从脚、小腿、膝、大腿施压,从而将脚部的血液送回至心脏,促进血液更加活跃。

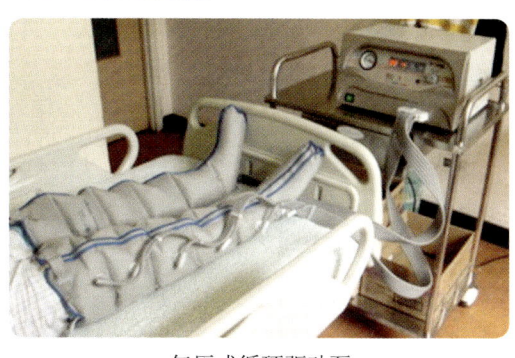

气压式循环驱动泵

气压式肢体血液循环治疗仪的用途有:

(1)原发性、继发性淋巴水肿。

(2)妊娠妇女下肢浮肿。

(3)乳腺癌手术后的上肢浮肿、子宫癌手术后的下肢肿胀。

(4)外伤、骨折合并的肢体浮肿。

(5)静脉功能不全,预防静脉曲张、深静脉血栓形成。

(6)手脚麻木,末梢血液循环障碍,增加新陈代谢。

(7)糖尿病足,增加下肢缺血性疾病的血流灌注。

(8)改善肠部运动,消除便秘。

(9)类风湿性关节炎,减少酸痛。

(10)动脉硬化所致的缺血性疾病。

(11)昏迷、长期卧床无自主活动的患者。

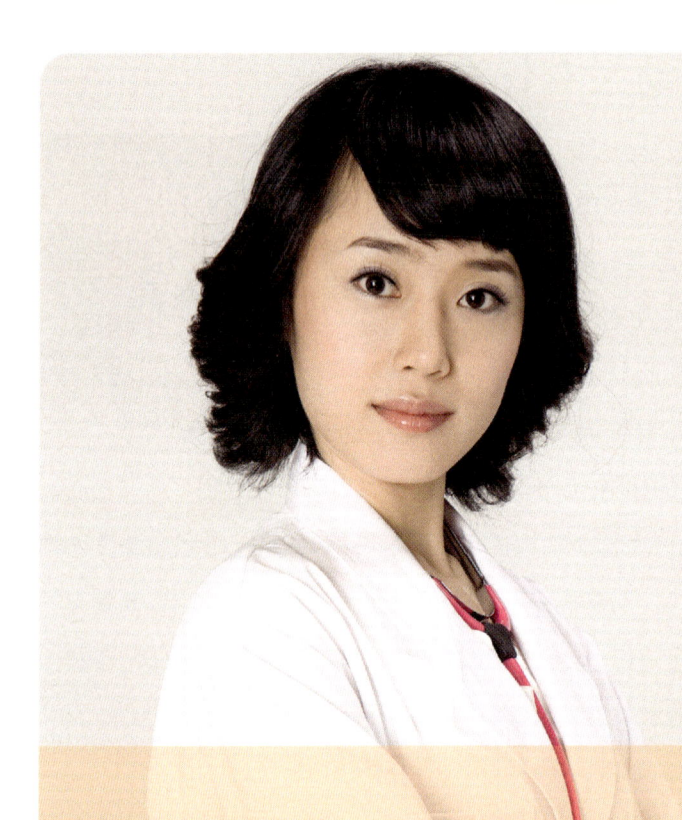

在ICU气压式肢体血液循环治疗仪的主要用途是预防下肢深静脉血栓形成，防止肺栓塞。并不是所有的危重患者都适合使用气压式肢体血液循环治疗仪，有下列情况时要避免使用：

(1) 急性炎症性皮肤病。

(2) 心功能不全。

(3) 丹毒。

(4) 深部血栓性静脉炎。

(5) 肺水肿。

(6) 急性静脉血栓。

(7) 严重高血压。

使用时，护士会检查设备是否完好，使用部位有无出血，并向患者解释说明气压式肢体血液循环治疗仪的治疗作用，消除顾虑，鼓励配合治疗。血管弹性差的老年患者，驱动压力值宜从小开始，逐渐增加。为防止交叉感染，需穿一次性棉质隔离衣或护套。治疗过程中，护士会巡视患者，及时处理异常情况。

床旁血滤机什么情况下应用

危重患者发生肾功能衰竭或电解质紊乱怎么办呢？这些患者不适合搬动，而且危重患者无法耐受血液透析时短时间内大量的脱水，因此是没有办法去血液透析室进行血液透析的。不用着急，床旁血液净化装置——血滤机应运而生。不但在抢救患者时赢得了时间，而且这种机器相对于血液透析机对心率和血压的影响较小，特别适合危重患者的抢救和治疗。

床旁血滤机的工作原理同血液透析机基本上是一样的，都是通过特制导管将血液从身体里引出体外，经过人工滤器，将身体内蓄积的代谢废物、有毒物质清除掉，再将净化后的血液通过导管回输到体内。由于床旁血滤是持续缓慢地进行，因此不会引起血压的剧烈波动，这对于休克和心功能不好的患者尤其重要。

在人们的印象里，只有肾功能衰竭的患者才会血液净化。其实，肾功能衰竭规律透析的患者使用的是血透机，这与床旁使用的血滤机还是有一些区别的。血透机仅能清除尿素氮、肌酐等小分子的物质，而血滤机除能清除小分子物质外，还能清除炎性介质等中等分子物质，因此血滤机的功能更强大，用途更广泛。随着人们对疾病发病机制的认识，血滤机越来越多地用于严重感染、感染性休克和急性重症胰腺炎等患者，使这些患者有了好转的机会或较传统的治疗方法相比，缩短了治疗的时间。血滤还对心功能衰竭、严重高钠、高钾、中毒和中暑的患者有帮助。

随着科技的进步，血滤机越来越小巧，功能越来越强大，越来越智能化。报警设置趋于完善，患者的安全更有保障。目前临床上常用的有金宝、贝朗、旭化成和费

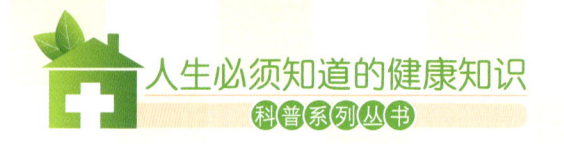

森尤斯等血滤机，虽然模式和功能略有差异，但原理是一样的。应用血滤机的危险因素是凝血功能障碍和严重的低血压。

ECMO有什么作用，什么情况下应用

ECMO是体外膜肺氧合的英文简称，它是代表一个医院危重症急救水平的一项技术。它的原理是将体内的静脉血引出体外，经过特殊材质人工心肺旁路氧合后再注入患者动脉或静脉系统，起到部分心肺替代作用，维持人体各脏器组织氧合和血供。ECMO的基本结构包括血管内插管、连接管、动力泵（人工心脏）、氧合器（人工肺）、供氧管、监测系统。

ECMO的关键结构有两个：氧合器和动力泵。氧合器的功能是将非氧合血氧合成氧合血，相当于人体中肺脏的功能，因此也称为人工肺。ECMO氧合器有硅胶膜型与中空纤维型两种。硅胶膜型膜肺相容性好，少有血浆渗漏，对血液成分破坏小，适

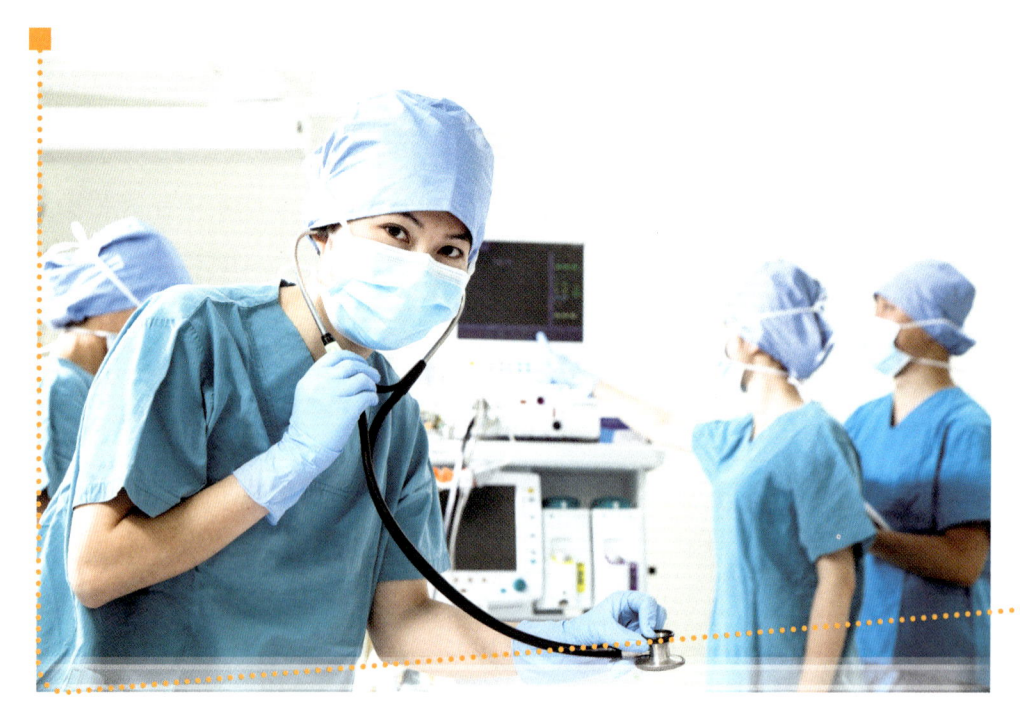

重症医学 监护生命

了解ICU病房的监护仪器

合长时间应用。缺点是排气困难，价格昂贵。中空纤维型膜肺易排气，但会有血浆渗漏，血液成分破坏相对大，但安装简便，易于更换。动力泵的作用是形成动力驱使血液在管道的单向流动，类似心脏的功能，又称为人工心脏。目前主要有两种类型的动力泵：滚轴泵和离心泵。滚轴泵不易移动，管理困难，因此离心泵成为首选，它的优势是安装、移动方便，血液破坏小，还可解决某些原因造成的低流量问题。

  ECMO因其强大的心肺替代功能并且操作简单而广泛应用。由于ECMO的出现，许多危重患者的抢救成功率明显上升，更令人振奋的是许多医生束手无策的难题有了新的有效解决办法。现在ECMO主要用于：各种原因引起的心跳、呼吸骤停；急性严重心功能衰竭，如重症爆发性心肌炎，急性心肌梗死等；急性严重呼吸功能衰竭，如感染、严重肺挫裂伤；各种严重威胁呼吸循环功能的疾病，重症哮喘、溺水等。

（本章编者：喻慧敏　杨贵荣）

143

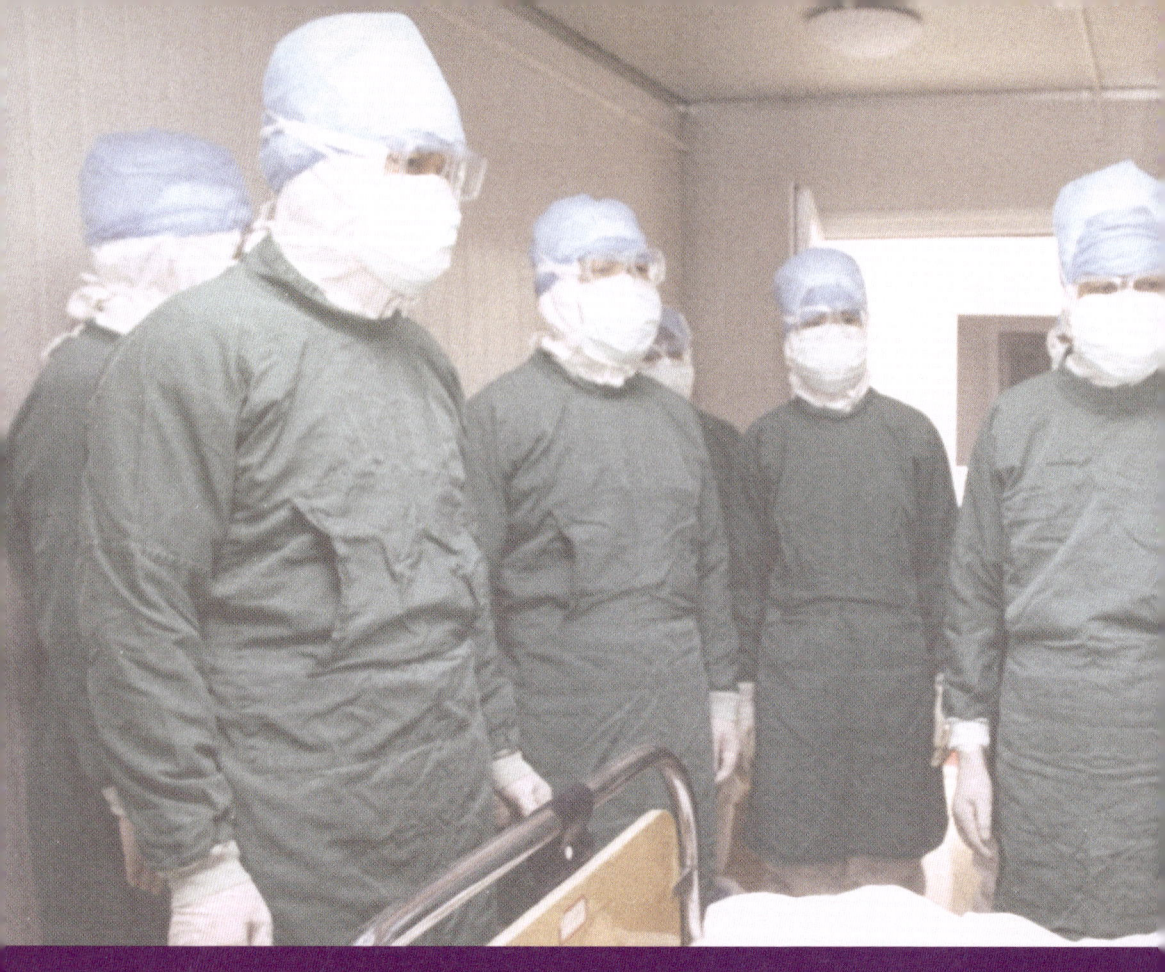

BINGYUAN WEISHENGWU
——ICU HUANZHE MIANLIN DE ZHIMING WEIXIE

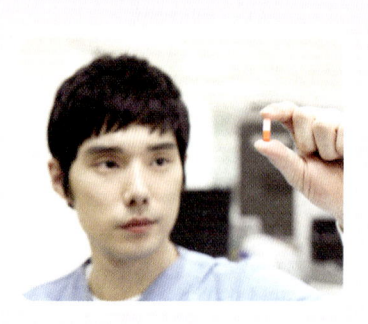

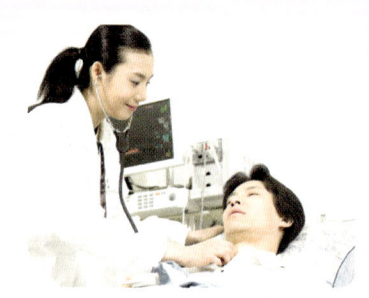

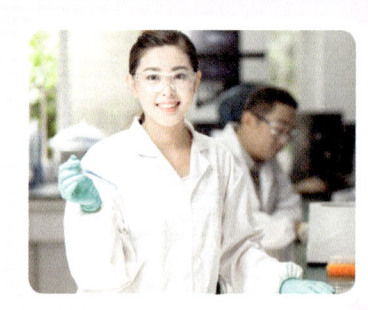

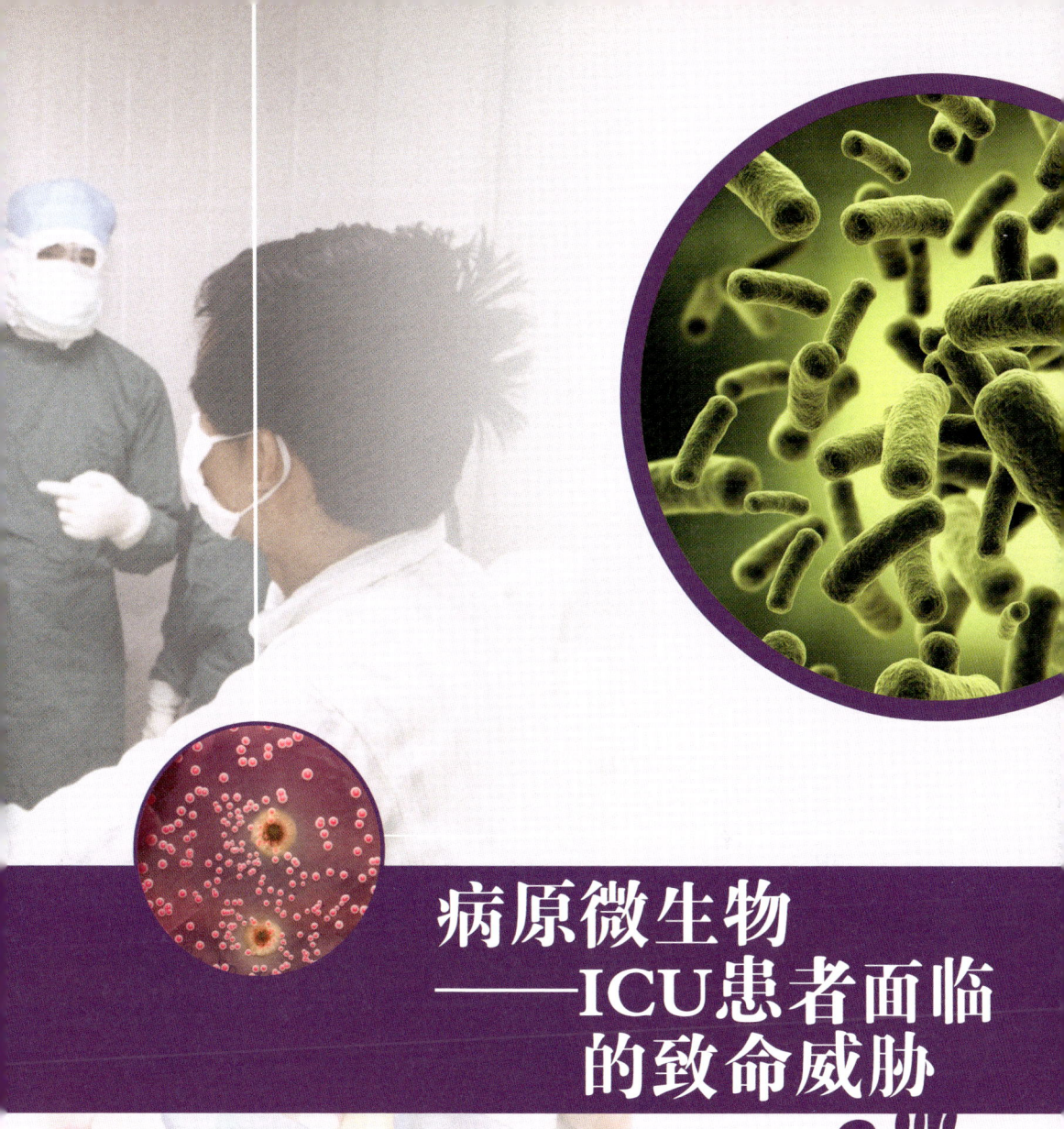

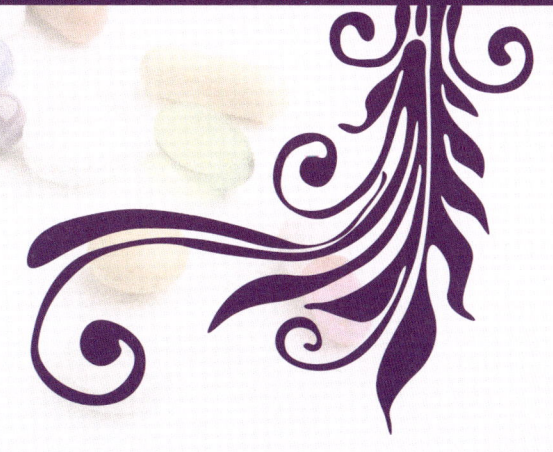

病原微生物
——ICU患者面临的致命威胁

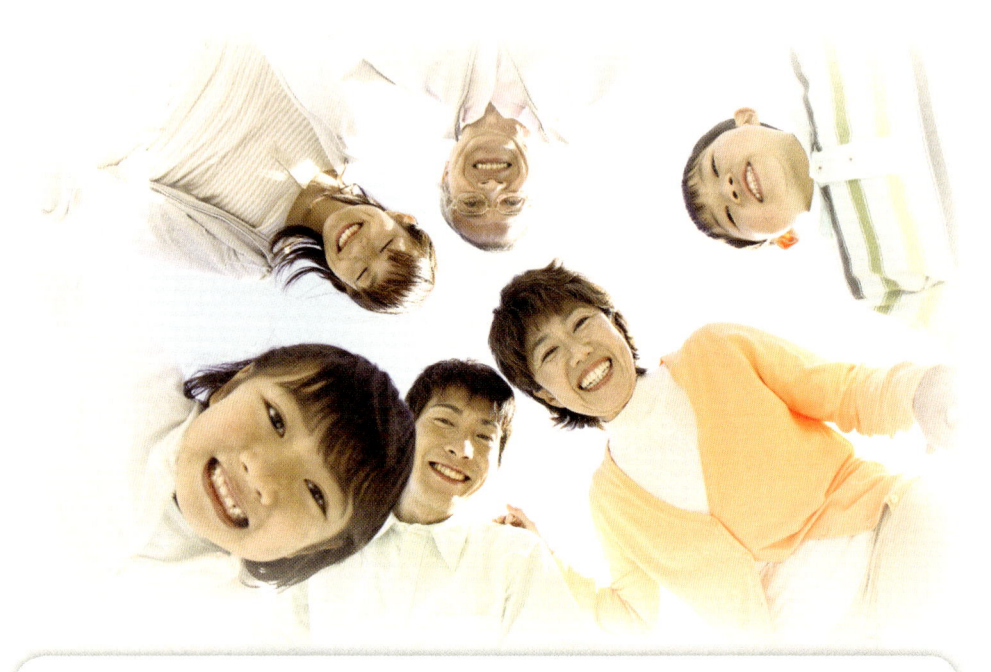

在大自然中，人和微生物共处了上亿年。有些微生物给人类带来了益处，有些给人类带来了巨大的伤害。在人类和致病微生物的斗争中，人类取得了丰硕的成果，有些被人类彻底征服，有些被有效控制。然而也有些致病微生物经过环境适应和变异之后更难于对付。环境污染、生态恶化以及不良社会行为因素等多种原因，加速了致病微生物的不断出现和传播，随着全球化交通的飞速发展，微生物疾病跨国传播和流行更加便利。人类和致病微生物的斗争将会旷日持久。

什么是病原微生物

微生物是指一群体积微小、结构简单、肉眼看不见的生物，通常要通过光学显微镜或电子显微镜才能看清楚。病原微生物是指能引起疾病的微生物，包括细菌、真菌、病毒、衣原体、支原体、立克次体和螺旋体等。严格意义上讲，寄生虫也是一种致病的病原体，但由于体积较大，不属于病原微生物，寄生虫主要有原虫和蠕虫。

重症医学｜监护生命

病原微生物属于寄生性生物，寄生的宿主是动、植物和人。自然界中能感染人的微生物超过400种，它们广泛存在于人的口、鼻、咽、消化道、泌尿生殖道以及皮肤中。每个人一生中可能受到超过150种以上的病原体感染，但在人体免疫功能正常的情况下并不都能引起疾病。有些病原微生物甚至对人体有益，如肠道菌群中的大肠杆菌等可以合成多种维生素，这些维生素是我们身体必需的。这些菌群的存在还可抑制某些致病性较强的细菌繁殖，因而这些微生物被称为正常菌群，正常菌群的存在是我们身体健康的组成部分。但当机体免疫力降低，人与微生物之间的平衡关系被破坏时，正常菌群也可引起疾病，故又称它们为条件致病微生物。机体遭遇病原体侵袭后是否发病，取决于我们身体的抵抗力、病原微生物的毒力和数量，这就是为什么身体虚弱的人更容易感染的原因。一般来说，病原微生物数量愈多，毒力愈强，发病的可能性愈大。尤其是致病性较弱的病原体，需较大的数量才有可能致病。但是少数微生物致病性相当强，少量感染就可致病，如鼠疫、天花、狂犬病等。

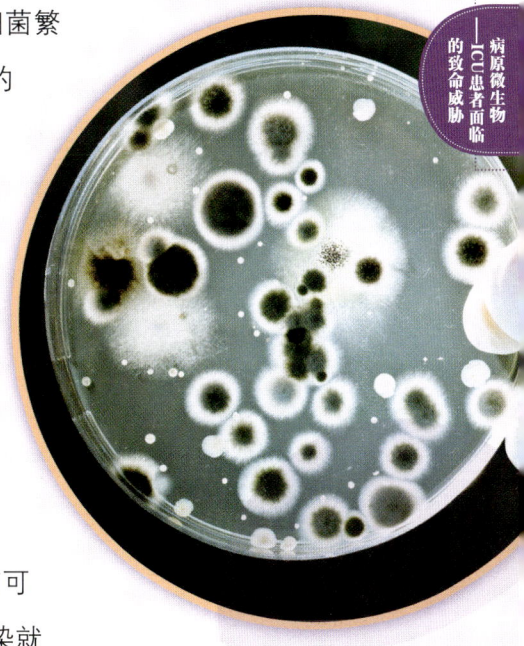

病原微生物——ICU患者面临的致命威胁

病原微生物是如何让人生病的

病原微生物可以侵犯人体，引起感染甚至传染病。在所有病原体中，以细菌和病毒的危害性最大。病原体侵入人体后，人体就成为了病原体生存的场所，病原体在人体内生长繁殖、释放毒性物质等引起人体不同程度的病理变化，这一过程称为感染。不过人体或动物不像人工培养细菌的培养基，可以让病菌不受任何限制地肆意生长

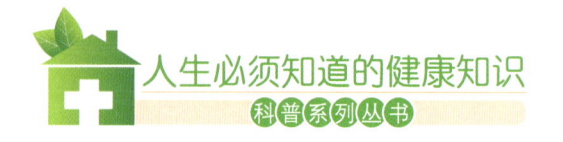

繁殖，轻易地导致机体死亡。病原体入侵人体后，在发生感染的同时，能激发人体免疫系统产生一系列免疫应答与之对抗，这称为免疫。感染和免疫是一对矛盾，其结局如何，根据病原体和人体两方面力量强弱而定。如果人体抵抗力足够强大，可以根本不形成感染；即使形成了感染，病原体也多半会逐渐消亡，于是患者康复；如果人体抵抗力很弱而病原体很凶猛，则感染扩散，患者将会死亡。极少数情况下，人体的抵抗力不足够强，病原体的毒力和数量也不足以致病，两者处于僵持状态，在相互斗争的过程中，互相适应，定植于人体内，一定时间内形成共生状态，但这种状态是一种暂时的平衡，当人体抵抗力下降时，定植的病原微生物就会导致人体发病。在清除病原体的斗争中，除了人体自身的抵抗力，有效的抗菌药物和其他措施的协同作用也是必不可少的。在多种因素的共同作用下，大多数疾病是可以很快治好的。依靠不断发展的科学技术，总是能够不断控制和消灭有害于人类的微生物。

细菌长什么样子

细菌属于原核细胞型生物，在适宜的条件下，各种细菌有相对恒定的形态与结构，是一类形状细短，结构简单，多以二分裂方式进行繁殖的原核生物。细菌按外形可分为球状、杆状和螺旋状，分别称为球菌、杆菌和螺旋菌。基本结构是任何细菌都有的，包括细胞膜、细胞壁、细胞质和核质。特殊结构包括荚膜、鞭毛、菌毛和芽孢。而其中菌毛与细胞的致病性有关。

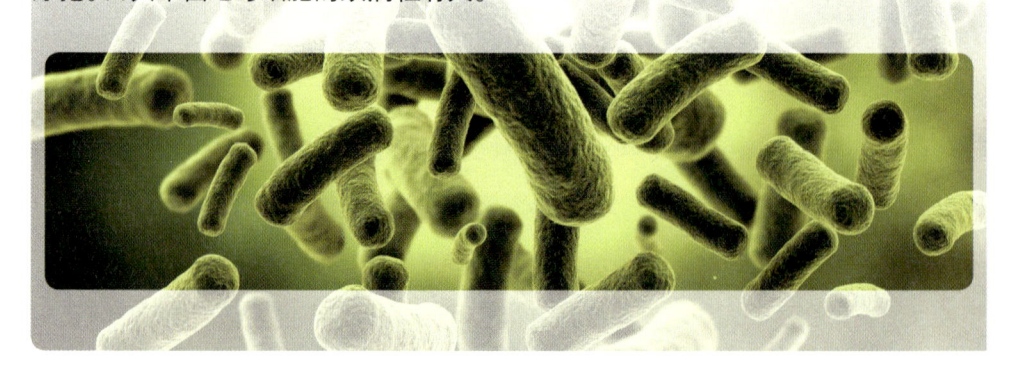

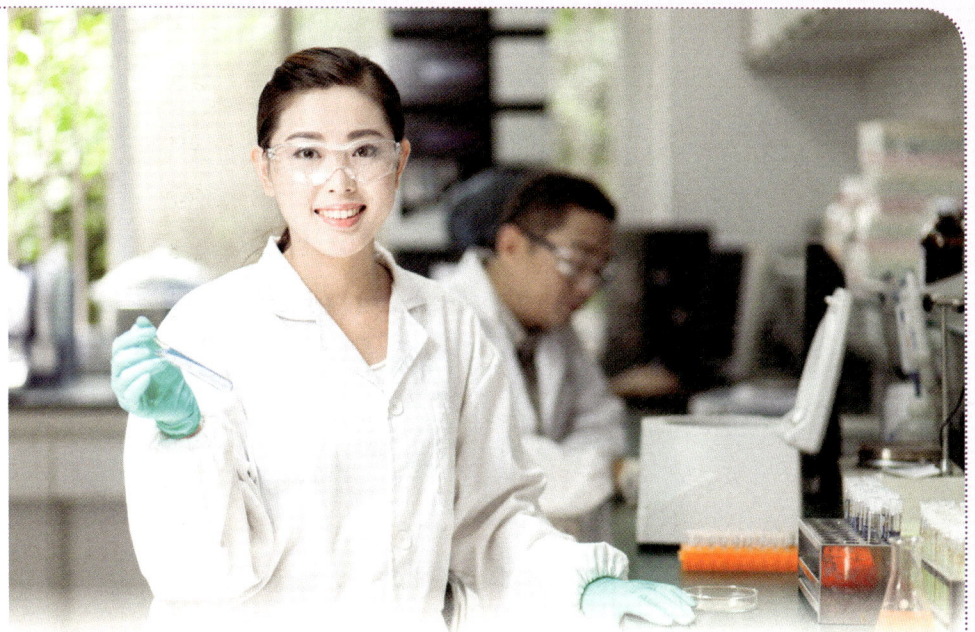

为什么会发生细菌感染

细菌几乎无处不在。生活在健康的人或动物各部位、数量大、种类较稳定、一般能发挥有益作用的微生物种群，称为正常菌群。这些细菌有些只作暂时停留，而有些由于与人类长期相互适应，形成伴随终生的共生关系。正常菌群不仅与人体保持平衡状态，而且菌群之间也相互制约，以维持相对的平衡。在这种状态下正常菌群发挥其营养、拮抗和免疫等生理作用。

如果某种因素导致正常菌群中菌种间的比例、数量失调，使正常菌群与宿主之间的生理性组合转变为病理性组合，称为菌群失调，从而引发感染。在某种特定条件下可致病的细菌，称为条件致病菌，又称机会致病菌。条件致病菌是人体的正常菌群，当其集聚部位改变、机体抵抗力降低或菌群失调时则可致病，如变形杆菌。变形杆菌属于肠杆菌科的一种，广泛存在于人、动物和植物中，形成共生关系，与人类关系密切。它是一种条件致病菌，在人体抵抗力低下或食物中毒时可以引起腹泻或尿路感染。

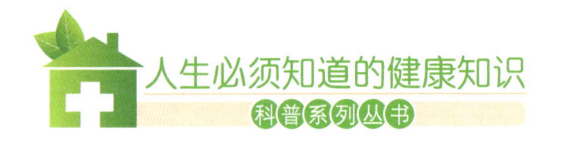

细菌性感染的发生、发展，与病原体、人体免疫防御能力和环境因素都有关系。细菌的毒力强，数量多，人体抵抗力低下时，容易发生感染。具体来说，老年人、婴幼儿，原来有基础性疾病如肾功能衰竭、糖尿病等造成抵抗力较低的人较青壮年、身体状况良好的人容易发生感染，而且一旦发生感染，治疗也较困难。医院的一些治疗和检查技术，如器官移植、血液或腹膜透析、外科手术，由于破坏了人体正常的屏障功能，使细菌感染有了可乘之机。肿瘤患者的放疗和化疗，**激素和免疫抑制剂**由于损伤免疫系统，使这部分人群成为感染的高危人群。**抗生素使用不当或者长时间使用抗生素使正常菌群遭到破坏，发生菌群失调也是发生感染的原因。**

什么是抗生素，抗生素是如何发挥作用的

　　抗生素以前被称为抗菌素，俗称消炎药，通俗地讲，抗生素就是用于治疗各种细菌感染或抑制致病微生物感染的药物。现在常用的抗生素有两种来源：一种是微生物培养液中的提取物，另一种是人工合成或部分人工合成的化合物。目前已知仅天然抗生素就不下万种，根据它们结构的不同，分为不同的种类，对不同的病原微生物具有不同的杀灭作用。

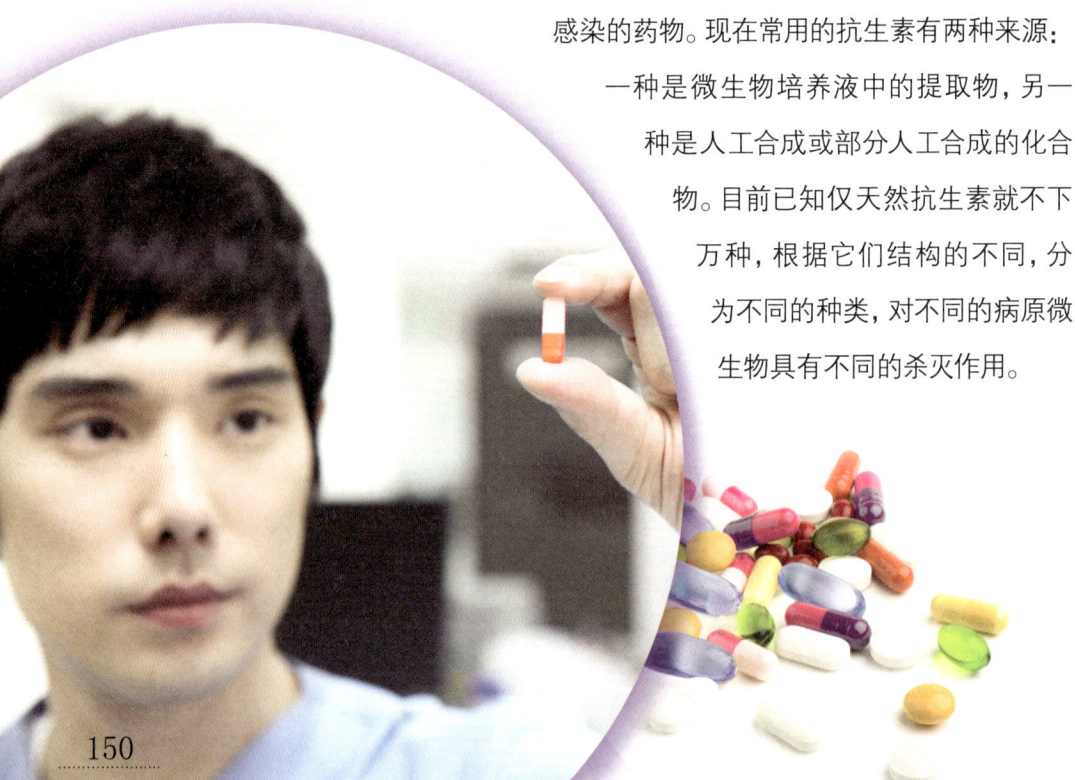

事实上抗生素不仅能杀灭细菌而且对霉菌、支原体、衣原体等其他致病微生物也有良好的抑制和杀灭作用。抗生素之所以具有杀灭细菌或抑制细菌生长的作用，主要是针对"细菌有而人没有"的机制进行杀伤。总结起来，抗生素发挥作用主要通过以下几种机理：①阻碍细菌细胞壁的合成。细菌有细胞壁而人等哺乳动物是没有细胞壁的，有些抗生素就是通过阻碍细菌细胞壁的形成，细菌不能正常生长，导致细菌死亡，从而起到消灭细菌的作用。人的细胞没有细胞壁，所以这类的抗生素对人体的副作用小，最常用的青霉素就属于这类抗生素；②细菌有一个结构称为细胞膜，它对维持细菌完整性具有重要作用。某些抗生素可以与细菌细胞膜相互作用，增加细胞膜的通透性、打开膜上的孔道——离子通道，让细菌因内部的有用物质漏出菌体或电解质平衡失调而死。以这种方式作用的抗生素有多粘菌素和短杆菌肽等；③细菌作为一种生物体是由蛋白质组成的。有些抗生素能抑制蛋白质的合成——这意味着细胞存活所必需的结构蛋白和酶不能合成，细菌即无法存活。以这种方式作用的抗生素包括四环素类、庆大霉素类和氯霉素等；④同所有生物一样，DNA是细菌的遗传物质，有些抗菌素可以阻碍细菌DNA的复制和转录，阻碍DNA复制将导致细菌分裂繁殖受阻，阻碍DNA转录成mRNA则导致后续的mRNA翻译合成蛋白的过程受阻。喹诺酮类（如氧氟沙星）是以这种方式起作用的抗生素；⑤干扰细菌的代谢过程。这类抗生素的典型是磺胺类药物（如复方新诺明）。叶酸是合成核酸的前提物质，叶酸缺乏导致核酸合成受阻，磺胺类药物抑制细菌代谢过程中与叶酸代谢有关的酶，妨碍叶酸代谢，从而抑制细菌生长繁殖。

为什么用了那么高级的抗生素，患者的感染还是不见好转

以1928年青霉素的发现和1941年作为药物应用为标志，人类和感染性疾病的斗争步入了"抗生素时代"，这是20世纪医学上最重要的成就之一。抗生素的开发和

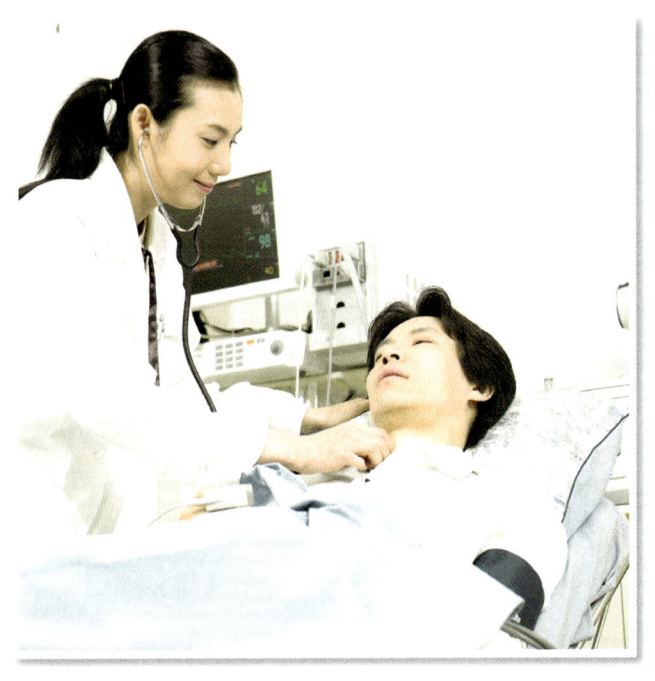

应用无疑为抗感染治疗提供了非常有力的武器,但半个多世纪的实践证明,抗生素时代感染仍然是人类健康的主要"杀手",据1997年世界卫生组织统计,感染性疾病死亡占各类原因死亡总数的33.3%。在ICU感染更成为危重患者的头号杀手。

一旦感染发生,不管是肺炎还是腹腔感染,抗生素治疗是一项最重要的治疗措施。可是令人不解的是为什么有些患者用了非常强的抗生素,而感染还是不见好转呢?

患者—细菌—抗生素三者之间的相互作用决定了感染性疾病的结局。如果患者抵抗力足够强大,而细菌毒力和数量相对较弱,那么即使不用抗生素或用级别较低的抗生素都会很快将感染控制。反之,如果患者抵抗力较差,细菌毒力强或数量多,即使应用很强的抗生素也会导致感染无法控制。更为糟糕的是,随着细菌耐药性的增加,虽然抗生素应用的级别越来越高,但是抗菌效果却越来越差。所以抗感染治疗的效果不仅仅取决于抗生素本身的效力,也与患者自身的免疫状态,细菌数量、毒力和耐药性密不可分。

超级细菌是怎么回事

超级病菌是对所有抗生素有抗药性的细菌的统称。这种病菌的可怕之处并不是它对人的杀伤力，而是它对普通杀菌药物——抗生素的抵抗能力，对这种病菌，人们几乎无药可用。"超级细菌"泛指临床上出现的多种耐药菌，如耐甲氧西林金黄色葡萄球菌(MRSA)、抗万古霉素肠球菌(VRE)、耐多药肺炎链球菌(MDRSP)、多重抗药性结核杆菌(MDR-TB)，以及碳青霉烯酶肺炎克雷伯菌(KPC)和新近出现的产NDM—1基因的杆菌。这些细菌亦常是ICU患者死亡的直接原因。

由细菌引发的疾病曾经不再是人类的致命威胁，抗生素治疗都能取得很好疗效，但这是抗生素被滥用之前的事情了。每年全世界大约有50%的抗生素被滥用，而在中国这一比例甚至接近80%。正是由于药物的滥用，使病菌迅速适应了抗生素的环境，各种超级病菌相继诞生。过去患者用几十单位的青霉素就能活命，而相同病情，现在几百万单位的青霉素也没有效果。由于耐药菌引起的感染，抗生素无法控制，最终导致患者死亡。在20世纪60年代，全世界每年死于感染性疾病的人数约为700万，而这一数字到了21世纪初上升到2000万，死于败血症的人数上升了89%，大部分人死于超级病菌带来的用药困难。

超级细菌不会产生新的疾病，比如说原来这种细菌感染是什么疾病，什么症状，当它转化成超级细菌时，它仍然是这种疾病和症状，只是对抗生素没有反应了，较难治愈。超级细菌大多在住院患者和抵抗力特别低下者等特定人群发生，不会像流感病毒那样大规模传播。

要阻止超级细菌肆虐，整个社会要在各个环节上合理使用抗生素，普通人要做到勤洗手，培养良好的生活习惯，提高自身的免疫力。自身免疫力是对付超级细菌的最好武器，只要身体健康，抵抗力强，这些细菌就毫无兴风作浪的可能。

真菌是什么样子的，如何分类

在医院里，特别是在ICU长期住院的患者常被医生告知：患者真菌感染，病情危重。那么，真菌是什么样子，它为什么有这么大的威力？

其实真菌对于我们一点也不陌生，它是一种微生物，和我们共同生活在自然界中。食用菌就是真菌的一种，属于大型真菌。它的营养价值很高，是高蛋白，低脂肪的健康食品，含有大量的维生素，主要有硫胺素、核黄素、吡哆醇、维生素B_{12}、抗坏血酸、烟酸、泛酸、叶酸、生物素和维生素A、维生素D、维生素E、维生素K等。食用菌子实体中还含有丰富的矿物质元素，如磷、钙、铁、锌等。食用菌的药用价值也很显著。如银耳可以补肾、润肺、生津、止咳；茯苓能健脾祛湿、清热利尿、安魂养神、延年益寿；香菇能降低血液中的胆固醇。近年，食用菌对癌症的预防和治疗作用也越来越引起人们的重视。还有的食用菌可以产生抗生素活性物质，如头状秃马勃产生的马勃素可对革兰氏阴、阳性细菌及霉菌有抑制作用。也有的食用菌如香菇等可以诱导细胞产生干扰素。

真菌与细菌、病毒相比有比较完整的细胞结构，一般都具有分化明显的细胞核和细胞器。在分类上，真菌是真菌界的一个门。真菌门分为10000属，120000种。对真菌门可以有多个分类系统。简单来说有食用菌、酵母菌和霉菌等。

与食用菌是人类的朋友不同，某些酵母菌和霉菌与人类的疾病有联系。酵母菌是一类腐生性生物，以有机物为碳源与能源，因此在自然界中主要分布在含糖较丰富而偏酸性的环境中，少数酵母菌可以寄生在动物体上，如白假丝酵母俗称白色念珠菌，可引起消化道、呼吸道、泌尿生殖道的多种疾病。常见的可以引起人体深部感染的真菌还有热带念珠菌、近平滑念珠菌、克柔念珠菌、季也蒙念珠菌等。医学统计分析表明，酵母菌是引起人类各种真菌感染的主要致病菌，酵母菌引起的感染占真菌感染的比重最大。

霉菌无孔不入地广泛分布在自然界的土壤、水、空气和动植物体内外，霉菌与人类有密切的关系。传统的酿酒、制酱就是利用了霉菌的作用。另一方面，霉菌也会对人类带来很大的危害，如引起农副产品、服装、器材、食品等发霉变质，带来严重的经济损失。同时霉菌还可能引起动植物患病，如引起稻瘟病、小麦锈病等植物疾病；皮肤癣等人和动物的皮肤、体表病变。此外，黄曲霉分泌的黄曲霉素是人类已知的最强的致癌物质之一。黄曲霉菌还是引起人体感染的致病微生物，通常难于治疗，结局较差。

深部的真菌感染是目前病死率较高的感染性疾病之一。如真菌入血引起的真菌血症可以引起发热、而且治疗时间长，治疗效果差。肺部感染真菌所致的真菌性肺炎是最常见的真菌感染类型，在老年、免疫系统疾病的患者身上容易发生，是引起死亡的常见原因，而颅内真菌感染的病死率更高。因此，真菌既是我们人类的朋友，在特定的条件下也可以成为我们的敌人，夺去人类的生命。

为什么真菌感染很难治疗

真菌感染可分为浅部感染和深部感染，前者的发生部位在指(趾)甲、皮肤、阴道和口腔等部位，容易观察；后者发生部位以肺、脑、泌尿系统等内脏器官和深部组织为主，不易观察和确诊。浅部真菌感染容易诊断，治疗效果也好判断，但深部真菌感染则较难诊断，治疗效果也不易判断。近年来，由于广谱抗生素的过度应用，高龄患者增加，治疗某些疾病不得不应用激素或免疫抑制剂等原因，致使真菌感染的患者日益增多，且深部真菌感染已成为这类患者死亡的常见原因。

真菌感染为什么难于治疗呢？这是因为深部真菌感染多为继发性感染，患者往往伴有许多其他疾病，真菌感染的

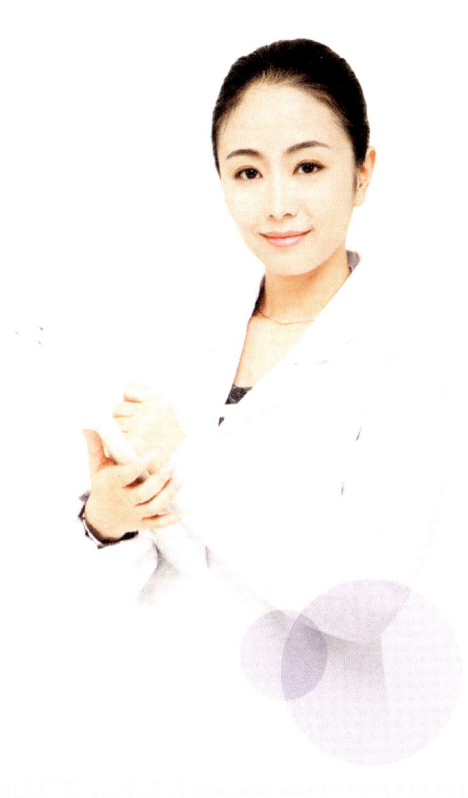

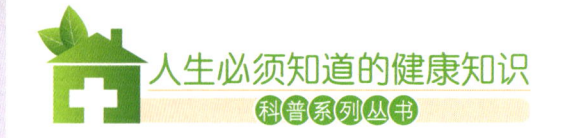

症状多被其他疾病的表现掩盖，患者生前被确诊为真菌感染的仅占实际患者的很小一部分。可见，真菌感染难治疗的一个重要原因就是症状、体征没有特异性，很难做到早期发现、早期治疗。

真菌感染难于治疗的另一个原因是抗真菌药物的特异性不强，毒副作用也相对大。如两性霉素B肾毒性发生率高，对循环系统和神经系统也具毒性作用。两性霉素B酯类制剂的肝、肾毒性相对减小，但较昂贵的价格限制了它广泛应用。灰黄霉素不良反应以消化系统和神经系统常见。酮康唑可引起肝损害，长期应用可导致内分泌功能失衡等。严酷的现实促使人们去寻找更有效的真菌治疗药物及改善治疗的方法。

真菌感染患者往往伴有比较严重的基础疾病，比如糖尿病、高血压、冠心病等，这些患者由于病情重，免疫功能低下不但容易发生真菌感染，而且由于基础情况差，治疗的难度更大。

ICU患者是发生真菌感染的高危人群，也是治疗效果较差的一个群体，常常成为患者死亡的原因。广谱、高效抗生素的应用可通过抑制某些产生抗念珠菌物质的肠道革兰阴性菌等途径促进真菌感染的发生；皮质类固醇激素可降低机体的免疫力；致病真菌可直接破坏组织并抑制人体免疫功能；呼吸机的应用降低了呼吸道的自然防御能力；各种侵入性诊疗措施如中心静脉导管、导尿管、有创血流动力学监测等均可使真菌经创伤处侵入体内，这些都是深部真菌感染的常见原因。对一个危重患者的救治往往需要同时应用上述多种诊疗措施，更增加了患者深部真菌感染的机会和治疗难度。

常用的抗真菌药都有哪些

常用的抗真菌药物根据作用特点和结构大致分为三类。

多烯类

(1) **两性霉素B**。属多烯类抗真菌药，对多种真菌如新生隐球菌、白色念珠菌、

重症医学 监护生命

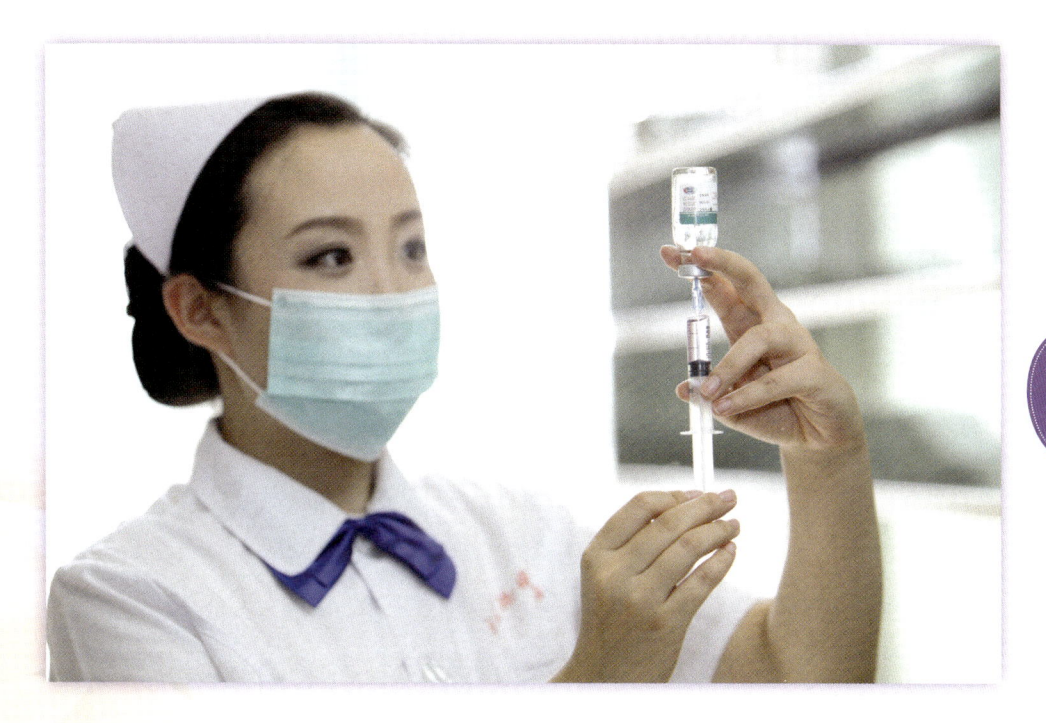

病原微生物——ICU患者面临的致命威胁

热带念珠菌、曲霉菌、酵母菌、组织胞浆菌等均有强大的抑菌作用，在高浓度时有杀菌作用。但对细菌、立克次体和病毒的感染无效。皮肤和毛发癣菌大多耐药。两性霉素B可抑制真菌细胞膜上麦角固醇的合成，提高真菌细胞膜通透性，进而导致真菌死亡。两性霉素B口服和肌肉注射均吸收困难，因此常采用静脉给药。两性霉素B较难透过血脑屏障，在治疗真菌性脑膜炎时可小剂量鞘内注射，但需密切观察是否有毒副作用发生。两性霉素B在用药过程中常发生寒战、高热，对肾脏的毒性作用也很大，对循环系统和神经系统也具毒性作用。两性霉素B之所以产生毒副作用与两性霉素B同时能结合哺乳动物细胞膜中的固醇（主要为胆固醇）有关。为降低两性霉素B的不良反应，人们通过特殊工艺研制成两性霉素B的酯类制剂。将两性霉素B包含在双层脂质体中，增强药物的稳定性，降低与人体细胞膜中胆固醇的结合而增强对真菌细胞麦角固醇的结合，从而发挥两性霉素B的最大杀菌能力。两性霉素B酯类制剂的肝、肾毒性相对减小，但较昂贵的价格也限制了它的广泛应用。

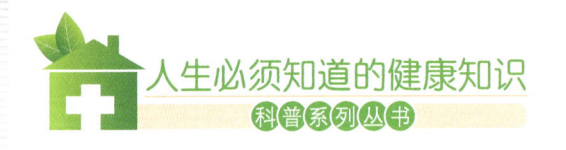

（2）制霉菌素。从真菌药物分类上讲，制霉菌素也属于多烯类抗真菌药，对深部真菌有明显抑制作用，但吸收后毒性大，现在主要用于治疗口腔、阴道和皮肤的白色念珠菌感染。

（3）灰黄霉素。主要用于浅表真菌感染的防治，对深部真菌和细菌无效。以口服为主，治疗头癣治愈率可达90%。灰黄霉素不良反应主要是消化系统和神经系统，消化系统可表现为恶心、呕吐、便秘和消化道出血，神经系统主要表现为焦虑、混乱、头痛、失眠、眩晕等症状。

三唑类

这是一类抗菌谱较广的人工合成抗真菌药物。它的抗菌机制与抑制真菌细胞的麦角固醇的生物合成有关，这一作用是通过抑制真菌细胞色素P450-14α去甲基酶实现的。麦角固醇是真菌保持细胞膜结构完整性和发挥功能的重要成分。

（1）克霉唑（三苯甲咪唑）。对真菌浅部感染和深部感染均有效，但对深部真菌的疗效不如两性霉素B。口服容易吸收，体内分布广，脑脊液中药物可达有效浓度，主要用于治疗各种皮癣、甲癣及耳道、阴道霉菌感染，但对头癣疗效较差。针对深部感染，如隐球菌脑膜炎、肺部真菌感染和真菌性败血症、曲霉菌病等，疗程较长，用药一般需2周以上。不良反应少见，偶尔可见皮肤过敏。

（2）咪康唑（二氯苯咪唑）。对浅、深部真菌感染都有效，治疗皮肤癣菌的效果优于克霉唑和制霉菌

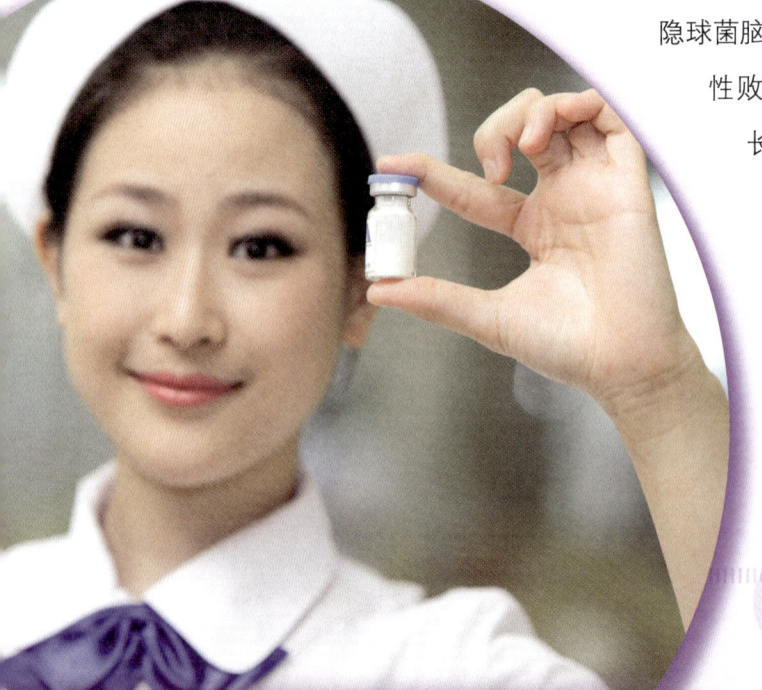

素。对深部真菌感染，多用作两性霉素B的替代药。口服不容易吸收，所以多通过静脉给药治疗深部真菌感染。但静脉给药可导致血栓性静脉炎。不良反应主要在静脉给药中发生，以过敏反应为主。

（3）**酮康唑**。口服容易吸收，现在主要用于治疗浅表部位的真菌感染、慢性黏膜念珠菌病。酮康唑可以造成肝脏功能损害，长期应用可引起内分泌功能失衡。

（4）**氟康唑**。氟康唑是水溶性药物，口服吸收好，可通过血脑屏障，对真菌性脑膜炎有较好的效果，主要用于治疗隐球菌病、全身性念珠菌病、黏膜念珠菌病、急性或复发性阴道念珠病及免疫功能低下患者真菌感染的预防。不良反应较少，以消化系统症状为主，也可见肝、肾及造血功能异常。氟康唑是现在应用较多的三唑类抗真菌药。

（5）**伊曲康唑**。口服吸收迅速，主要用于各种浅表真菌感染及全身性真菌病的治疗。

（6）**伏立康唑**。伏立康唑是三唑类抗真菌药物中的新成员，具有广谱抗真菌作用。对念珠菌属（包括耐氟康唑的克柔念珠菌，光滑念珠菌和白念珠菌耐药株）具有抗菌作用，对所有检测的曲霉菌有杀菌作用。此外，伏立康唑在体外对其他致病性真菌也有杀菌作用，包括对现有抗真菌药敏感性较低的菌属，例如足放线菌属和镰刀菌属。伏立康唑是现在ICU治疗真菌性肺炎和真菌血症的常用药物。伏立康唑具有与其他三唑类抗真菌药相似的毒副作用，但是相对比较轻微，可以安全地用于老年患者。

棘白菌素类

棘白菌素类药物是一类全新的抗真菌药，作用机制是干扰真菌细胞壁葡聚糖合成。葡聚糖是一种真菌细胞壁多糖，是细胞壁的重要成分，它能使细胞壁保持完整性并使其渗透压保持稳定。葡聚糖的合成障碍导致真菌细胞壁渗透性改变，细胞溶解死亡。哺乳动物细胞无细胞壁，故这类药物对人体的影响较小，不良反应很少。棘白菌素类药物可以用于念珠菌、曲霉菌等真菌感染的治疗，还可用于卡氏肺孢子菌病的治疗，卡氏肺孢子菌病是发生于免疫功能低下患者的一种感染。现在常

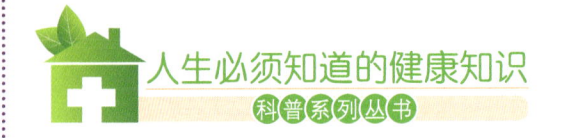

用的棘白菌素类药物有卡泊芬净、阿尼芬净和米卡芬净等，遗憾的是这几种药物都只有针剂，无法实现口服用药。由于药物的结构特点，这类药物每天给药1次即可，使用较为方便。几乎所有的棘白菌素类药物的不良反应都很少，常见的不良反应是发热、胃肠道不适和输液部位的刺激。这类药物更大的优点是在老年人中应用的安全性很高，肾脏功能不全的患者也不用根据肾功能调整剂量，只有中度肝功能不全的患者需要减量给药。目前限制这类药物应用的主要障碍是价格昂贵和无法口服给药。

其他类

(1) 特比萘芬。属丙烯胺类口服抗真菌药，抗菌谱广，对皮肤癣菌有杀菌作用，对念珠菌有抑菌作用。口服后主要分布在皮肤角质并可长期留存，用于体癣、股癣、手足癣及甲癣病。不良反应较少，偶见消化道反应、暂时性肝酶升高等。

(2) 氟胞嘧啶。口服吸收快且完全，分布广，脑脊液中浓度高。主要用于治疗念珠菌和隐球菌病，其疗效较两性霉素B稍差，但两药合用时，疗效增加。不良反应以消化系统常见，偶见再生障碍性贫血。

(3) 大蒜素。为大蒜中挥发性杀菌成分，对多种球菌、杆菌、真菌、病毒、原虫有抑菌作用。深部真菌如隐球菌、白色念球菌对该药有一定敏感性，用于治疗肺部或消化系统的真菌感染。不良反应主要为静脉注射部位疼痛、局部红肿。

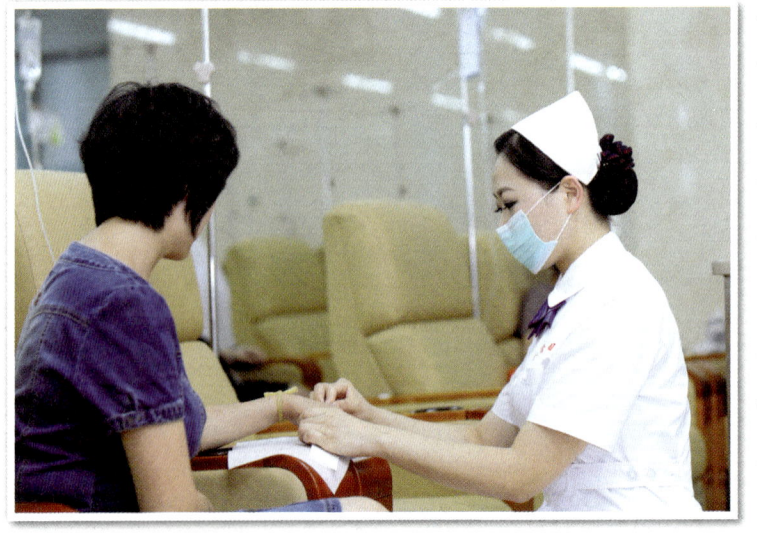

什么情况下容易感染真菌

ICU的患者常被告知有真菌感染，然而真菌感染不仅仅是ICU患者的专利。只是由于ICU患者的特殊性，ICU病房真菌感染的发病率和病死率明显高于普通病房而已。

美国全国医院感染监测系统（NNIS）的研究表明，深部真菌多为条件致病菌（假丝酵母菌属、隐球菌属、曲霉菌属、毛霉菌等）。条件致病菌是医学术语，又称机会致病菌，通俗地讲就是这些微生物本来就在某些部位正常存在，只是在一定的条件下才引起疾病。例如念珠菌是人类口腔的正常定植菌，20%～55%正常人痰中可以分离出念珠菌，正常情况下念珠菌和其他菌群以及人体处于平衡状态，机体有足够的免疫力阻止念珠菌的入侵，一般不会致病。当机体免疫力下降时，念珠菌就会在局部大量生长繁殖，导致感染的发生。ICU真菌感染率高的原因可能在于：①ICU患者病情危重；②大部分患者年老体弱，基础疾病多。如糖尿病、冠心病、慢性阻塞性肺疾病（COPD）等，造成免疫功能低下；③多数患者由于病情需要长期反复使用多种广谱抗菌药物或进行大剂量激素治疗；④有创性诊治措施较多，如建立人工气道和中心静脉置管等，这些又常常是抢救危重患者必需的措施。上述情况都是真菌感染的易患因素，使ICU的院内真菌感染率在1980～1990年增加了1倍。

另外据相关研究，ICU的真菌感染主要部位是下呼吸道和泌尿道。由于ICU患者多有气管切开和留置导尿管，使得原有的上呼吸道及尿道等生理屏障失去作用，条件致病真菌进入机体深部，加上长期卧床造成痰液和尿液排出不畅，从而使得肺部和泌尿系统成为最常见的感染部位。

医生是如何诊断真菌感染的

真菌感染的症状大致有：畏寒、发热、呼吸急促，部分患者伴精神状态改变，表现为嗜睡、淡漠、谵妄或一过性意识障碍。还常伴有呕吐、腹胀、腹泻等症状。有

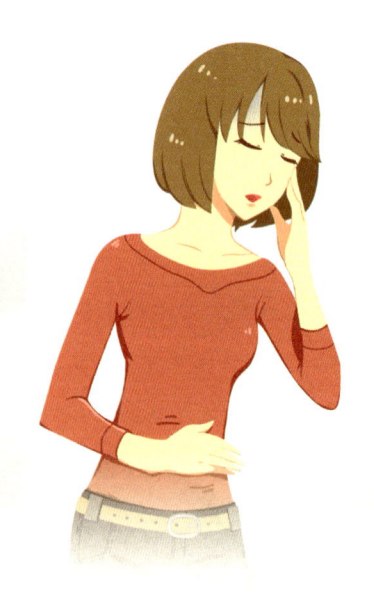

些患者在躯干和四肢腹侧可见菌癣疹,呈半透明状,直径0.5~2毫米,不融合,真菌感染控制后皮疹即脱屑、消退,有一定的特异性,但常被医生忽略。化验检查白细胞和中性粒细胞计数升高。除感染部位的表现外,也可并发多脏器功能衰竭和休克。从真菌感染的表现可以看出,真菌感染与其他原因引起的感染基本相同,没有特殊性。即使通过微生物培养的方法培养出真菌,那么真菌是条件致病菌,正常存在于人体内,医生又是如何确定它是引起感染的原因而不是正常菌群呢?

正如前面所说的那样,真菌感染发生在特定的人群中。一个健康的青年,没有任何感染的征象,即使培养出真菌,我们也认为它是正常菌群,而不会认为是致病真菌。

真菌感染的高发人群包括:患者年龄>60岁;有严重的基础疾病如糖尿病、慢性阻塞性肺气肿等;免疫功能低下;长期住院治疗并应用广谱抗生素;器官移植术后服用免疫抑制剂的人。但是,ICU患者发生真菌感染的主要因素是医源性因素,包括:①广谱高效抗生素的长期应用。细菌感染是患者入住ICU的常见原因,由于病情重,为争取治疗时间,医生往往会根据经验选择高效广谱的抗生素进行治疗,这种治疗策略对控制细菌感染是有利的。但是抗生素的作用范围越广,抗菌能力越强,杀灭的细菌种类和细菌数量越多。抗生素的抗菌作用是没有选择性的,既会杀死致病菌,也会杀死正常、有益的菌群。这样在细菌和真菌共生的环境中,有益的细菌被大量杀死,由于抗生素对真菌无作用,导致真菌占优势,作为条件致病菌的真菌就引起了感染;②为抢救危重患者而长期放置的各类留置导管及介入治疗等侵入性操作、大型手术破坏了人体的天然免疫屏障,糖皮质激素的应用导致炎性反应控制,使吞噬细胞功能减弱,都是真菌感染的推手。

在ICU住院的患者，如果有发热，白细胞升高等感染的迹象，又具有上面提到的高危真菌感染因素，医生就会采取进一步的手段去确诊真菌感染。例如留取血、痰液、尿液和怀疑感染部位的体液做真菌培养。即使实际存在真菌感染，也不一定能培养出真菌，这就是医学上说的假阴性。反之，如果培养出真菌，也不一定有真菌感染，这就是医学上的假阳性。假阴性和假阳性的结果常常干扰医生对于疾病的判断。这时候会根据需要，对患者做进一步的检查，如怀疑是肺部真菌感染时进行肺部CT检查，手术的患者留取标本进行病理学检查，都能够得到有价值的信息。现在一些新的针对真菌感染的化验指标开始在临床应用，比如G试验和GM试验，也具有一定的价值。医生对于一个疾病的诊断是综合分析各种结果得出的结论，而非仅仅凭一个化验结果，对于没有绝对可靠指标的真菌感染的诊断尤其如此。医生根据获得的证据水平和可靠程度，对于真菌感染的诊断分为：可能是真菌感染或确定是真菌感染等不同的诊断层次，这样分类的目的是为了根据病情采取治疗措施。因为真菌感染的病死率高，延误治疗会给患者带来不良后果。

真菌感染可以预防吗

真菌感染治疗效果不好，病死率高，我们为什么不从预防入手呢？真菌感染的预防需要从患者和医生两方面努力。医生应积极治疗原发病和基础疾病，尽量选用窄谱抗生素，严格控制剂量和疗程。严格掌握激素的适应证和疗程。尽可能减少和避免引起真菌感染的医源性因素。严格无菌操作，加强医疗器械的清洁和消毒，如呼吸机管路、氧气湿化瓶、空气雾化器的清洁和消毒，尽量减少有创伤性的操作，如留置中心静脉管和尿管等。加强支持治疗，提高患者的免疫力，改善营养状态，纠正低蛋白血症、贫血和白细胞减少等促进真菌感染的因素。

医生对真菌感染高危人群的宣传教育也非常重要。对于高危患者来讲，防患于未然，要做到：注意环境保护，避免漏水、溢水，避免潮湿环境，不布置花卉与观赏

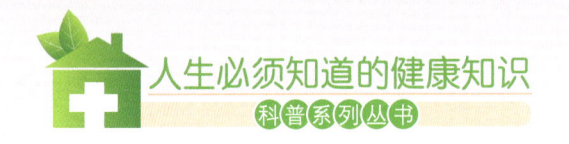

植物。加强空气消毒和净化，注意口腔护理，可以用2%～4%碳酸氢钠或0.05%洗必泰溶液漱口，饭前、饭后用清水漱口，清洁口腔和假牙。

感染真菌的患者还能活下来吗

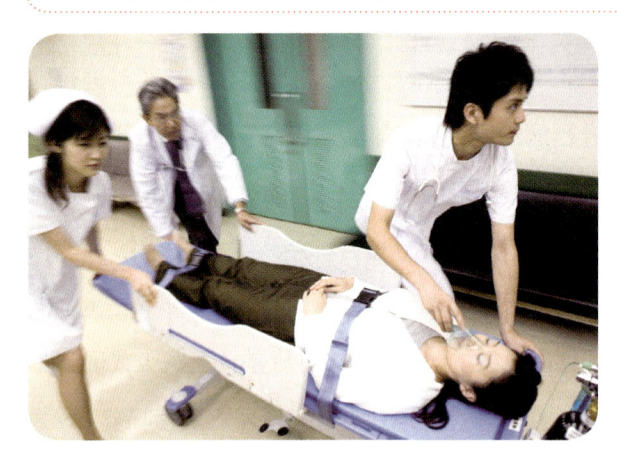

诚然，真菌感染的病死率很高，可以超过50%。真菌感染在ICU内的病死率国内外报道为38.9%～68.5%。居高不下的病死率让患者和家属闻之色变，也增加了治疗费用，延长了治疗时间，增加了患者痛苦。真菌感染后患者能否存活，取决于很多因素。有学者指出APACHEⅡ评分大于20及真菌血症48小时后才进行抗真菌治疗与高病死率明显相关。APACHEⅡ评分是目前通用的危重患者疾病严重程度的量化指标，分值越高，说明病情越重。这说明病情轻重和开始治疗的时间对结局有重要的影响。患者病情的轻重不仅仅是指真菌感染的轻重。患者的原发病对真菌感染的结局有着举足轻重的影响。原发病及易患因素无法及时去除，真菌感染就不易彻底控制。ICU的大多数患者存在不同程度的脏器功能不全，对抗真菌药物耐受性差，不能足量足疗程使用抗真菌药物；感染真菌为耐药菌，对抗真菌治疗反应不佳；抗真菌治疗不及时等都会影响到真菌感染的最终结局。感染性休克也是预后不良的因素。因此，积极治疗原发病、消除诱发因素、及时合理的抗真菌治疗是降低危重患者真菌感染病死率的重要措施。

虽然目前真菌感染的治疗效果还不尽如人意，相信随着技术的进步和新的抗真菌药物的出现，这一局面会有改观。

感冒也是病毒感染，有那么可怕吗

每个人在成长过程中都有过感冒的经历，高热、头痛、流涕、鼻塞，那种滋味可真的不好受。但经过几天的治疗，我们就彻底恢复了，我们又能正常地工作和生活了。似乎感冒是生活中司空见惯的小毛病，没什么大不了的。可是，ICU的医生怎么说得了感冒也会有生命危险呢？

感冒是人们生活中常见的一种疾病，包括普通感冒、流行性感冒，是由病毒导致的呼吸道感染。流感病毒分为甲、乙、丙三种类型，其中甲型容易发生变异，以前患过流感产生的抗体对新的变种也无有效的抵抗力，因此传染性最强，容易导致大流行，在冬春流感季节可能导致20%～40%的人传染流感。由于流感病毒经常变异，即使患过流感的人下次流感暴发时仍然容易被感染，流感病毒的易传染性是病毒性感冒大规模暴发的主要原因。它在第一次世界大战结束前后曾经夺去全球数千万人的生命，而乙型和丙型流感病毒要么对人的致病性较低，要么症状较轻，不易导致大规模的流行。普通感冒是由鼻病毒、冠状病毒及副流感病毒等引起。普通感冒较流行性感冒传染性要弱得多，往往个别出现，当机体抵抗力下降时才容易患病。病毒存在于患者的呼吸道中，咳嗽或打喷嚏时经飞沫传染。由于其传染性强，传播途径不易控制、传播速度快、传播范围广，因此较难控制，危害很大。

患了病毒性感冒一般不需要服用抗菌药物，只要加强护理，适当休息，多喝开水，给予易消化的饮食，通常很快就会恢复健康。

什么样的人感冒也会造成生命危险呢？儿童和年老、体弱、长期卧床的患者，普通感冒未及时治疗可发展为病毒性肺炎或容易继发细菌性肺炎，表现为高热不退、呼吸急促、咳脓痰（合并细菌感染时）等，有可能成为患者入住ICU和死亡的原因。

怎样预防病毒性感冒

像预防其他疾病一样，病毒性感冒的平时预防可以从加强身体素质和提高免

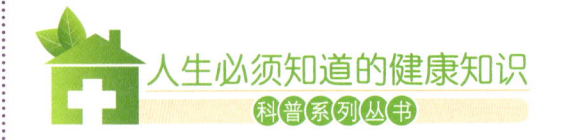

疫力方面来降低病毒的威胁,多吃含蛋白质、维生素、铁和锌的食物可有效提升身体抵抗力。多饮水、保持口腔和鼻腔的湿润可有效清除细菌和病毒,降低感染概率。医护人员要向人们广泛宣传病毒性感冒的致病原因及传播途径、人们应采取的预防措施等。

　　发现有人得了病毒性感冒后,要从传播的三个环节进行预防:①控制传染源。对于诊断为流感的患者,先采取有效的隔离措施以降低传染机会。患者是重要的传染源,呼出的气体中含有致病的流感病毒,如被身体抵抗力差的人吸入,就可能导致新的流感病例出现,传播给其他人的概率增大,导致流行。但患者携带的流感病毒在确诊前几日就已经扩散到空气中,其周围密切接触的人就有可能接触到病毒。虽然密切接触者还未发病,但已成为病毒携带者,因此确诊流感后还必须要求与其密切接触者加强预防措施以避免发生大面积的流感病例,特别是学校等人口较集中的场所;②切断传播途径。冬春季节是发生包括流行性感冒在内的呼吸道传染病的高发期,一些人为了保暖将门窗紧闭,新鲜空气不能进入导致室内感冒病毒聚集,增大了患病概率。因此,办公室、教室和家中都要定时开窗通风,还应尽量避免到公共场所等人多拥挤的地方去玩。注意个人清洁卫生,勤洗手、不共享毛巾或其他物品,减少被感染的机会;③保护好易感人群。体质比较弱的小孩和老人,免疫功能受损的成年人容易被流感病毒感染致病,小孩需要上学,处于人多拥挤场所的时间较长,接触流感病毒的可能性高。因此,对他们采取有效的保护措施才能降低被感染的概率。目前可采取的预防性保护措施包括接种流感疫苗或预防性服药，两种方法均有很好的效果且简单易行，花费不高，人们可根据自身具体情况选择防护方法以避免被流感病毒感染，这样也减少了潜在的传染源，对控制病毒性感冒的传染有重要作用。

有治疗感冒的特效药物吗

普通感冒早期打喷嚏、咽干喉痛、咳嗽、鼻塞流涕，开始为清水样鼻涕，2~3天后变稠；一般无高热（不超过39℃）及全身中毒症状。流行性感冒表现为畏寒、高热（超过39℃）、头痛、头晕、全身酸痛、乏力等全身中毒症状；可伴有咽喉痛，鼻塞流涕，干咳胸痛，腹泻等。目前在治疗感冒上一般采取对症治疗为主，依据患者自身状况、病情和工作性质，有针对性地选用适宜的药物，规避药物不良反应，发挥药物最大的疗效。

目前治疗感冒的药物多为OTC（非处方药），是由解热镇痛、抗过敏、收缩血管、镇咳祛痰、抗病毒、兴奋剂、中药等药物组成的复方制剂。从常用感冒药组分可以看出，这些药物主要用来减缓感冒的各种症状，比如发烧、头痛、全身疼痛、鼻塞、流涕、咳嗽等。感冒属于一种自限性疾病，患病到了一定时间，人体的免疫系统就会产生抗体，不用药也会自愈，大约7天左右的时间过程。有部分人缺乏相应医药知识，一旦患感冒后就急于求成，常常几种感冒药同时服用，殊不知最常用的药品也可对身体造成严重伤害。因此不需要同时服用两种及两种以上抗感冒药，也不要把中药和西药的复方制剂同时服用，以免相似成分产生叠加效应造成药物过量，发生不良反应。

相对于细菌性疾病，人们对病毒的治疗方法相当有限，基本还是以对症治疗为主。现有的抗病毒药的效果也无法与抗生素的抗细菌效果相媲美。坦白地说，对于病毒性感冒，目前没有特效药。最好的办法就是室内勤通风，勤洗手，注意卫生，加强身体锻炼，增强抵抗力，做好预防工作。

病毒性流感的危害知多少

2003年几乎席卷全国的SARS感染还历历在目，近几年偶有报道的禽流感、猪流感相信很多人并不陌生，其实，这都是病毒性传染病。回想一下当时新闻媒体通报这些传染病引起死亡人数时的情景，就能体会病毒感染的危害有多大。

SARS于2002年11月首次出现在广东佛山，并迅速形成流行态势。2002年11月～2003年8月5日，29个国家报告临床诊断病例8422例，死亡916例。报告病例的平均病死率为11%。2003年4月16日，WHO宣布，一种新型冠状病毒是SARS的病原，并将其命名为SARS冠状病毒（SARS-coronary virus, SARS-CoV）。该病毒很可能来源于动物，由于外界环境的改变和病毒适应性的增加而跨越种系屏障传染给人类，并实现了人与人之间的传播。目前已知患者是本病的主要传染源。在潜伏期就有传染性，症状期传染性最强，极少数患者刚有症状时即有传染性，少数"超级传染者"可感染数人至数十人。密切接触是主要传播途径。以近距离飞沫传播和直接接触呼吸道分泌物、体液传播多见。人群普遍易感。SARS具有显著的家庭和职业聚集特征，主要流行于人口密度集中的大城市。医务人员、患者家人、与患者有社会关

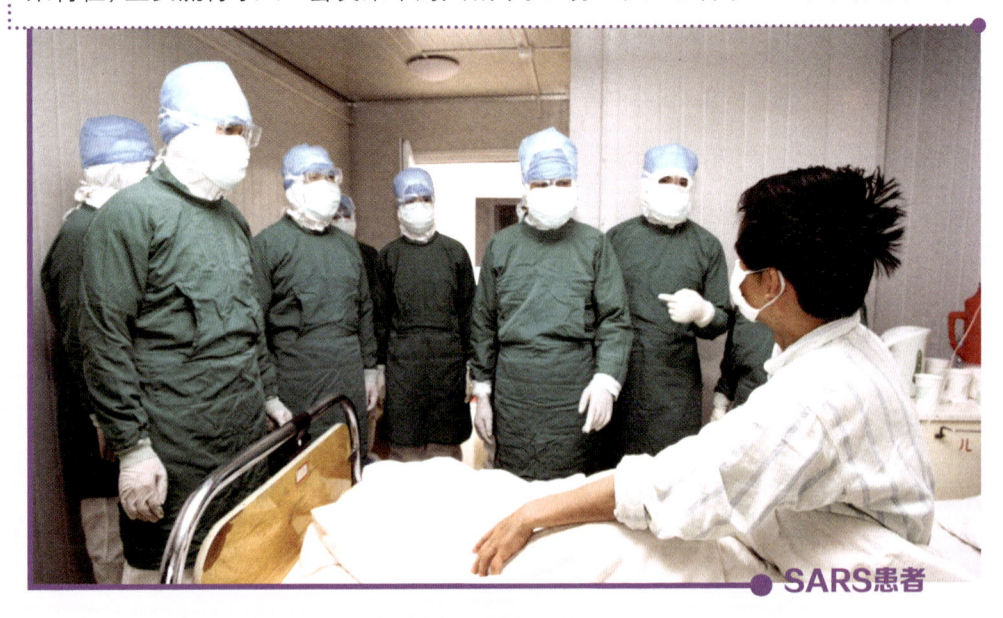

SARS患者

系的人为高危人群。大部分患者都可以经综合治疗后痊愈，少数患者可进展至急性呼吸窘迫综合征（ARDS）甚至死亡。重型感冒并患有其他严重基础疾病的患者病死率明显升高。少数重症患者出院后随访发现肺部有不同程度纤维化。

专家认为SARS病毒不大可能在短期内被"消灭"和自动消失，SARS在人类再次出现的可能性很大。人群对SARS病毒仍然普遍易感。SARS对人类的威胁以及危害将是长期的，再次发生疫情，甚至较大规模流行的可能性依然存在。从某种程度上说，散发的、来自动物的病毒引起的病例是防不胜防的，但其蔓延传播情况与人口密度、人口流动以及采取的预防控制策略和措施密切相关。

禽流感是禽流行性感冒的简称，它是甲型流感病毒的一种亚型（也称禽流感病毒）引起的传染性疾病，被国际兽疫局定为甲类传染病，又称真性鸡瘟或欧洲鸡瘟。按病原体类型的不同，禽流感可分为高致病性、低致病性和非致病性禽流感三大类。非致病性禽流感不会引起明显症状，仅使染病的禽鸟体内产生病毒抗体。低致病性禽流感可使禽类出现轻度呼吸道症状，食量减少，产蛋量下降，出现零星死亡。高致病性禽流感最为严重，发病率和病死率均高，人感染高致病性禽流感死亡率约是60%，家禽感染的死亡率几乎是100%。

文献中所记录的禽流感最早发生于1878年的意大利。当时鸡群大量死亡，被称为鸡瘟。1955年，科学家证实其致病病毒为甲型流感病毒。此后，这种疾病被更名为禽流感。禽流感发现100多年来，人类并没有掌握特异性的预防和治疗方法，仅能以消毒、隔离、大量宰杀禽畜的方法防止其蔓延。

1997年5月，中国香港特别行政区1例3岁儿童死于不明原因的多器官功能衰竭，同年8月经美国疾病预防和控制中心以及WHO荷兰鹿特丹国家流感中心鉴定为禽甲型流感病毒A（H5N1）引起的人类流感。这是世界上首次证实流感病毒A（H5N1）感染人类，那次H5N1型禽流感病毒感染导致12人发病，其中6人死亡。根据世界卫生组织的统计，到目前为止全球共有15个国家和地区的393人感染，其中248人死亡，病死率63%。中国从2003年至今有31人感染禽流感，其中21人死亡。

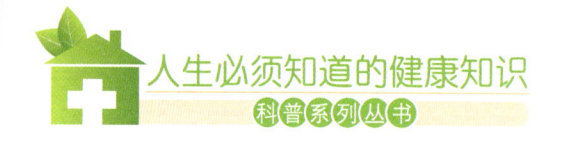

人感染禽流感后的症状有高热、咳嗽、流涕、肌痛等，多数伴有严重的肺炎，严重者心、肾等多种脏器衰竭导致死亡。此病可通过消化道、呼吸道、皮肤损伤和眼结膜等多种途径传播，区域间的人员和车辆往来是传播本病的重要途径。影响预后的因素除与感染的病毒亚型有关外，还与患者年龄，是否有基础性疾病，治疗是否及时，以及是否发生并发症等有关。

猪流行性感冒是另一种急性、传染性呼吸器官疾病。猪流感由甲型流感病毒（A型流感病毒）引发，通常暴发于猪之间，传染性很高但通常不会引发死亡，人类很少感染猪流感病毒。

猪流感初次于1918年大暴发期间被认定为是与人流感有关的疾病，当时猪和人同时发病。1976年2月5日，美国新泽西州迪克斯堡的一位新兵说感到疲倦和无力，第二天就死了。他死后两个星期，卫生官员宣布其死因为一种新型流感毒株——H1N1的变异。1988年9月，猪流感病毒在美国威斯康星州造成一名妇女死亡，并且感染了至少几百人。2009年在美国和加拿大暴发了人类间猪流感。

人感染猪流感症状与感冒类似，会出现发烧、咳嗽、疲劳、食欲不振等症状。人体对这种新变异病毒没有天然抗体。打喷嚏、咳嗽和接触都有可能导致新型猪流感病毒在人群间传播。确诊因感染猪流感病毒而死的人大多数年龄在25岁至45岁之间，感染病毒的患者也以青壮年为主，而非老人和儿童。新型猪流感病毒可能在人体潜伏7天后才表现出症状，病死率比一般流行性感冒高，猪流感的病死率为6.77%。在预防方面，预防季节性流感疫苗对预防猪流感并无效果。正确的做法是养成良好的个人卫生习惯，充足睡眠、勤于锻炼、减少压力、足够营养；勤洗手，尤其是接触过公共物品后要先洗手再触摸自己的眼睛、鼻子和嘴巴；打喷嚏和咳嗽的时候应该用纸巾捂住口鼻；室内保持通风等。

病毒是如何感染患者的

病毒是由蛋白质和核酸组成的最小的生命形态，寄生于动物、植物或细菌的细胞中，只能在宿主细胞内才能复制的微生物。病毒性疾病一直是严重威胁人类健康的微生物，曾经在历史上肆虐横行，夺去数亿人的生命。现已在全球消灭的烈性传染病天花，是病毒性疾病；20世纪80年代发现，在全球迅速蔓延，现已成为严重威胁世界人民健康的公共卫生问题的艾滋病，是病毒性疾病；正在世界范围内流行，超过20亿感染者的病毒性肝炎，也是病毒性疾病。那么这些无处不在的病毒是通过什么途径感染人类，引起疾病的呢？不同的病毒生存的条件不同，侵犯的部位不同，感染的途径也不一样。下面是几种常见病毒的感染途径：

人类病毒的感染途径

主要感染途径	传播方式及途径	病毒种类
呼吸道	空气、飞沫或皮屑	流感病毒、鼻病毒等
消化道	污染水或食品	脊髓灰质炎病毒、其他肠道病毒等
输血、注射或器官移植	污染血或血制品污染注射器	HIV、乙型肝炎病毒、丙型肝炎病毒等
经胎盘、围产期	宫内、分娩产道、哺乳等	乙肝病毒、HIV等
破损皮肤	昆虫叮咬、狂犬、鼠类	脑炎病毒、出血热病毒、狂犬病病毒等
眼或泌尿生殖道	接触、游泳池、性交	HIV、疱疹病毒1、2型等

垂直传播方式及常见微生物疾病

类型	途径	微生物性疾病
产前	胎盘	风疹、巨细胞病毒、梅毒螺旋体、弓形体、淋病奈瑟菌
围产期、产后	已感染的产道、哺乳	衣原体、直接接触巨细胞病毒、乙型肝炎病毒
生殖细胞	人基因组含病毒DNA	多种反转录病毒

各种病毒通过上述不同的途径到达感染部位后,是如何引起相应疾病的呢?下面以流感病毒为例介绍一下病毒是如何感染人体的。流感病毒是呼吸道感染的重要病原体,主要感染上呼吸道及支气管的上皮细胞,感染通常局限在气道和支气管,但严重时可蔓延至支气管和肺泡。呼吸道感染过程中,肺泡中出现大量的"炎性细胞",这些炎性细胞产生的炎性因子可引起严重的肺损伤,这一现象在医学上认为是"免疫损伤"过程。急性期的肺损伤主要包括肺水肿和肺出血两种类型。重症病例还可发生肾脏和心脏损害。同时炎性细胞和它产生的炎性因子在控制病毒生长及促进病毒清除的过程中也发挥着至关重要的作用。病毒感染人体的过程实际上是病毒和人体的博弈过程。在人体抵抗力强的情况下,人体最终清除病毒,最终痊愈。在人体抵抗力不太好时,有可能转为慢性过程。在身体抵抗力差或免疫功能低下时,病毒感染持续,人体无力清除病毒,就有可能夺去生命。

还有哪些微生物可以对人造成威胁

在自然界中,除了上面提到的细菌、真菌和病毒可以对人体产生危害外,还有很多种微生物可以致病,威胁人类的健康。

衣原体是一群在光学显微镜下可以看到的细胞内微生物,在结构上衣原体不同于病毒,也有别于细菌,仅部分可以引起人类疾病。常见的如沙眼衣原体,可以引起沙眼、泌尿及生殖道疾病。肺炎衣原体是近年来确定的衣原体新种,可以引起支气管炎或肺炎、通常表现为咽痛、发热、持续性咳嗽、呼吸急促、肺部啰音,部分可有胸腔积液形成。目前有资料表明部分肺炎衣原体感染恢复相当缓慢,咳嗽症状可持续数周到数月。

支原体是细胞内生存的最小微生物,在动物、植物和土壤中都可发现,能引起各种动植物疾病。支原体感染是儿科常见病,特别是近年来支原体感染发病率明显升高。支原体肺炎占肺炎发病率的30%,而对于支原体引起的慢性咳嗽,由于其病情相对较轻，往往引不起注意。

螺旋体中的梅毒螺旋体是性传播疾病的一种，在我国曾经基本消灭，但近年来又在广大城乡地区死灰复燃。疟疾是寄生虫引起的疾病，由雌按蚊叮咬人体，将其体内寄生的疟原虫传入人体引起的。疟疾是以周期性冷热发作为最主要特征，同时伴有脾肿大、贫血以及脑、肝、肾、心、肠、胃等受损的综合征。立克次体是一种介于细菌和病毒之间，比较接近革兰阴性杆菌的微生物。流行性斑疹伤寒和地方性斑疹伤寒就是由立克次体引起的疾病。

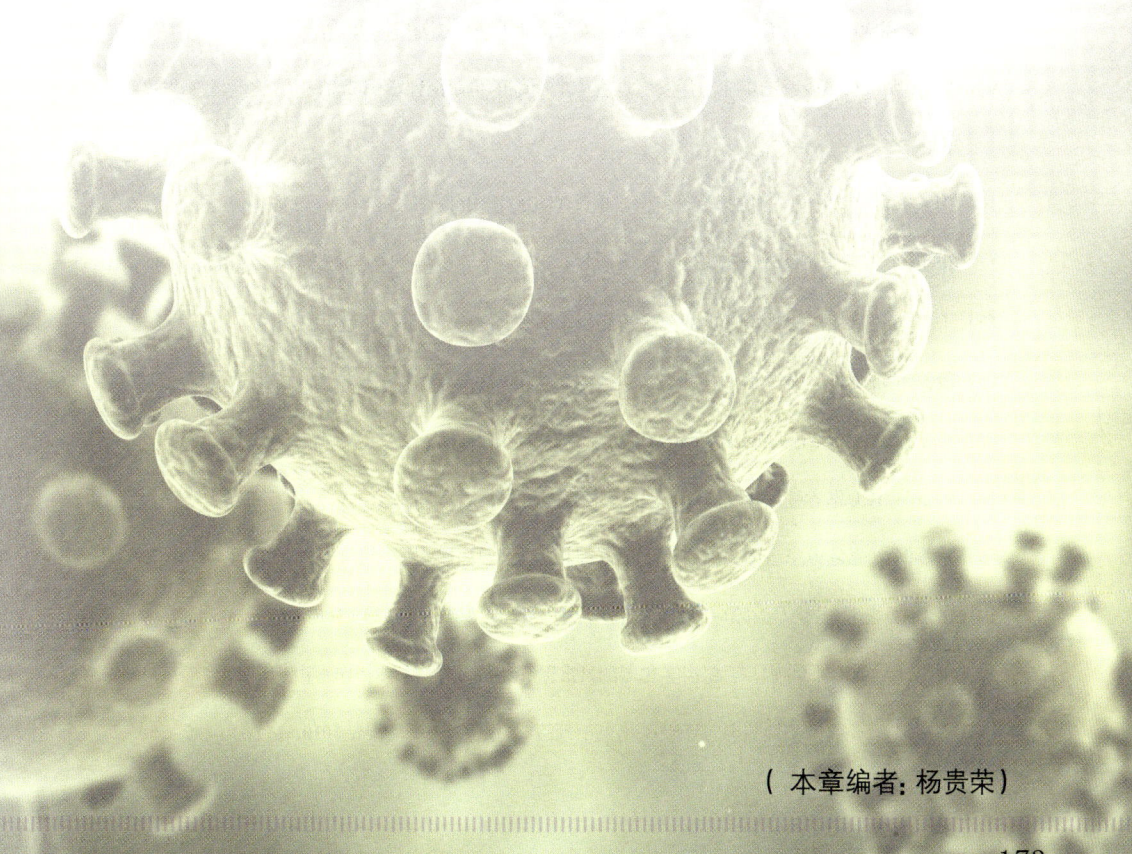

（本章编者：杨贵荣）

参考文献

[1] 刘大为.实用重症医学[M].北京：人民卫生出版社，2010：6-11.

[2] 郭凤梅，杨毅，邱海波.重症医学近10年进展[J].中华内科杂志，2013，52（2）：130-132.

[3] 刘大为.学术定位对重症医学质量与安全的决定作用[J].中华内科杂志，2012，51（8）：588-589.

[4] 中华医学会重症医学分会.中国重症加强治疗病房（ICU）建设与管理指南（2006）[J].中国危重病急救医学，2006，18（7）：387-388.

[5] 罗世成，和卫华，时德.危重病人医疗费用增长的原因分析[J].医学与社会，2002，15（1）：9-10.

[6] 王海燕.急危重病人转运的不安全因素分析及对策[J].西南军医，2008，10（3）：54-56.

[7] 王宝恩.应重视和大力提倡临床营养支持[J].中国危重病急救医学，2006，18（10）：578-579.

[8] 黄小芬.螺旋形鼻肠管在危重症患者肠内营养支持中的应用[J].中国实用护理杂志，2011，27（28）：12-13.

[9] 刘刚，孙荣青.浅谈我国重症医学发展过程中所面临的生命伦理学挑战[J].中国危重病急救医学，2010，22（1）：56-57.

[10] 刘玉村.现代重症监护诊断与治疗[M].北京：人民卫生出版社，2006：201-206.

[11] 张萌，刘玉秀，李维勤，等.基于信息系统的医院ICU管理实践[J].中国数字医学，2012，7（8）：81-83.

[12] 关青.急危重症护理学[M].北京：人民卫生出版社，2009：1.

[13] 段磊.护理学基础[M].北京：人民卫生出版社，2003：396.

[14] 潘夏蓁，方希敏，包向燕，等.身体约束在ICU的应用研究[J].中华护理杂志，2011，46（10）：1031-1033.

[15] 付少萍.ICU患者鼻饲并发症及护理体会[J].中国医药指南，2012，10（7）：325-326.

[16] 郭燕梅.加强危重患者床头抬高的规范管理和效果[J].中国实用护理杂志，2013，29（4）：125.

[17] 崔志刚，郭丹.雾化器故障应对策略[J].医疗卫生装备，2013，34（2）：105-106.

[18] 董艳，李春晖，张瑞娟，等.超声雾化器的日常保养和故障排除[J].中国医学装备，2011，8（3）：54-55.

[19] 陈永强.呼吸机相关性肺炎与呼吸机集束干预策略[J].中华护理杂志，2010，45（3）：197-200.

[20] 孙昀, 罗晓明, 纪宗淑, 等.重症医学科医院感染病原菌分布及耐药分析[J].中国抗生素杂志, 2010, 35(3): 223-227.

[21] 郭晓奎.后抗生素时代我们如何征服细菌?[J].上海交通大学学报(医学版), 2012, 32(11): 1401-1403.

[22] Zaph C. Which species are in your feces? J Clin Invest, 2010, 120(12):4182-4185.

[23] 程延安, 李梅.超级细菌再认识[J].中国皮肤性病学杂志, 2010, 24(12): 1081-1083.

[24] 金少鸿, 马越.国内细菌耐药性监测研究的回顾与展望[J].中国抗生素杂志, 2005, 30(5): 257-283.

[25] 李从荣, 彭少华, 李栋, 等.深部真菌医院感染的临床调查与耐药现状研究[J].中华医院感染学杂志, 2002, 12(7): 485-487.

[26] 章磊, 杨海飞, 梅清, 等.临床分离真菌的分布特点及其耐药性分析[J].中国抗生素杂志, 2013, 38(8): 633-635.

[27] 崔宇慧, 唐建国.真菌对临床抗真菌药物的耐药机制[J].中国抗生素杂志, 2011, 36(10): 733-737.

[28] 中国医师协会呼吸医师分会.普通感冒规范诊治的专家共识[J].中国急救医学, 2012, 32(12): 961-965.

[29] 马健.危机事件中的科学传播——基于"SARS"与"禽流感"疫情的研究[J].科学学研究, 2008, 26(3): 487-492.

[30] 樊立勤.病毒传播谁脱不了干系?——回应美国《新闻周刊》的臆断[J].科学决策, 2003, 7:25-31.

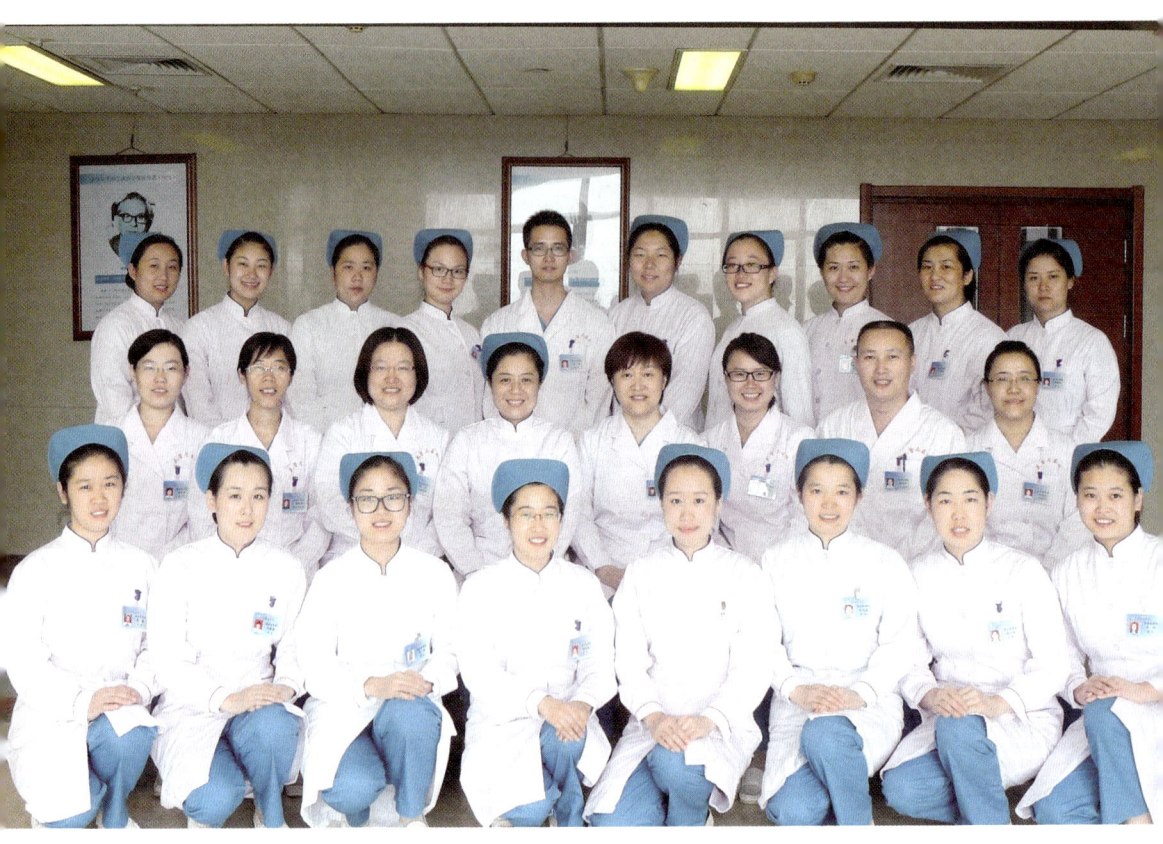

武警总医院重症医学科医务人员合影